·国家执业药师职业资格考试精讲·

中药学专业知识（二）

（第九版·2023）

国家执业药师考试精讲编写组　编

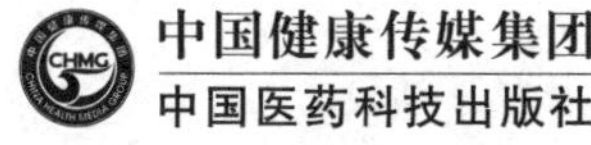

内 容 提 要

本书依照全国最新执业药师职业资格考试大纲精心编写而成，内容分为常用单味中药和常用中成药两大部分，涵盖了大纲要求的重点考试内容。本书采用双色印刷，重点突出、内容精炼、简洁易读，既可作为考生复习考试的辅导用书，也可作为执业药师及中药学专业相关专业人员日常工作中的参考工具书。

图书在版编目（CIP）数据

中药学专业知识（二）/ 国家执业药师考试精讲编写组编 . — 9 版 . — 北京：中国医药科技出版社，2023.1

（国家执业药师职业资格考试精讲）

ISBN 978-7-5214-3711-9

Ⅰ . ①中…　Ⅱ . ①国…　Ⅲ . ①中药学—资格考试—自学参考资料　Ⅳ . ① R28

中国版本图书馆 CIP 数据核字（2022）第 252356 号

美术编辑　陈君杞

责任编辑　吴晓川

出版　**中国健康传媒集团** | 中国医药科技出版社

地址　北京市海淀区文慧园北路甲 22 号

邮编　100082

电话　发行：010-62227427　邮购：010-62236938

网址　www.cmstp.com

规格　787 × 1092 mm 1/16

印张　18

字数　493 千字

初版　2015 年 3 月第 1 版

版次　2023 年 1 月第 9 版

印次　2023 年 1 月第 1 次印刷

印刷　三河市万龙印装有限公司

经销　全国各地新华书店

书号　ISBN 978-7-5214-3711-9

定价　48.00 元

获取新书信息、投稿、为图书纠错，请扫码联系我们。

编 委 会

主编 赵伟华　杨　苏

编者（按姓氏笔画排序）

叶敏菲　杨　苏　李海贤

赵伟华　胡瑞华　袁建维

选择大于努力

我们一路陪伴你取证

Choice Is Greater Than Effort

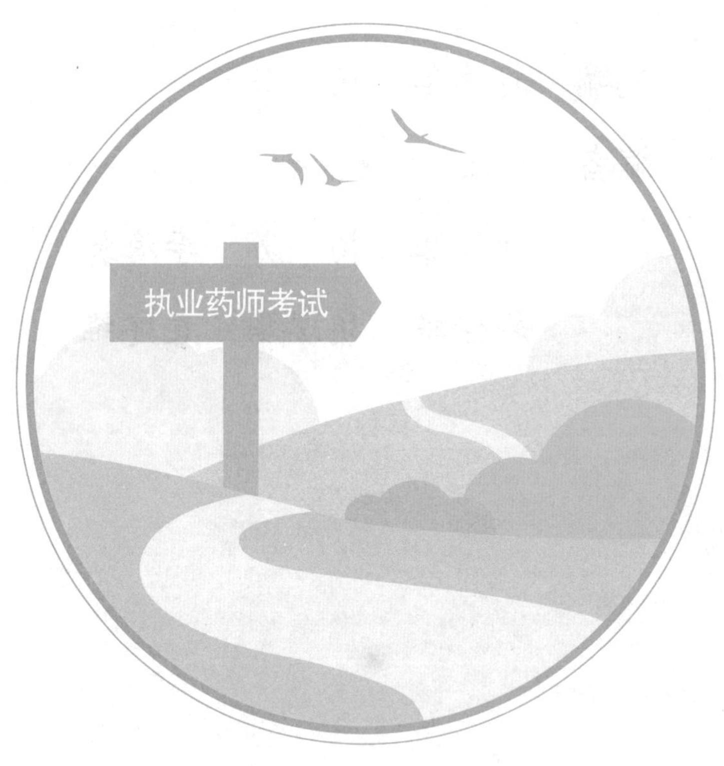

前 言

品质为先，行稳致远

千课集团业务主体成立于2013年，由有志于推动职业教育事业的行业专家投资设立，是国内率先采用行业头部教师、全职教研团队和技术团队，自主研发在线考培产品和服务闭环的专业机构。千课旗下拥有雪狐狸、派森编程、职得教育等品牌，业务领域覆盖医药学、护理学、建造、消防、会计、教师资格类等多个领域，是国内领先的平台型在线教育企业。

公司教研负责人及团队均为专业科班出身，在股东好未来（“学而思”母公司）强大的教研和技术体系支持下，千课独创“布盯”教学法，依托考点、知识图谱和历年真题库，结合当年最新考试大纲，对考点进行数据流切割，以自适应学习平台为核心，形成“图书教材”“智能题库”“在线课程”“全程督学”产品体系，直切“考点”“难点”和“疑点”！我们因材施教，运用智能AI大数据分析实现千人千面的教学效果，同时结合历年考试规律，抓住每章节核心考点，紧盯学员学习进度，并从考点“母题”衍生新题，举一反三，验证掌握程度，帮助学员迅速提升得分能力。这套行之有效的培训辅导体系经过近十年、近百万学员验证，广受好评，为千课赢得了广泛的声誉和口碑！

作为一家创新型互联网教育公司和国家级高新技术企业，公司拥有完备的商标及软著，资质齐全，深受行业和社会的认可。千课教育在2021年成为暨南大学管理学院EDP实训基地，并荣获腾讯教育《回响中国》“2021年度影响力在线教育品牌”。

培训如渡人，我们深知肩负使命之重大，将竭尽所能完成客户“就业最后一公里”的培训和服务，并立志用一流的产品和服务，赢得百万考生信赖！

温露明 千课集团创始人

2023年1月1日

药师怎么考

执业药师是保障药品安全不可或缺的重要岗位，肩负着药品质量安全和公众健康的重任。本团队携手本专业权威人士及中国医药科技出版社共同打造以“紧扣大纲，轻松应试”为宗旨的国家执业药师职业资格考试精讲版辅导用书。

本书不能替您考试，实现药师梦想必须靠自己努力。

本书不能代替老师，但它是学习路上不可或缺的指路灯。

它可助您在繁杂考点中理清知识体系，找到考试规律和方法。

干货归纳

看了很多书，做了很多题，考试依旧许多题不会做，依旧有许多知识点不知怎么用。怎么办？

本书为您汇集了大量课本常考重点知识，我们称之为干货。可以说，本书是药师干货云集！

高效提分

日常工作繁重，业余复习时间紧迫，急需提分的压力让您喘不过气来。如何才能在有限的时间内掌握最有价值的考试知识呢？

我们帮您全面梳理高分考点，让您的考前复习清晰条理化、系统化、高效化。本书采用表格索引知识体系，行文简明直观，针对性及可读性强，让您在铺天盖地的复习提纲和辅导书中游刃有余，有的放矢，快速提分！

复习神器

团队为药师考生研发电脑、手机、iPad 等多平台考试辅导软件（每个平台练习数据同步），可随时随地进行复习和交流，有效利用碎片时间。

系统功能 本系统拥有试题收藏、错题、笔记、难度管理、对知识采用艾宾浩斯记忆管理、模拟真考等功能。

图表数据 章节知识体系、每天学习进度及全网考生答题情况都通过图表加以反映，方便您查错补缺，从而优化学习知识体系。

交流互动 拥有众多的考生用户的练习笔记、试题掌握情况等数据。通过数据解剖分析考试知识点的命题趋势，帮助您走出迷茫，步入自信，跟大家一起享受学习、互动和交流的乐趣。

目录
CONTENTS

第一部分　常用单味中药

第二部分　常用中成药

第一部分
常用单味中药

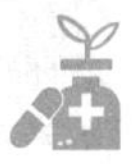

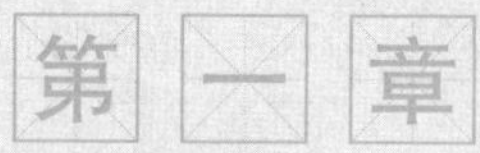

第一章 解表药

知识导图

解表药：辛温解表药；辛凉解表药

含义：凡以发散表邪、解除表证为主要功效的药物，称为解表药。

本类药多具辛味，主入肺与膀胱经，性善发散，能使肌表之邪外散或从汗而解。主具发散解表功效，兼能宣肺、利水、透疹、祛风湿等。

分类：按其性能功效及临床应用，常将本类药物分为辛温解表药与辛凉解表药两类。其中：

辛温解表药　又称发散风寒药，主治外感风寒表证，兼治风寒湿痹、咳喘、水肿兼表等。

辛凉解表药　又称发散风热药，主治外感风热表证，兼治风热咳嗽、麻疹不透、目赤多泪等。辛凉解表药用于温病初起时，应适当配伍清热解毒药。

发汗力强的解表药需注意用量，中病即止，不可过汗，以免损伤阳气和津液；忌服：体虚多汗及热病后期津液亏耗者；慎用：有外感表证，久患疮痈、淋病及失血患者；入汤剂不宜久煎，以免有效成分挥发过多而降低疗效。

第一节　辛温解表药

表 1-1-1　麻　黄

要　点	内　容
来　源	麻黄科植物草麻黄、中麻黄或木贼麻黄的干燥草质茎
性味归经	辛、微苦，温。归肺、膀胱经
性能特点	本品辛散温通，微苦略降。发散力强，平喘力好，治风寒表实无汗，兼咳喘者最宜。治肺气不宣之喘咳，风寒、寒痰者径用，风热、痰热者当配伍辛凉发散或清泄化痰之品。善治风水水肿，以及痹痛与阴疽
功　效	发汗解表，宣肺平喘，利水消肿
主治病证	风寒表实无汗证、肺气不宣之喘咳证、水肿兼有表证者
配　伍	①麻黄配桂枝：两药相配，发汗解表力强，善治风寒表实无汗 ②麻黄配苦杏仁：两药相配，宣肺降气而平喘止咳，治喘咳气逆，属风寒束肺者尤宜 ③麻黄配石膏：两药相配，清肺平喘，兼透表热，治肺热咳喘效佳

（续表 1-1-1）

要　点	内　容
用法用量	①内服：煎汤，1.5 ～ 10g；或入丸散 ②外用：适量，研末吹鼻，或研末敷。解表宜生用，平喘宜蜜炙用或生用。小儿、年老体弱者宜用麻黄绒
使用注意	本品发汗力较强，故表虚自汗、阴虚盗汗及肾虚咳喘者忌服

表 1-1-2　桂　枝

要　点	内　容
来　源	樟科植物肉桂的干燥嫩枝
性味归经	辛、甘，温。归心、肺、膀胱经
性能特点	本品辛散温通，甘温助阳。发汗不及麻黄，长于助阳与流畅血脉。既走表，又走里，凡风寒表证无论虚、实皆宜，凡寒证无论虚、实或外寒直中或阳虚内生皆可。既入气分又入血分，血瘀有寒与阳虚水停用之为宜
功　效	发汗解肌，温通经脉，助阳化气
主治病证	风寒表虚有汗，风寒表实无汗；风寒湿痹，经寒血滞之月经不调、痛经、闭经，癥瘕；胸痹作痛，阳虚心悸；虚寒腹痛；阳虚水肿，痰饮证
配　伍	桂枝配白芍：两药相配，收散并举，共奏调和营卫、散风敛营、解肌发表之功，治风寒表虚有汗每用
用法用量	内服：煎汤，3 ～ 10g；或入丸散。外用：适量，研末调敷，或煎汤熏洗
使用注意	本品辛温助热，易伤阴动血，故温热病、阴虚阳盛及血热妄行诸出血证忌服，孕妇及月经过多者慎服

表 1-1-3　紫　苏

要　点	内　容
来　源	唇形科植物紫苏的干燥茎、叶。叶称紫苏叶，梗称紫苏梗
性味归经	辛，温。归肺、脾、胃经
性能特点	本品辛温行散。发汗不如麻黄、桂枝，长于理气、安胎、解毒。风寒感冒兼气滞，以及气滞胎动不安者用之最宜。亦作食品
功　效	发表散寒，行气宽中，安胎，解鱼蟹毒
主治病证	风寒感冒，咳嗽胸闷；脾胃气滞证；气滞胎动证；食鱼蟹中毒引起的腹痛吐泻
用法用量	①内服：煎汤，5 ～ 10g；解鱼蟹中毒，可单用至 30 ～ 60g；不宜久煎；或入丸散 ②外用：适量，捣敷、研末撒或煎汤洗。可用鲜品。叶长于发表散寒，梗长于理气宽中、安胎
使用注意	本品辛温耗气，故气虚和表虚者慎服

表 1-1-4　生　姜

要　点	内　容
来　源	姜科植物姜的新鲜根茎
性味归经	辛，微温。归肺、脾、胃经
性能特点	本品辛微温而发散。药食兼用，走而不守，既散表寒，又散里寒。散风寒解表力缓，风寒感冒轻症多用。善温中止呕，素有“呕家圣药”之美誉，胃寒呕吐者用之最宜
功　效	发汗解表，温中止呕，温肺止咳
主治病证	风寒表证；胃寒呕吐；风寒客肺之咳嗽；解鱼蟹、半夏及天南星毒
用法用量	内服：煎汤，3 ～ 10g，或捣汁冲服，或入丸散。外用：适量，捣敷，擦患处或炒热熨
使用注意	本品辛温，故阴虚内热及热盛者忌服

表 1-1-5　荆　芥

要　点	内　容
来　源	唇形科植物荆芥的干燥地上部分。花穗名荆芥穗
性味归经	辛，微温。归肺、肝经
性能特点	本品生用辛微温发散，入肺、肝经。既善散肌表与血分风邪而解表、透疹、止痒、疗疮，又兼息内风而止痉。力平和，散风发表通用，风寒、风热皆宜。炒炭微温涩敛，入肝经血分，收敛止血，治崩漏功良
功　效	散风解表，透疹止痒，止血
主治病证	风寒表证，风热表证；麻疹透发不畅，风疹瘙痒；疮疡初起有表证者；（荆芥炭）衄血，吐血，便血，崩漏等证
用法用量	内服：煎汤，3 ～ 10g，不宜久煎；或入丸散。外用：适量，煎水熏洗，捣烂外敷或研末调敷。荆芥穗发汗力强。发表、透疹、消疮宜生用；止血须炒炭用
使用注意	本品辛温发散，耗气伤阴，故体虚多汗、阴虚头痛者忌服

表 1-1-6　防　风

要　点	内　容
来　源	伞形科植物防风的干燥根
性味归经	辛、甘，微温。归膀胱、肝、脾经
性能特点	本品辛微温发散，甘缓不峻，生用、炒炭性能有别。生用辛散甘缓，微温力缓。治风通用药，散外风、息内风皆宜，治风寒、风热及表证夹湿皆可，风寒湿三邪客体用之最宜。炒炭，涩多散少，敛兼升散，长于止血、止泻，治崩漏下血及泄泻宜用
功　效	祛风解表，胜湿，止痛，解痉
主治病证	风寒表证，风热表证，表证夹湿；风寒湿痹，风湿疹痒；破伤风，小儿惊风

（续表 1-1-6）

要　点	内　容
用法用量	内服：煎汤，3 ～ 10g；或入酒剂、丸散剂。外用：适量，煎汤熏洗
使用注意	本品味辛微温，伤阴血而助火，故血虚发痉及阴虚火旺者慎服

表 1-1-7　羌　活

要　点	内　容
来　源	伞形科植物羌活或宽叶羌活的干燥根茎及根
性味归经	辛、苦，温。归膀胱、肾经
性能特点	本品辛散苦燥，温通升散，气雄而烈，主入膀胱经，兼入肾经。主表、主上，散在表之游风及寒湿而通利关节止痛，力较强，善治太阳经头痛（后脑疼痛）及颈项痛，特别是肩背肢节疼痛
功　效	解表散寒，祛风胜湿，止痛
主治病证	风寒表证，表证夹湿，太阳头痛；风寒湿痹
用法用量	内服：煎汤，3 ～ 10g；或入丸散
使用注意	本品气味浓烈，用量过多易致呕吐，故脾胃虚弱者不宜服；又辛温燥烈，伤阴耗血，故血虚痹痛、阴虚头痛者慎服

表 1-1-8　细　辛

要　点	内　容
来　源	马兜铃科植物北细辛、汉城细辛或华细辛的根及根茎
性味归经	辛，温。有小毒。归心、肺、肾经
性能特点	本品芳香气浓，辛温走窜，入心、肺、肾经，通彻表里上下，有小毒而力较强。善祛风散寒、通窍止痛，为治风寒、风湿所致诸痛及鼻渊鼻塞头痛之良药。能温散肺寒、化痰饮，为治寒饮伏肺之要药。最宜少阴头痛、鼻渊头痛及牙痛
功　效	祛风散寒，通窍，止痛，温肺化饮
主治病证	风寒表证（尤宜鼻塞、头痛、肢体疼痛较甚者），阳虚外感；鼻渊头痛；头风头痛，牙痛，风寒湿痹痛；寒饮咳喘
配　伍	细辛配干姜、五味子：三药相配，既善温肺化饮，又不耗气伤阴，治寒饮喘咳日久者效佳
用法用量	内服：煎汤，1 ～ 3g；粉末，0.5 ～ 1g。外用：适量，研末吹鼻、塞耳、敷脐，或调涂。亦可煎汤含漱
使用注意	本品辛香温散，故气虚多汗、阴虚阳亢头痛、阴虚或肺热咳嗽者忌服。又有小毒，故用量不宜过大，尤其是研末服更须谨慎。反藜芦

表 1-1-9　白　芷

要　点	内　容
来　源	伞形科植物白芷或杭白芷的干燥根

（续表 1-1-9）

要　点	内　容
性味归经	辛，温。归肺、胃经
性能特点	本品辛散温燥，芳香开窍，主入阳明（胃）经，兼入太阴（肺）经。药力较强，风寒、风寒夹湿、寒湿所致诸证皆宜，尤善治眉棱骨痛、阳明头痛、风寒鼻塞或鼻渊头痛。治疮肿，初期兼表，既活血消散疮肿，又解表；中期脓未成可消，脓成未溃可溃，已溃脓多促排；后期脓尽生肌，宜渐减去
功　效	发散风寒，通窍止痛，燥湿止带，消肿排脓
主治病证	外感风寒或表证夹湿兼见头痛鼻塞；阳明头痛，眉棱骨痛，鼻渊头痛，牙痛；风寒湿痹，寒湿带下；疮疡肿毒
用法用量	内服：煎汤，3 ～ 10g；或入丸散。外用：适量，研末掺，或调敷
使用注意	本品辛香温燥，故阴虚血热者忌服

表 1-1-10　香　薷

要　点	内　容
来　源	唇形科植物石香薷或江香薷的干燥地上部分
性味归经	辛，微温。归肺、胃、脾经
性能特点	本品辛微温发散，芳香化湿。发汗不伤阳，化湿不伤阴。外能发汗解表，内能化湿和中，夏日多用，故又称“夏月麻黄”。可代替麻黄以发表、宣肺、利水而消肿
功　效	发汗解表，和中化湿，利水消肿
主治病证	夏季乘凉饮冷、阳气被阴邪所遏之阴暑证；水肿，小便不利
用法用量	①内服：煎汤，3 ～ 10g；或入丸散。发汗解暑宜水煎凉服，利水退肿须浓煎服或为丸服 ②外用：适量，捣敷。或煎汤含漱
使用注意	本品发汗力较强，故表虚有汗者忌服

表 1-1-11　藁　本

要　点	内　容
来　源	伞形科植物藁本或辽藁本的干燥根茎及根
性味归经	辛，温。归膀胱、肝经
性能特点	本品辛散温通，气雄而烈，直上巅顶，入膀胱经。善温散风寒湿、通利关节而止痛。功似羌活，主入膀胱经，升散发表（或曰散风寒湿），善治表证夹湿、风寒湿痹与巅顶头痛，兼治寒湿腹痛、腹泻。外用尚能祛风湿止痒
功　效	发表散寒，祛风胜湿，止痛
主治病证	风寒表证，表证夹湿，巅顶头痛；风寒湿痹
用法用量	①内服：煎汤，2 ～ 10g；或入丸散 ②外用：适量，煎水洗或研末调涂
使用注意	本品辛温发散，故血虚头痛及热证忌服

表 1-1-12 苍耳子

要 点	内 容
来 源	菊科植物苍耳的干燥果实
性味归经	辛、苦，温。有小毒。归肺经
性能特点	本品辛散苦燥温通，甘缓不峻，有小毒，力较强。上通脑顶，下行足膝，外达皮肤，内走脏腑。最善治外感或鼻渊流涕、风湿瘙痒。有小毒，不宜过量或持久服用
功 效	散风寒，通鼻窍，除湿止痛，止痒
主治病证	①鼻渊头痛，风寒头痛，表证夹湿 ②风湿痹痛，风湿疹痒，疥癣
用法用量	①内服：煎汤，3 ～ 10g；或入丸散 ②外用：适量，捣敷，或煎汤洗
使用注意	本品辛温有毒，过量服用易致中毒，引起呕吐、腹痛、腹泻等，故用量不宜过大，血虚头痛者不宜服

表 1-1-13 辛 夷

要 点	内 容
来 源	木兰科植物望春花、玉兰或武当玉兰的干燥花蕾
性味归经	辛，温。归肺、胃经
性能特点	本品质轻升浮，辛散温通，芳香开窍，入肺、胃经。通窍力强，解表力弱，表证有鼻塞不通或鼻渊鼻塞头痛者每用，风寒感冒兼头痛鼻塞者最宜
功 效	散风寒，通鼻窍
主治病证	鼻渊头痛，风寒头痛、鼻塞
用法用量	①内服：煎汤，3 ～ 10g；或入丸散 ②外用：适量，捣敷，或煎汤熏洗。本品有毛，易刺激咽喉，内服宜用纱布包煎
使用注意	本品辛温香燥，故阴虚火旺者忌服

表 1-1-14 西河柳

要 点	内 容
来 源	柽柳科植物柽柳的干燥嫩枝叶
性味归经	辛、甘，平。归肺、胃、心、肝经
性能特点	本品辛散甘解，平而偏温，开发升散。为治麻疹不透与风疹瘙痒所常用，麻疹初起、透发不畅用之最宜；治风湿痹痛可选，无论寒热均宜
功 效	发表透疹，祛风除湿
主治病证	麻疹透发不畅，风疹瘙痒；风湿痹痛
用法用量	①内服：煎汤，3 ～ 10g ②外用：适量，煎汤擦洗

第一章

（续表 1-1-14）

要　点	内　容
使用注意	本品辛散力强，用量过大能令人心烦，故内服不宜过量，麻疹已透及体虚汗多者忌服

第二节　辛凉解表药

表 1-1-15　薄　荷

要　点	内　容
来　源	唇形科植物薄荷的干燥茎叶
性味归经	辛，凉。归肺、肝经
性能特点	本品辛疏散，香辟秽，凉能清。入肺、肝经，既疏散风热而清利头目与咽喉、透疹，又疏肝解郁、辟秽。发汗力较强，尤善清利头目。治风热袭表或上攻者最宜，治肝郁化热可投
功　效	宣散风热，清利头目，利咽，透疹，疏肝
主治病证	风热感冒，温病初起；风热头痛、目赤、咽喉肿痛；麻疹不透，风疹瘙痒；肝气郁滞、胸闷胁胀
用法用量	①内服：煎汤，2～10g；或入丸散；不宜久煎，入汤剂当后下 ②外用：适量，鲜品捣敷或捣汁涂，也可煎汤洗或含漱。叶长于发汗，梗偏于理气
使用注意	本品发汗耗气，故表虚自汗者不宜服

表 1-1-16　牛蒡子

要　点	内　容
来　源	菊科植物牛蒡的干燥成熟果实
性味归经	辛、苦，寒。归肺、胃经
性能特点	本品辛散苦泄，寒清滑利，入肺、胃经。既清散风热而解表、透疹，又宣肺祛痰而利咽、止咳；还滑利二便，导热（疹）毒排出而清解消疮疹。发汗不如薄荷，长于清解热毒与滑利二便，凡风热、热毒、肺热、痰热所致病证皆宜，兼二便不利者尤佳
功　效	疏散风热，宣肺利咽，解毒透疹，消肿疗疮
主治病证	风热感冒，温病初起；风热或肺热咳嗽、咯痰不畅，咽喉肿痛；麻疹不透，风热疹痒；热毒疮肿，痄腮
用法用量	内服：煎汤，3～10g；或入丸散。入煎剂宜打碎，炒用寒性略减
使用注意	本品能滑肠，故脾虚便溏者忌服

表 1-1-17　蝉　蜕

要　点	内　容
来　源	蝉科动物黑蚱若虫羽化时脱落的皮壳

（续表 1-1-17）

要　点	内　容
性味归经	甘，寒。归肺、肝经
性能特点	本品甘寒质轻，清宣透散。既散外来之风热，又息内生之肝风，凡风热、肝风所致病证皆宜。发汗不及薄荷，清热不及牛蒡子，长于息风止痉，且味不苦易服
功　效	疏散风热，透疹止痒，明目退翳，息风止痉
主治病证	风热感冒，温病初起，音哑咽痛；麻疹不透，风疹瘙痒；风热或肝热之目赤翳障；小儿惊哭夜啼，破伤风
配　伍	蝉蜕配胖大海：两药相配，清宣肺气、利咽开音力强，善治风热或肺热之咽痛音哑
用法用量	内服：煎汤，3 ～ 10g；或研末冲服，或作丸散服。止痉用量宜大
使用注意	孕妇慎服

表 1-1-18　桑　叶

要　点	内　容
来　源	桑科植物桑的干燥叶
性味归经	苦、甘，寒。归肺、肝经
性能特点	本品苦泄寒清，甘能益润，质轻疏扬。主疏散、清泄，兼益润，治风热、燥热、血热均宜。生用质轻苦多甘少而疏散清泄力较强
功　效	疏散风热，清肺润燥，平肝明目，凉血止血
主治病证	风热感冒或温病初起之咳嗽头痛；肺热燥咳；肝阳眩晕，目赤肿痛，视物昏花；血热吐衄
配　伍	①桑叶配菊花：两药相配，疏散风热、平肝明目力更强，善治风热感冒、温病初起、风热或肝热目赤、肝阳眩晕及肝肾亏虚之目暗不明 ②桑叶配黑芝麻：两药相配，补肝肾益阴血而明目力强，治肝肾亏虚视物昏花效佳，兼肠燥便秘者尤宜 ③桑叶配苦杏仁：两药相配，既疏散风热又润肺止咳，善治温燥伤肺之咳嗽无痰或痰少而黏，色白或微黄
用法用量	①内服：煎汤，5 ～ 10g；或入丸散 ②外用：适量，煎水洗眼或捣敷。润肺止咳宜蜜炙用
使用注意	本品性寒，故脾胃虚寒者慎服

表 1-1-19　菊　花

要　点	内　容
来　源	菊科植物菊的干燥头状花序。黄者名黄菊花，白者名白菊花
性味归经	辛、甘、苦，微寒。归肝、肺经
性能特点	本品香疏苦泄，甘能益润，微寒能清，入肝、肺经。主疏散清解，兼益润平降。既清散风热而解表，又益阴平肝而明目，还清泄热邪而解毒。主治风热、肝热、热毒所致诸证。黄者名杭菊花，白者名滁菊花

（续表 1-1-19）

要　点	内　容
功　效	疏散风热，平肝明目，清热解毒
主治病证	风热感冒，温病初起；风热或肝火上攻所致的目赤肿痛；肝阴虚之眼目昏花；风热头痛，肝阳头痛、眩晕；热毒疮肿
配　伍	菊花配枸杞子：两药相配，善治肝肾亏虚之视物昏花，兼风热或肝热者尤宜
用法用量	内服：煎汤，10～15g；或入丸散，或泡茶饮。外用：适量，煎汤熏洗，或捣烂敷。疏散风热多用黄菊花，平肝明目多用白菊花
使用注意	本品寒凉，故脾胃虚寒者慎服

表 1-1-20　葛　根

要　点	内　容
来　源	豆科植物野葛的干燥根
性味归经	甘、辛，凉。归脾、胃经
性能特点	本品甘辛轻扬升散，平而偏凉能清，入脾、胃经。既透解肌表风热、解肌退热而发表、透发疹斑，又鼓舞脾胃清阳上升而生津止渴、升阳止泻。治项背强痛与阳明头痛最宜，无论寒热虚实、有汗无汗皆可。生用升散清透并生津，煨用长于升举而少清透
功　效	解肌退热，透疹，生津，升阳止泻
主治病证	外感表证，项背强痛；麻疹初起透发不畅；热病烦渴，消渴证；湿热泻痢初起，脾虚泄泻
配　伍	生葛根配黄芩、黄连：三药相配，既清热燥湿解毒，又透热升阳止泻，善治湿热泻痢初起
用法用量	内服：煎汤，10～20g；或入丸散，或鲜品捣汁服。止泻宜煨用，退热生津、透疹宜生用，鲜葛根生津最佳

表 1-1-21　柴　胡

要　点	内　容
来　源	伞形科植物柴胡或狭叶柴胡的干燥根
性味归经	苦、辛，微寒。归肝、胆经
性能特点	本品苦泄辛散，芳香疏散能升，微寒能清，入肝、胆经。既疏散胆经邪气而和解退热，又疏散肝胆经郁结之气而疏肝解郁，还升举肝胆清阳之气而举陷，为肝胆经之主药。生用既升散又清泄，醋制升散清泄力减而疏肝力增
功　效	解表退热，疏肝解郁，升举阳气
主治病证	邪在少阳寒热往来，感冒高热；肝郁气结，胁肋疼痛，月经不调，痛经；气虚下陷之久泻脱肛、子宫脱垂、胃下垂等
配　伍	柴胡配黄芩：两药相配，善清解半表半里之邪热，治少阳寒热往来效著
用法用量	内服：煎汤，3～10g；入丸散。解表退热宜生用，疏肝解郁宜醋炙用
使用注意	本品性能升发，故真阴亏损、肝阳上升之证忌服

表 1-1-22　升　麻

要　点	内　容
来　源	毛茛科植物大三叶升麻、兴安升麻或升麻的干燥根茎
性味归经	辛、微甘，微寒。归肺、脾、胃、大肠经
性能特点	本品辛散轻浮上行，微甘微寒清解，散升清泄，入肺、脾、胃、大肠经。生用既散肌表与阳明经邪气而发表，又清泄热毒而解毒、透疹，最善治阳明头痛、疹痘斑透发不畅及热毒上攻诸证。炙用升举脾胃清阳之气，治中气下陷每用
功　效	发表透疹，清热解毒，升举阳气
主治病证	风热头痛，麻疹透发不畅；热毒疮肿，丹毒，痄腮，咽喉肿痛，口舌生疮，温毒发斑；气虚下陷之久泻脱肛、崩漏下血及胃下垂、子宫脱垂等
用法用量	内服：煎汤，用于升阳，3 ～ 6g，宜蜜炙；用于发表透疹、清热解毒，可用至 15g，宜生用；或入丸散。外用：适量，生用研末调涂，煎汤含漱，或淋洗
使用注意	本品具升浮之性，故阴虚阳浮、气逆不降及麻疹已透者均忌服

表 1-1-23　蔓荆子

要　点	内　容
来　源	马鞭草科植物单叶蔓荆或蔓荆的干燥成熟果实
性味归经	辛、苦，微寒。归膀胱、肝、胃经
性能特点	本品辛散苦泄，微寒能清，质轻升浮。上行头面，善散头面部风邪或风热之邪而清利头目，凡风在头面之疾皆可选用，兼热者尤宜；兼通络、利关节而止痛，疗痹痛拘急可投
功　效	疏散风热，清利头目，祛风止痛
主治病证	风热头痛、头昏，牙痛；风热目赤肿痛或目昏多泪；风湿痹痛，肢体拘急
用法用量	内服：煎汤，6 ～ 12g，打碎；或浸酒、入丸散。外用：适量，煎汤熏洗
使用注意	本品辛苦微寒，故血虚有火之头痛目眩及胃虚者慎服

表 1-1-24　淡豆豉

要　点	内　容
来　源	豆科植物大豆的成熟种子，再用青蒿、桑叶水发酵的加工品
性味归经	辛、甘、微苦，凉。归肺、胃经
性能特点	本品辛凉微苦，甘而力缓，疏散宣透。既疏散风热，又宣散郁热，主治风热表证及郁热烦闷。另有以苏叶、麻黄水制者，其性微温，能发散表寒，治风寒表证可选
功　效	解表，除烦
主治病证	风热表证；热郁胸中之烦闷不眠
用法用量	内服：煎汤，10 ～ 15g；或入丸散
使用注意	胃气虚弱而又易作恶心者慎服

表 1-1-25　浮　萍

要　点	内　容
来　源	浮萍科植物紫萍的干燥全草
性味归经	辛，寒。归肺、膀胱经
性能特点	本品辛寒清宣，轻浮升散。功似麻黄，但性寒而发汗利水力缓，长于透疹止痒，可替代麻黄以发表宣肺利水消肿，尤善治风疹瘙痒与风水水肿
功　效	发汗解表，透疹止痒，利水消肿
主治病证	风热表证；麻疹透发不畅，风疹瘙痒；水肿，小便不利
用法用量	内服：煎汤，3 ～ 10g，鲜品 15 ～ 30g；或入丸散，或捣汁饮
使用注意	本品发汗力较强，故体虚多汗者慎服

表 1-1-26　木　贼

要　点	内　容
来　源	木贼科植物木贼的干燥地上部分
性味归经	甘、微苦，平。归肺、肝经
性能特点	本品质轻升浮，微苦泄散，甘渗利，平而凉
功　效	疏散风热，明目退翳，止血
主治病证	风热目赤，迎风流泪，翳障；血热下血
用法用量	内服：煎汤，3 ～ 10g；或入丸散
使用注意	本品疏散清泄，故气血亏虚者慎服

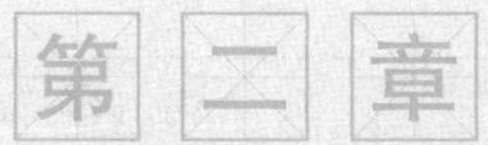

第二章 清热药

知识导图

清热药：
- 清热泻火药
- 清热燥湿药
- 清热凉血药
- 清热解毒药
- 清虚热药

含义：凡药性寒凉，以清解里热为主要功效的药物，称为清热药。

性能功效：本类药药性大多寒凉，少数平而偏凉，味多苦，或甘，或辛，或咸。主能清热、泻火、凉血、解热毒、退虚热，兼能燥湿、利湿、滋阴、发表等。

分类：按其性能功效及临床应用，常将本类药物分为清热泻火药、清热燥湿药、清热凉血药、清热解毒药、清虚热药五类。

清热泻火药　性味多甘寒或苦寒，功主清泄实热郁火，主治外感热病气分高热证，以及肺热、胃火、肝火、心火等脏腑火热证等。

清热燥湿药　性味多苦寒，功主清热燥湿，兼以清热泻火，主治外感或内伤之湿热火毒诸证。

清热凉血药　性味多苦甘寒或咸寒，多入心、肝经，功主清热凉血，兼以滋润、活血，主治外感热病热入营血之高热、神昏、谵语和火热内生之血热妄行诸证。

清热解毒药　性味多苦寒，或有辛寒、甘寒，功主清解热毒，主治外感或内生实热火毒诸证。

清虚热药性　味苦咸甘寒，多入肝、肾经，功主退虚热、除疳热，兼凉血。主治热病后期之阴伤发热、久病伤阴之骨蒸潮热，以及小儿疳热。

本类药因药性寒凉，易伤脾胃，故脾胃虚弱、食少便溏者慎服；热病易伤津液，清热燥湿药易化燥伤阴津，故阴虚津伤者当慎用；尤须明辨阴盛格阳、真寒假热之证，忌妄投；中病即止，以免克伐太过，损伤正气。

第一节　清热泻火药

表 1-2-1　石　膏

要　点	内　容
来　源	硫酸盐类矿物硬石膏族石膏，主含含水硫酸钙
性味归经	辛、甘，大寒。归肺、胃经

（续表 1-2-1）

要　点	内　容
性能特点	本品生用辛甘大寒，入肺、胃经，主以清泄，兼以透解，既善清泄气分实热和肺胃实火，又兼能解肌透热，热去则烦除、津生渴止，为治气分高热和肺胃实火之要药。煅后涩凉，主以收敛，兼以清泄，外用能收敛生肌，兼清热，为治疮疡湿疹所常用
功　效	生用：清热泻火，除烦止渴；煅用：收湿敛疮，生肌止血
主治病证	温病气分高热；肺热咳喘；胃火上炎所致的头痛、牙龈肿痛、口舌生疮；疮疡不敛，湿疹，水火烫伤，外伤出血
配　伍	石膏配知母：两药相配，清热泻火、滋阴生津力更强，既治热病气分高热证，又治肺胃火热伤津证
用法用量	内服：煎汤，15 ～ 60g，重症酌加；或入丸散。外用：适量，研末敷。内服用生品，入汤剂宜打碎先煎。外用须火煅研细末
使用注意	本品为矿物药而大寒伤胃，故脾胃虚寒及阴虚内热者忌服

表 1-2-2　知　母

要　点	内　容
来　源	百合科植物知母的干燥根茎
性味归经	苦、甘，寒。归肺、胃、肾、大肠经
性能特点	本品苦泄寒清，甘润滋滑。上清肺热而泻火，中清胃热而除烦渴，下滋肾阴而润燥滑肠、退虚热。清热泻火虽不及石膏，但长于滋阴润燥，驱邪扶正两相兼。实火、虚热皆宜，高热或燥热津伤及阴虚发热者用之尤佳
功　效	清热泻火，滋阴润燥
主治病证	热病壮热烦渴；肺热咳嗽，燥热咳嗽，阴虚劳嗽；阴虚火旺，潮热盗汗；内热消渴，阴虚肠燥便秘
配　伍	①知母配黄柏：两药相配，清热降火坚阴，治阴虚火旺效佳 ②知母配川贝母：两药相配，既滋阴润肺，又清热化痰，善治阴虚劳嗽、燥热咳嗽
用法用量	内服：煎汤，6 ～ 12g；或入丸散。清泻实火宜生用，滋阴降火宜盐水炒用
使用注意	本品性寒质滑，故脾胃虚寒、大便溏泻者忌服

表 1-2-3　天花粉

要　点	内　容
来　源	葫芦科植物栝楼或双边栝楼的干燥根
性味归经	甘、微苦、酸，微寒。归肺、胃经
性能特点	本品微苦微寒清泄，甘酸益润，清润消溃。清热不如石膏，生津不如知母，长于消肿溃脓。因兼酸味而有敛邪之嫌，故温热病不宜早用
功　效	清热生津，清肺润燥，消肿排脓
主治病证	热病伤津口渴，内热消渴；肺热咳嗽，燥咳痰黏，咳痰带血；痈肿疮疡，跌打肿痛。此外，制成天花粉蛋白注射液肌内注射又能引产

（续表 1-2-3）

要　点	内　容
用法用量	①内服：煎汤，10 ～ 15g；或入丸散 ②外用：适量，研末，水或醋调敷。疮肿未脓可消，已脓可溃，脓多促排，脓尽不用。使用注射液需做皮试
使用注意	本品性寒而润，故脾胃虚寒、大便滑泄者忌服。孕妇忌服。反乌头，不宜与乌头、草乌、附子同用。因兼酸味而有敛邪之嫌，故温热病不宜早用

表 1-2-4　栀　子

要　点	内　容
来　源	茜草科植物栀子的干燥成熟果实
性味归经	苦，寒。归心、肺、胃、三焦经
性能特点	本品苦寒降泄清利。既清心肺三焦之火而泻火除烦解毒、凉血止血，又清利膀胱湿热与清泻滑利大肠，导湿热火毒外出，利小便、缓通便、退黄疸。捣烂外敷能散瘀血而消肿止痛。药力较缓，虽味苦而不燥湿，但能缓泻。既走气分，能清泻气分热，又走血分，能清泄血分热。清热泻火不如石膏，长于凉血解毒、退黄、止血、滑利二便
功　效	泻火除烦，清热利尿，凉血解毒，消肿止痛
主治病证	①热病心烦、郁闷、躁扰不宁 ②湿热黄疸，热淋，血淋 ③血热吐血、衄血、尿血 ④热毒疮肿，跌打肿痛
配　伍	①栀子配淡豆豉：两药相配，清散郁热除烦力强，治温病初起胸中烦闷及虚烦不眠效佳 ②栀子配茵陈：两药相配，清热利湿退黄力强，治湿热黄疸效佳 ③栀子配黄柏：两药相配，清热泻火、除湿退黄力强，治湿热黄疸、心烦尿赤效佳
用法用量	①内服：煎汤，3 ～ 10g；或入丸散 ②外用：取适量研末调敷，或以鲜品捣敷。生用走气分可泻火，姜汁炒可除烦止呕，炒黑入血分可止血。栀子皮（果皮）兼清表热，栀子仁（种子）善清心除烦
使用注意	本品苦寒滑肠，故脾虚便溏者忌服

表 1-2-5　夏枯草

要　点	内　容
来　源	唇形科植物夏枯草的干燥果穗
性味归经	苦、辛，寒。归肝、胆经
性能特点	本品苦泄辛散寒清，清散兼养，主入肝经。凡肝火、阳亢及痰核郁结诸疾可选。清肝明目要药，尤善治血虚肝热之目珠夜痛
功　效	清肝明目，散结消肿

（续表 1-2-5）

要　点	内　容
主治病证	肝阳或肝火上升之头目眩晕；目赤肿痛，目珠夜痛；痰火郁结之瘰疬、瘿瘤
用法用量	内服：煎汤，10 ～ 15g，单用可酌加；或入丸散或熬膏
使用注意	本品性寒清泄，故脾胃虚寒者慎服

表 1-2-6　芦　根

要　点	内　容
来　源	禾本科植物芦苇的新鲜或干燥地下茎
性味归经	甘，寒。归肺、胃经
性能特点	本品清利与透散并具，以清利为主，兼以透散，药力平和。不滋腻敛邪伤胃，味甘不苦易服。最宜治小儿肺热咳喘、风热感冒及防治小儿麻疹
功　效	清热生津，除烦止呕，利尿
主治病证	热病烦渴，舌燥少津；肺热或外感风热咳嗽，肺痈吐脓；胃热呕哕；小便短赤，热淋涩痛
用法用量	内服：煎汤，10 ～ 30g，鲜品可酌加。鲜用或捣汁饮，清热生津力佳
使用注意	本品甘寒，故脾胃虚寒者慎服

表 1-2-7　竹　叶

要　点	内　容
来　源	禾本科植物淡竹的干燥或新鲜叶。其卷而未放的幼叶，称竹叶卷心
性味归经	甘、辛、寒。归心、肺经
性能特点	本品甘寒清利，辛散轻扬，清利兼透，既清心除烦、利尿，又凉散上焦风热。与淡竹叶相比，清心除烦力强，兼生津，热病心烦多用；又兼辛味，能凉散上焦风热，治风热表证及温病初期常用。其嫩心药力最强，善清心包之火，多用治温病热入心包之神昏谵语
功　效	清热除烦，生津，利尿
主治病证	热病烦渴，心火上炎之口舌生疮；热淋，小便不利；热入心包之神昏谵语
用法用量	内服：煎汤，6 ～ 15g；或入丸散
使用注意	本品甘寒清利，故脾胃虚寒及阴虚火旺者不宜服

表 1-2-8　淡竹叶

要　点	内　容
来　源	禾本科植物淡竹叶的干燥茎叶
性味归经	甘、淡，寒。归心、小肠、膀胱经
功　效	清热除烦，利尿
主治病证	热病烦渴；心火上炎并移热于小肠之口疮、尿赤；水肿，热淋，湿热黄疸

（续表 1-2-8）

要　点	内　容
用法用量	内服：煎汤，6～15g；或入丸散
使用注意	本品性寒清利，故脾胃虚寒及阴虚火旺者不宜服

表 1-2-9　决明子

要　点	内　容
来　源	豆科植物决明或小决明的干燥成熟种子
性味归经	甘、苦，微寒。归肝、肾、大肠经
性能特点	本品苦微寒清泄，甘益润滑。入肝、肾经，能清肝火、益肾阴而明目，为目赤肿痛及目暗不明之要药。入大肠经，能清热润肠通便，为治热结肠燥便秘之佳品
功　效	清肝明目，润肠通便
主治病证	肝热或肝经风热之目赤肿痛、羞明多泪，目暗不明；热结肠燥便秘
用法用量	内服：煎汤，10～15g，打碎。研末，每次 3～6g。降血脂或治热结肠燥便秘可用至 30g。生用清肝明目、润肠通便力较强。炒用药力略减，临床也常用
使用注意	本品清润缓泻，故脾虚便溏者慎服

表 1-2-10　密蒙花

要　点	内　容
来　源	马钱科植物密蒙花的干燥花蕾及花序
性味归经	甘，微寒。归肝、胆经
性能特点	本品甘而微寒，清泄兼补，入肝、胆经。主祛邪，兼扶正。既清肝热，又养肝血，为治目疾之要药，属肝火上炎或肝血虚有热者均宜
功　效	清热养肝，明目退翳
主治病证	肝热目赤，羞明多泪，眼生翳膜，肝虚目暗，视物昏花
用法用量	内服：煎汤，6～10g；或入丸散

表 1-2-11　谷精草

要　点	内　容
来　源	谷精草科植物谷精草的干燥带花茎的头状花序
性味归经	辛、甘，平。归肝、胃经
性能特点	本品辛散轻升，甘平凉清，专于清散。凡目赤翳障属风热或肝火者均可，属风热者最宜
功　效	疏散风热，明目退翳
主治病证	风热目赤，肿痛羞明，目生翳膜；风热头痛
用法用量	内服：煎汤，6～15g；或入丸散。外用：适量，煎汤洗
使用注意	本品疏散力较强，故血虚目疾慎服

表 1-2-12 青葙子

要 点	内 容
来 源	苋科植物青葙的干燥成熟种子
性味归经	苦，微寒。归肝经
性能特点	本品善清肝火、明目退翳，兼降血压，为治目疾之要药，属肝火上炎者最宜
功 效	清肝泻火，明目退翳
主治病证	肝火上炎，目赤肿痛，目生翳膜
用法用量	内服：煎汤，6 ～ 15g；或入丸散
使用注意	本品微寒，故脾胃虚寒者慎服；又有扩瞳作用，故瞳孔散大者忌服

第二节 清热燥湿药

表 1-2-13 黄 芩

要 点	内 容
来 源	唇形科植物黄芩的干燥根
性味归经	苦，寒。归肺、胆、胃、大肠经
性能特点	本品苦寒清泄而燥。为治湿热火毒之要药，广泛用于湿热火毒之病证。与黄连相比，其清热燥湿力较弱，作用偏于上焦肺及大肠，善清上焦湿热，除肺与大肠之火
功 效	清热燥湿，泻火解毒，止血，安胎
主治病证	暑湿，湿温，湿热胸闷、黄疸、疮疹、泻痢、淋痛；肺热咳喘，热病烦渴，少阳寒热，目赤，咽痛，火毒痈肿；血热之吐血、衄血、咳血、便血、崩漏；胎热胎动不安
用法用量	内服：煎汤，3 ～ 10g；或入丸散。生用清热燥湿、泻火解毒作用较强，宜用于湿热、热毒诸证。酒炒黄芩可上行，宜用于清上焦热。炒黄芩苦寒之性略减，宜用于胎热胎动不安。炒炭凉血止血力较强，宜用于血热出血。传统认为，枯芩善清肺火，条芩善清大肠火
使用注意	本品苦寒燥泄，能伐生发之气，故脾胃虚寒、食少便溏者忌服

表 1-2-14 黄 连

要 点	内 容
来 源	毛茛科植物黄连、三角叶黄连或云连的干燥根茎
性味归经	苦，寒。归心、肝、胃、大肠经
性能特点	本品大苦大寒，清泄而燥，泄降纯阴。为治湿热火毒之要药，广泛用于湿热火毒之病证。与黄芩相比，其清热燥湿力较强，作用偏于心及中焦胃脾，最善清心胃之火，除中焦湿热
功 效	清热燥湿，泻火解毒

（续表 1-2-14）

要　点	内　容
主治病证	湿热痞满、呕吐、泻痢、黄疸；热病高热、烦躁、神昏，内热心烦不寐，胃火牙痛、口舌生疮；肝火犯胃呕吐吞酸；血热妄行吐衄，痈疽肿毒，目赤肿痛，耳道疖肿，湿热疮疹
配　伍	①黄连配木香：两药相配，既清热燥湿解毒，又理气止痛，治湿热泻痢腹痛、里急后重每用 ②黄连配吴茱萸：两药相配，既清热泻火燥湿，又疏肝和胃制酸，治肝火犯胃、湿热中阻之呕吐泛酸 ③黄连配半夏、瓜蒌：三药相配，既泻火化痰，又消散痞结，治痰火互结之结胸证效佳
用法用量	内服：煎汤，2 ～ 10g；或入丸散。外用：适量，研末敷。生用长于泻火解毒燥湿，清心与大肠火。姜汁或吴茱萸炒，则苦泄辛开，缓和其苦寒害胃之性，并增强降逆止呕作用。酒炒引药上行，并可缓和苦寒之性。吴茱萸制又治肝郁化火证
使用注意	本品大苦大寒，过量或久服易伤脾胃，故内服用量不宜过大，也不宜常量久服，胃寒呕吐或脾虚泄泻者忌服

表 1-2-15　黄　柏

要　点	内　容
来　源	芸香科植物黄柏（关黄柏）和黄皮树（川黄柏）除去栓皮的干燥树皮
性味归经	苦，寒。归肾、膀胱、大肠经
性能特点	本品苦泄寒清，燥而沉降。为治湿热火毒之要药，较广泛用于湿热火毒之病证。与黄连相比，清热燥湿力较弱，作用偏于肾及下焦膀胱，最善清相火，退虚热，除下焦湿热。集清实火、湿热、退虚热于一体，凡实热火毒、湿热、虚热用之皆宜
功　效	清热燥湿，泻火解毒，退虚热
主治病证	湿热下注之带下、淋浊、脚气、足膝红肿；热毒疮肿，口舌生疮，血热出血；湿热黄疸，湿热泻痢，湿疹，湿疮；阴虚盗汗遗精，骨蒸潮热
配　伍	黄柏配苍术：两药相配，既清热又燥湿，又走下焦，治湿热诸证，特别是下焦湿热证有效
用法用量	内服：煎汤，3 ～ 10g；或入丸散。外用：适量，研末敷。清热燥湿解毒宜生用，止血宜炒炭，清相火退虚热宜盐水炒用
使用注意	本品苦寒，易伤胃气，故脾胃虚寒者忌服

表 1-2-16　龙　胆

要　点	内　容
来　源	龙胆科植物条叶龙胆、龙胆、三花龙胆或坚龙胆的干燥根及根茎
性味归经	苦，寒。归肝、胆、膀胱经
性能特点	本品大苦大寒，清泄而燥，沉降下行。为治肝经湿热、实火之要药。药力颇强，大剂量使用可妨碍消化，甚则导致头痛、颜面潮红、昏眩等

（续表 1-2-16）

要 点	内 容
功 效	清热燥湿，泻肝胆火
主治病证	湿热下注之阴肿阴痒、带下、阴囊湿疹，湿热黄疸；肝火上炎之头痛目赤、耳聋胁痛等；高热抽搐，小儿急惊，带状疱疹
用法用量	内服：煎汤，3 ～ 6g；或入丸散。外用：适量，研末敷
使用注意	本品大苦大寒，极易伤胃，故用量不宜过大，脾胃虚寒者忌服

表 1-2-17 苦 参

要 点	内 容
来 源	豆科植物苦参的干燥根
性味归经	苦，寒。归心、肝、胃、大肠、膀胱经
性能特点	本品大苦大寒纯阴，清燥降利下行，药力较强。功似黄连而力较弱，尤善清心火、除中下焦湿热。凡湿热、风、虫所致疮疹痒痛皆宜，湿热痒痛、阴痒带下兼风、虫者尤佳
功 效	清热燥湿，杀虫止痒，利尿
主治病证	湿疮，湿疹，疥癣，麻风，阴痒，带下；湿热黄疸、泻痢、便血；湿热淋痛，小便不利
用法用量	内服：煎汤，3 ～ 10g；或入丸散。外用：适量，研末敷，或煎汤熏洗
使用注意	本品苦寒，故脾胃虚寒者忌服。反藜芦，故不宜与藜芦同用

第三节 清热凉血药

表 1-2-18 生地黄

要 点	内 容
来 源	玄参科植物地黄的新鲜或干燥块根
性味归经	甘、苦，寒。归心、肝、肾经
性能特点	本品甘重于苦，质润甘滋，苦寒清泄。祛邪扶正兼顾，血热、阴虚有热、阴血亏虚、津枯肠燥皆可，热盛阴伤者最宜
功 效	清热凉血，养阴生津，润肠
主治病证	温病热入营血证；血热之吐血、衄血、尿血、崩漏下血；热病后期伤阴，阴虚发热，内热消渴；阴虚肠燥便秘
用法用量	内服：煎汤，10 ～ 30g；或入丸散，或以鲜品捣汁服。鲜地黄长于清热凉血；干地黄长于滋阴。炒炭多用于止血
使用注意	本品寒滑腻滞，故脾虚食少便溏及湿滞中满者忌服

表 1-2-19　玄　参

要　点	内　容
来　源	玄参科植物玄参的干燥块根
性味归经	苦、甘、咸，寒。归肺、胃、肾经
性能特点	本品功似生地，滋阴力较生地弱，降火力较生地强，长于解毒散结。凡血热、虚热、火毒、疮结皆可选用，最宜阴虚火旺者
功　效	清热凉血，滋阴降火，解毒散结，润肠
主治病证	温病热入营血，温毒发斑；咽喉肿痛，痈肿疮毒，瘰疬痰核，阳毒脱疽；热病伤阴心烦不眠，阴虚火旺骨蒸潮热；阴虚肠燥便秘
用法用量	内服：煎汤，10 ～ 15g；或入丸散
使用注意	本品寒滑腻滞，故脾胃虚寒、胸闷食少便溏者忌服。反藜芦

表 1-2-20　牡丹皮

要　点	内　容
来　源	毛茛科植物牡丹的干燥根皮
性味归经	苦、辛，微寒。归心、肝、肾经
性能特点	本品苦泄辛散，微寒能清，清泄行散。集清血热、退虚热、散瘀血于一体，凡血热、血瘀、虚热，无论单发或并发皆可酌投，尤宜血热有瘀或血瘀有热或虚热夹瘀或无汗骨蒸者
功　效	清热凉血，活血散瘀，退虚热
主治病证	温病热入血分而发斑疹，血热吐血、衄血；温病后期阴虚发热，久病伤阴无汗骨蒸；痈肿疮毒，肠痈腹痛；血滞闭经、痛经，产后瘀阻，癥瘕，跌打伤肿
用法用量	内服：煎汤，6 ～ 12g；或入丸散。清热凉血宜生用，止血宜炒炭用，活血化瘀宜酒炒用
使用注意	本品清泄行散，故血虚有寒、孕妇及月经过多者不宜服

表 1-2-21　赤　芍

要　点	内　容
来　源	毛良科植物芍药或川芍药的干燥根
性味归经	苦，微寒。归肝经
性能特点	本品苦能泄散，微寒能清，专入肝经，清凉散瘀。集凉血热、清肝火、散瘀血于一体，凡血热、血瘀、肝火，无论单发或并发皆可酌投，尤宜血热有瘀或血瘀有热或肝火夹瘀之疼痛者
功　效	清热凉血，散瘀止痛，清肝火
主治病证	温病热入营血之斑疹吐衄，火热内伤之血热吐衄，皮下出血；血滞闭经、痛经，产后瘀阻，癥瘕，跌打肿痛；痈肿疮毒，目赤肿痛，肝郁化火之胁痛

（续表 1-2-21）

要　点	内　容
用法用量	内服：煎汤，6 ～ 15g；或入丸散
使用注意	本品苦而微寒，故闭经、痛经证属虚寒者忌服。反藜芦，忌同用

表 1-2-22　紫　草

要　点	内　容
来　源	紫草科植物新疆紫草或内蒙古紫草的干燥根
性味归经	苦、甘、咸，寒。归心、肝经
性能特点	本品苦寒清泄，甘寒清解滑利。集凉血、活血、解毒、透发斑疹、滑利二便于一体。凡斑痘疹毒之疾，见血热毒盛、色不红活，或伴高热者即可选用，尤宜斑疹紫黑兼二便秘涩者
功　效	凉血活血，解毒透疹
主治病证	温病血热毒盛之斑疹紫黑，防治麻疹；疮疡，湿疹，阴痒，水火烫伤
用法用量	内服：煎汤，3 ～ 10g；或入丸散。外用：适量，多熬膏或油浸用
使用注意	本品性寒而滑利，故脾虚便溏者忌服

表 1-2-23　水牛角

要　点	内　容
来　源	牛科动物水牛的角
性味归经	苦、咸，寒。归心、肝、胃经
性能特点	本品苦寒清泄，咸入血分。为治高热神昏斑疹与血热出血所常用。药力较犀角为缓，常代犀角入药
功　效	清热凉血，泻火解毒，定惊
主治病证	高热神昏，血热斑疹吐衄，惊风
用法用量	内服：煎汤，15 ～ 30g，大剂量 60 ～ 120g，宜锉碎先煎 3 小时以上。水牛角浓缩粉，每次 1. 5 ～ 3g，一日 2 次，开水冲下。代犀角宜加量
使用注意	本品性寒，故脾胃虚寒者不宜服

第四节　清热解毒药

表 1-2-24　金银花

要　点	内　容
来　源	忍冬科植物忍冬的干燥花蕾或带初开的花
性味归经	甘，寒。归肺、胃、大肠经
性能特点	本品甘寒清泄，轻扬疏透，清解疏散。既善清解热毒，又善疏散风热。药力颇强而不苦泄，为解散热毒之良药。以清为主，清中兼透，凡热毒、风热皆可投用。温病各个阶段皆宜

（续表 1-2-24）

要　点	内　容
功　效	清热解毒，疏散风热
主治病证	外感热病，风热表证；痈疮疖肿，肠痈，肺痈，乳痈；热毒泻痢
配　伍	金银花配连翘：两药相配，既清热解毒，又疏散风热，兼散结利尿，治外感风热每用，治咽喉红肿、热毒痈肿及内痈无论兼表与否皆宜
用法用量	内服：煎汤，10 ～ 20g；或入丸散。治血痢及便血多炒炭用 外用：适量，鲜品捣敷。也可煎汤含漱
使用注意	本品性寒，故脾胃虚寒及气虚疮疡脓清者不宜服

表 1-2-25　连　翘

要　点	内　容
来　源	木犀科植物连翘的干燥果实
性味归经	苦，微寒。归肺、心、小肠经
性能特点	本品苦能泄散，微寒能清，质轻上浮。药力较强，以清为主，清中兼透，并能散结利尿，凡热毒、风热、湿热、肿结皆宜。素有“疮家圣药”之称
功　效	清热解毒，疏散风热，消肿散结，利尿
主治病证	外感热病，风热表证；痈肿疮毒，乳痈，肺痈，瘰疬痰核；热淋涩痛
用法用量	内服：煎汤，6 ～ 15g；或入丸散。连翘心长于清心火，治热入心包证常带心用
使用注意	本品苦而微寒，故脾胃虚寒及气虚脓清者不宜服

表 1-2-26　蒲公英

要　点	内　容
来　源	菊科植物蒲公英及同属多种植物的干燥全草
性味归经	苦、甘，寒。归肝、胃经
性能特点	本品苦寒清泄，甘淡渗利。药食兼用，既善清热解毒，又兼疏肝通乳、散结消痈，还能利尿、缓通大便，导湿热、热毒从二便而出。力强效佳而味不甚苦，为治疮肿良药。以外痈为主，乳痈尤佳
功　效	清热解毒，消痈散结，利湿通淋
主治病证	乳痈，痈肿疮毒，各种内痈；咽喉肿痛，目赤肿痛，毒蛇咬伤；湿热黄疸，热淋涩痛
用法用量	内服：煎汤，10 ～ 20g，鲜品酌加；或入丸散。外用：适量，鲜品捣敷
使用注意	本品用量过大，可致缓泻，故脾虚便溏者慎服

表 1-2-27　大青叶

要　点	内　容
来　源	十字花科植物菘蓝的干燥叶

（续表 1-2-27）

要　点	内　容
性味归经	苦，寒。归心、肺、胃经
功　效	清热解毒，凉血消斑，利咽消肿
主治病证	温病热入血分之高热、神昏、发斑；丹毒，咽喉肿痛，口疮，痄腮，痈肿疮毒
用法用量	内服：煎汤，10 ～ 15g；或入丸散。外用：适量，鲜品捣敷
使用注意	本品味苦大寒，故脾胃虚寒者忌服

表 1-2-28　板蓝根

要　点	内　容
来　源	十字花科植物菘蓝的干燥根
性味归经	苦，寒。归心、肝、胃经
性能特点	本品善清心肝胃热毒，长于凉血利咽，为治温病斑疹吐衄及热毒咽痛、丹毒、痄腮之要药，尤善治咽喉肿痛与颜面丹毒（大头瘟疫）
功　效	清热解毒，凉血，利咽
主治病证	温病发热、头痛或发斑疹；咽喉肿痛，痄腮，痈肿疮毒，丹毒，大头瘟疫
用法用量	内服：煎汤，9 ～ 15g；或入散剂
使用注意	本品苦寒，故脾胃虚寒者慎服

表 1-2-29　牛　黄

要　点	内　容
来　源	牛科动物牛的干燥胆结石
性味归经	苦，凉。归肝、心经
性能特点	本品苦凉清泄，芳香开化。力强效佳，凡热毒、痰热、肝热、肝风、风痰所致疾患皆宜，亦为凉开之要药。人工牛黄功似天然牛黄而力缓，善治呼吸道感染
功　效	清热解毒，息风止痉，化痰开窍
主治病证	①热毒疮肿，咽喉肿烂，口舌生疮，瘰疬 ②温病热入心包神昏，中风痰热神昏 ③温病高热动风，小儿急惊抽搐，痰热癫痫
配　伍	牛黄配珍珠：两药相配，治咽喉肿烂、口舌生疮，有清热解毒生肌之效；治痰热神昏、中风痰迷，有清心凉肝、化痰开窍之功
用法用量	内服：入丸散，0.15 ～ 0.35g。外用：适量，研末敷患处
使用注意	本品性凉，故非实热证不宜用，孕妇慎服

表 1-2-30　鱼腥草

要　点	内　容
来　源	三白草科植物蕺菜的新鲜全草或干燥地上部分

（续表 1-2-30）

要　点	内　容
性味归经	辛，微寒。归肺、膀胱经
性能特点	本品辛香宣散，微寒能清。集清解、排脓、利尿、透表于一体。凡痈肿疮毒无论内外均治，最善治肺痈、咽肿、热咳、热淋，兼表邪者尤佳。药食兼用，味不苦易服
功　效	清热解毒，排脓消痈，利尿通淋
主治病证	肺痈咳吐脓血，肺热咳嗽痰稠；热毒疮疡，湿热泻痢；热淋涩痛
配　伍	鱼腥草配桔梗：两药相配，清热宣肺、祛痰止咳、利咽排脓，治肺痈咳吐脓血、肺热咳嗽痰稠可投
用法用量	内服：煎汤，15 ～ 30g，鲜品加倍。不宜久煎；或入丸散。外用：适量，捣敷

表 1-2-31　射　干

要　点	内　容
来　源	鸢尾科植物射干的干燥根茎
性味归经	苦，寒。归肺、肝经
性能特点	本品苦泄散，寒清解，有小毒，力较强。善治热结痰瘀之咽喉肿痛、痰饮咳喘（喉中辘辘如水鸡声）、久疟疟母、闭经、痈肿、瘰疬、癥瘕等
功　效	清热解毒，祛痰利咽，散结消肿
主治病证	咽喉肿痛（证属热结痰瘀者尤宜）；痰多咳喘；久疟疟母，闭经，痈肿，瘰疬、癥瘕
配　伍	射干配麻黄：两药相配，宣肺祛痰、散瘀消肿，治热结痰瘀之痰饮咳喘、喉中辘辘如水鸡声效佳
用法用量	内服：煎汤，6 ～ 10g；入丸散。外用：适量，研末吹喉，或外敷
使用注意	本品苦寒缓泻，又能散血，故孕妇及脾虚便溏者忌服

表 1-2-32　白头翁

要　点	内　容
来　源	毛茛科植物白头翁的干燥根
性味归经	苦，寒。归胃、大肠经
性能特点	本品苦寒清解泄燥。既治热毒血痢（急性痢疾及慢性痢疾急性发作），又治休息痢（阿米巴痢疾），症重者尤宜
功　效	清热解毒，凉血止痢
主治病证	热毒血痢、阿米巴痢疾
用法用量	内服：煎汤，6 ～ 15g；或入丸散。亦可保留灌肠
使用注意	本品苦寒泄降，故虚寒泻痢者忌服

表 1-2-33　败酱草

要　点	内　容
来　源	败酱科植物黄花败酱或白花败酱的干燥全草
性味归经	辛、苦，微寒。归胃、大肠、肝经
功　效	清热解毒，消痈排脓，祛瘀止痛
主治病证	血滞之胸痛、腹痛，产后瘀阻腹痛；肠痈，肝痈，肺痈，痈肿疮毒
配　伍	败酱草配生薏苡仁：两药相配，既清解热毒、消痈排脓，又祛瘀止痛，并兼健脾，善治肠痈腹痛，兼治肝痈、肺痈，或兼脾虚者尤宜
用法用量	内服：煎汤，6～15g；或入丸散。外用：适量，鲜品捣敷
使用注意	本品易伤脾胃，故脾虚食少便溏者忌服

表 1-2-34　青　黛

要　点	内　容
来　源	爵床科植物马蓝、蓼科植物蓼蓝、十字花科植物菘蓝的叶或茎叶经加工制得的干燥粉末或团块
性味归经	咸，寒。归肝、肺经
性能特点	本品咸入血，寒清解，兼收敛，药力较强。既为治温病斑疹、血热吐衄、肝热惊痫、肝火扰肺之要药，又为治痄腮、喉痹、疮肿所常用
功　效	清热解毒，凉血消斑，定惊
主治病证	热毒发斑，血热之吐血、咳血、衄血等；肝火扰肺之咳嗽胸痛、痰中带血；小儿急惊发热抽搐；痄腮肿痛，喉痹，火毒痈疮
配　伍	青黛配海蛤壳：两药相配，既清肝火而化痰，又凉血止血，治肝火扰肺之咳痰黏稠、色黄带血
用法用量	内服：1～3g，冲服，或入丸散。外用：适量，干撒，或调敷
使用注意	本品性寒易伤胃，故胃寒者慎服。部分病人服后影响肝功能，严重者可抑制骨髓造血功能引起血小板减少

表 1-2-35　重　楼

要　点	内　容
来　源	百合科植物云南重楼或七叶一枝花的干燥根茎。又名蚤休
性味归经	苦，微寒。有小毒。归肝经
性能特点	本品苦能泄散，微寒清解，有小毒，力较强。疮痈肿毒痛重者宜用，惊风抽搐、伤痛出血可投。内痈、外痈皆治，但以外痈为主。善解蛇毒，为治毒蛇咬伤之要药
功　效	清热解毒，消肿止痛，凉肝定惊
主治病证	痈肿疮毒，毒蛇咬伤；小儿惊风抽搐；跌打肿痛，外伤出血
用法用量	内服：煎汤，5～10g；或入丸散，并酌减。外用：适量，研末敷，或鲜品捣敷
使用注意	本品苦寒清解行散，故孕妇、体虚者、无实火热毒者及阴疽患者忌服

表 1-2-36　穿心莲

要　点	内　容
来　源	爵床科植物穿心莲的干燥地上部分
性味归经	苦，寒。归肺、胃、大肠、小肠经
性能特点	本品苦燥泄，寒清解，质轻浮散。凡热毒或湿热毒所致病证，无论在上在下、在里在表均可选用。此外，还解蛇毒
功　效	清热解毒，燥湿
主治病证	温病初起，感冒发热，肺热咳喘，肺痈，咽喉肿痛；痈疮疖肿，毒蛇咬伤；湿热泻痢，热淋涩痛，湿疹
用法用量	内服：煎汤，6 ～ 15g；或入丸、散、片剂。外用：适量，研末调涂或鲜品捣敷
使用注意	本品苦寒，易伤胃气，故不宜多服、久服，脾胃虚寒者不宜服

表 1-2-37　白鲜皮

要　点	内　容
来　源	芸香科植物白鲜的干燥根皮
性味归经	苦，寒。归脾、胃、膀胱、小肠经
性能特点	本品苦燥泄，寒清解。为“诸黄风痹之要药。”凡热、湿、风三邪合致病证皆可酌投，治湿热疮疹、疥癣、湿热黄疸及风湿热痹常用
功　效	清热解毒，祛风燥湿，止痒
主治病证	湿热疮疹，疥癣瘙痒；湿热黄疸，风湿热痹
用法用量	内服：煎汤，5 ～ 10g；或入丸散。外用：适量，煎汤洗，研末敷或调涂
使用注意	本品苦寒，故脾胃虚寒者忌服

表 1-2-38　半边莲

要　点	内　容
来　源	桔梗科植物半边莲的干燥或新鲜全草
性味归经	甘、淡，寒。归心、小肠、肺经
性能特点	本品寒清，甘淡渗利。热毒、蛇毒、水肿皆宜。“家有半边莲，可以伴蛇眠”，治蛇伤尤佳
功　效	清热解毒，利水消肿
主治病证	毒蛇咬伤，蜂蝎刺蜇；大腹水肿，小便不利，黄疸尿少
用法用量	内服：煎汤，干品 10 ～ 20g，鲜品 30 ～ 60g。外用：适量，鲜品捣敷
使用注意	本品甘寒清利，故水肿兼虚者慎服

表 1-2-39　土茯苓

要　点	内　容
来　源	百合科植物光叶菝葜的干燥根茎

（续表 1-2-39）

要　点	内　容
性味归经	甘、淡，平。归肝、胃经
性能特点	本品甘淡渗利，平而偏凉。利湿有余而清热力甚弱，兼利关节，善治疮疹湿痒、湿痹。兼解梅疮之毒与汞毒，为治梅毒之专药。凡湿毒、梅毒、汞毒所致病证皆宜。力缓，用量宜大。味不苦，易服
功　效	解毒，利湿，通利关节
主治病证	梅毒，或因患梅毒服汞剂而致肢体拘挛者；淋浊，带下，脚气，湿疹，湿疮
用法用量	内服：煎汤，15～60g；或入丸散。也可煎汤含漱

表 1-2-40　山豆根

要　点	内　容
来　源	豆科植物越南槐的干燥根和根茎
性味归经	苦，寒。有毒。归肺、胃、心经
性能特点	本品寒清苦泄而降，有毒力强，治咽喉肿痛属火毒炽盛者最宜，治胃火牙龈肿痛亦佳。实火壅塞者多用；风热者不宜早用，完全化热时方可用
功　效	清热解毒，消肿利咽
主治病证	火毒蕴结之咽喉肿痛，肺热咳嗽；牙龈肿痛，痈肿疮毒，湿热黄疸
用法用量	内服：煎汤，3～6g；或磨汁服。外用：适量，煎汤含漱，或研末涂敷
使用注意	本品苦寒有毒，故内服不宜过量，脾胃虚寒、食少便溏者忌服

表 1-2-41　马齿苋

要　点	内　容
来　源	马齿苋科植物马齿苋的干燥或新鲜地上部分
性味归经	酸，寒。归大肠、肝经
性能特点	本品善治热痢与血痢，兼治血热出血与淋痛。药食兼用，味不苦易食
功　效	清热解毒，凉血止血，通淋
主治病证	热毒血痢，热毒疮疡；热淋，血淋；血热崩漏、便血
用法用量	①内服：煎汤，干品 9～15 克，鲜品 30～60g；或鲜品捣汁 ②外用：适量，捣敷。止血宜用鲜品捣汁服
使用注意	本品寒滑，故脾虚便溏或泄泻者不宜服

表 1-2-42　大血藤

要　点	内　容
来　源	木通科植物大血藤的干燥藤茎。习称红藤
性味归经	苦，平。归大肠、肝经

（续表 1-2-42）

要　点	内　容
性能特点	本品苦泄散，平偏凉。凡热毒兼瘀或血瘀兼热，以及风湿痹阻者皆宜。最善治肠痈，各期均宜，热毒兼瘀痛重者尤佳
功　效	清热解毒，活血止痛，祛风通络
主治病证	肠痈腹痛，痈肿疮毒；风湿痹痛，跌打损伤；痛经，闭经，产后瘀阻
用法用量	①内服：煎汤，10 ～ 15g；或浸酒、入丸散 ②外用：适量，捣敷
使用注意	本品苦泄行血，故孕妇慎服

表 1-2-43　白花蛇舌草

要　点	内　容
来　源	茜草科植物白花蛇舌草的干燥或新鲜全草
性味归经	苦、甘，寒。归肺、胃、大肠、小肠经
性能特点	本品能解蛇毒、利湿、抗癌，治毒蛇咬伤、热淋及癌肿
功　效	清热解毒，消痈，利湿
主治病证	热淋涩痛，小便不利；痈肿疮毒，咽喉肿痛，肠痈，毒蛇咬伤；胃癌，食管癌，直肠癌
用法用量	①内服：煎汤，15 ～ 60g，鲜品加倍；或鲜品绞汁 ②外用：适量，捣敷
使用注意	本品寒凉清利，故阴疽及脾胃虚寒者忌服

表 1-2-44　野菊花

要　点	内　容
来　源	菊科植物野菊等的干燥头状花序
性味归经	苦、辛、微甘，微寒。归肺、肝经
性能特点	本品既清泄热邪而解热毒，又清散风热，还略兼益阴而平肝明目。主清解疏散，兼益润平降
功　效	清热解毒，疏风平肝
主治病证	疔疮痈肿；风热感冒，咽喉肿痛；目赤肿痛，头痛眩晕
用法用量	①内服：煎汤，10 ～ 15g；或入丸散 ②外用：适量，捣敷
使用注意	本品苦辛性寒，故脾胃虚寒者慎服

表 1-2-45　地锦草

要　点	内　容
来　源	大戟科植物地锦草等的干燥或新鲜全草

（续表 1-2-45）

要　点	内　容
性味归经	苦、辛，平。归肝、胃、大肠经
性能特点	本品苦泄辛散，平而偏凉。既清解热毒、活血止血，又利湿而退黄。有止血而不留瘀，活血而不动血之长，凡热毒、血瘀、出血、湿热所致病证均宜。此外，还解蛇毒
功　效	清热解毒，活血止血，利湿退黄
主治病证	热毒泻痢，疮疖痈肿，毒蛇咬伤；咳血，尿血，便血，崩漏；湿热黄疸
用法用量	内服 15 ～ 30g，煎汤，或鲜品捣烂加米酒取汁。外用适量，研末掺，或鲜品捣敷

表 1-2-46　紫花地丁

要　点	内　容
来　源	堇菜科植物紫花地丁的干燥全草
性味归经	苦、辛，寒。归心、肝经
性能特点	本品寒清，苦泄辛散。力强于蒲公英，善清解血分热毒而凉血消肿，治火毒炽盛之痈肿疗毒，尤宜疗毒走黄，兼治丹毒、乳痈、肠痈、目赤肿痛、毒蛇咬伤
功　效	清热解毒，凉血消肿
主治病证	疔疮肿毒，痈疽发背，丹毒，乳痈，肠痈；目赤肿痛；毒蛇咬伤
用法用量	内服：煎汤，10 ～ 20g；或入丸散。外用：适量，鲜品捣敷
使用注意	本品苦寒，故阴疽疮疡慎用
附　注	本品来源复杂，除本种外，还有堇菜科犁头草、豆科米口袋、罂粟科紫堇等，用当注意

表 1-2-47　金荞麦

要　点	内　容
来　源	蓼科植物金荞麦的干燥根茎
性味归经	微辛、涩，凉。归肺经
性能特点	本品辛散，凉清，主入肺经。既善清解热毒，又善排脓，为治肺痈、肺热咳痰之要药；又祛瘀、消痈排脓，治瘰疬痰核、疮痈疖肿及乳娥肿痛
功　效	清热解毒，排脓祛瘀
主治病证	肺痈，肺热咳痰，咽喉肿痛；热毒痢疾，痈肿疮毒，瘰疬，蛇虫咬伤；跌打损伤，风湿痹痛，痛经
用法用量	内服：15 ～ 45g，用水或黄酒隔水密闭炖服。外用：适量，鲜品捣敷，或绞汁涂
使用注意	本品微寒，能缓通大便，故脾虚便溏者慎服

表 1-2-48　鸦胆子

要　点	内　容
来　源	苦木科植物鸦胆子的干燥成熟果实

（续表 1-2-48）

要　点	内　容
性味归经	苦，寒。有小毒。归大肠、肝经
性能特点	本品苦寒清解，有小毒，力较强。杀多种人体寄生虫，既杀阿米巴原虫，又杀多种肠道寄生虫、血吸虫、阴道滴虫等。且善腐蚀，外用蚀赘疣、鸡眼。多用于休息痢（阿米巴痢疾）
功　效	清热解毒，燥湿杀虫，止痢截疟，腐蚀赘疣
主治病证	热毒血痢，休息痢（阿米巴痢疾）；赘疣，鸡眼（外用）；疟疾
用法用量	①内服：治痢每次 10 ～ 30 粒，治疟疾每次 10 ～ 15 粒，或 0.5 ～ 2g，每日 3 次。不宜入煎剂（因其味极苦），应去壳取仁后装入胶囊，也可用龙眼肉或馍皮包裹吞服 ②外用：以适量捣敷或制成鸦胆子油局部涂敷
使用注意	本品有小毒，能刺激胃肠道、损伤肝肾，故宜中病即止，不可多用久服；孕妇、婴幼儿慎用，胃肠出血、脾胃虚弱、肝肾疾病患者忌服

表 1-2-49　垂盆草

要　点	内　容
来　源	景天科植物垂盆草的干燥或新鲜全草
性味归经	甘、淡，凉。归肝、胆、小肠经
功　效	清热解毒，利湿退黄
主治病证	疮疡肿毒，毒蛇咬伤，水火烫伤；湿热黄疸，水肿兼热，小便不利
用法用量	①内服：煎汤，干品 10 ～ 30g，鲜品 50 ～ 100g；或入丸散，或捣汁 ②外用：适量，捣敷

表 1-2-50　秦　皮

要　点	内　容
来　源	木犀科植物苦枥白蜡树、白蜡树、尖叶白蜡树或宿柱白蜡树的干燥枝皮或干皮
性味归经	苦、涩，寒。归大肠、肝、胆经
性能特点	本品苦燥泄，涩能敛，寒清解，有涩而不敛邪之优点。为治热毒泻痢、里急后重之要药；又清热燥湿止带，为治湿热带下之佳品；还清肝泄热明目，为治目赤肿痛所常用
功　效	清热解毒，燥湿止带，清肝明目
主治病证	湿热泻痢；赤白带下；目赤肿痛，目生翳膜
用法用量	内服：煎汤，3 ～ 12g；或入丸散。外用：适量，水煎洗眼
使用注意	本品苦寒，故脾胃虚寒者忌服

表 1-2-51　马　勃

要　点	内　容
来　源	灰包科真菌脱皮马勃、大马勃或紫色马勃的干燥子实体
性味归经	辛，平。归肺经
功　效	清肺，解毒，利咽，止血
主治病证	风热或肺热之咽喉肿痛、咳嗽失音；血热吐衄，外伤出血
用法用量	内服：煎汤，3 ～ 6g；或入丸散。外用：适量，研末调敷

表 1-2-52　木蝴蝶

要　点	内　容
来　源	紫葳科植物木蝴蝶的干燥成熟种子
性味归经	苦、甘，凉。归肺、肝、胃经
性能特点	本品治咽喉肿痛，无论肺热还是风热，或兼肝胃不和者均可，尤以肺热咽痛、声音嘶哑者最佳
功　效	清热利咽，疏肝和胃
主治病证	咽喉肿痛，音哑；肝胃气痛
用法用量	内服：煎汤，3 ～ 6g；或研末，或入丸散

表 1-2-53　半枝莲

要　点	内　容
来　源	唇形科植物半枝莲的干燥或新鲜全草
性味归经	辛、苦，寒。归肺、肝、肾经
性能特点	本品既清解热毒，又散瘀止血，还利水消肿。尤善治毒蛇咬伤、疮肿与癌肿
功　效	清热解毒，散瘀止血，利水消肿
主治病证	疮痈肿毒，毒蛇咬伤，癌肿；跌打损伤，吐血衄血；大腹水肿，血淋涩痛
用法用量	内服：煎汤，干品 15 ～ 30g，鲜品 30 ～ 60g。外用：适量，捣敷
使用注意	本品性寒而散瘀血，故孕妇及脾胃虚寒者慎服

第五节　清虚热药

表 1-2-54　青　蒿

要　点	内　容
来　源	菊科植物黄花蒿的干燥或新鲜地上部分
性味归经	苦、辛，寒。归肝、胆经
性能特点	本品苦寒清泄，辛香透散。既退虚热，又清实热；既退虚热，又凉血热；既清解暑

（续表 1-2-54）

要　点	内　容
性能特点	热，又清泄肝胆热；既除疟热，又透营热；既透阴分伏热，又透解表热。虚热、实热两清，兼表也可投用
功　效	退虚热，凉血，解暑，截疟
主治病证	阴虚发热，骨蒸潮热，虚热兼表；血热疹痒、吐血、衄血；热病后期之夜热早凉，或低热不退；疟疾寒热；暑热外感，暑热烦渴
配　伍	①青蒿配白薇：两药相配，善退虚热、凉血热的同时又兼透散，既治阴虚发热、小儿疳热（尤宜兼表邪者），又治营血分有热及阴分伏热等 ②青蒿配鳖甲：两药相配，善清退虚热的同时又能滋阴凉血，每用其治阴虚发热 ③青蒿配黄芩：两药相配，清肝胆火毒湿热力强，治肝胆火毒湿热每投
用法用量	内服：煎汤，6 ～ 12g，不宜久煎；或鲜品绞汁。外用：适量，鲜品捣敷，或干品煎汤洗
使用注意	本品苦辛而寒，故脾虚肠滑者不宜服

表 1-2-55　地骨皮

要　点	内　容
来　源	茄科植物枸杞或宁夏枸杞的干燥根皮
性味归经	甘，寒。归肺、肝、肾经
性能特点	本品甘寒清降而益润。既入血分，又入气分，清降不透，略兼滋润。善退虚热（除蒸）、凉血热、泻肺火，兼生津，不透散。治有汗骨蒸最佳，治血热出血可选，治肺热咳嗽常用
功　效	退虚热，凉血，清肺降火，生津
主治病证	阴虚发热，有汗骨蒸，小儿疳热；肺热咳嗽；内热消渴；血热吐血、衄血、尿血
配　伍	地骨皮配桑白皮：两药相配，既清肺火，又利尿导热邪从小便出，且润肺脏而不苦泄伤阴，故治肺热咳嗽每用
用法用量	内服：煎汤，6 ～ 15g；或入丸散。外用：适量，研末调敷，或鲜品捣敷
使用注意	本品甘寒清润，故脾虚便溏及表邪未解者不宜服

表 1-2-56　白　薇

要　点	内　容
来　源	萝藦科植物白薇或蔓生白薇的干燥根及根茎
性味归经	苦、咸，寒。归肝、胃、肺经
性能特点	本品苦泄降，咸入血，寒清凉，兼透散，略补益。清透并具，既退虚热，又凉血热，兼除烦；既透营分热，又透阴分伏热，还透解表热；并能解热毒而疗疮，利小便而通淋，解蛇毒而愈蛇伤
功　效	退虚热，凉血清热，利尿通淋，解毒疗疮

（续表 1-2-56）

要　点	内　容
主治病证	阴虚发热，骨蒸潮热，产后虚热，阴虚外感；温病热入营血证，肺热咳嗽；血淋，热淋；痈肿疮毒，咽喉肿痛，毒蛇咬伤
配　伍	白薇配玉竹：两药相配，既滋阴又透表，治阴虚外感
用法用量	内服：煎汤，3 ～ 12g；或入丸散。外用：适量，研末调敷
使用注意	本品性寒益阴，故脾虚食少便溏者不宜服

表 1-2-57　胡黄连

要　点	内　容
来　源	玄参科植物胡黄连的干燥根茎
性味归经	苦，寒。归心、肝、胃、大肠经
性能特点	本品苦寒清泄燥降。既清虚热、除疳热，又清湿热、解热毒，为虚热、实热两清之品。功似黄连而力缓，长于退虚热；又兼能走下，善治中下焦湿热
功　效	退虚热，除疳热，清湿热，解热毒
主治病证	骨蒸潮热；小儿疳热；湿热泻痢，黄疸；咽痛，疮肿，痔肿便血
用法用量	内服：煎汤，3 ～ 9g；或入丸散
使用注意	本品苦寒，故脾虚中寒者忌服

表 1-2-58　银柴胡

要　点	内　容
来　源	石竹科植物银柴胡的干燥根
性味归经	甘，微寒。归肝、胃经
性能特点	本品甘而微寒，清泄兼益养。退热而不苦泄，理阴而不升腾，治虚热、血热皆可，虚热骨蒸最宜
功　效	退虚热，清疳热
主治病证	阴虚发热，骨蒸劳热；小儿疳热
用法用量	内服：煎汤，3 ～ 9g；或入丸散
使用注意	本品微寒，故外感风寒及血虚无热者忌服

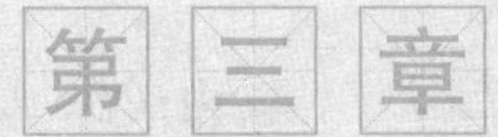

第三章 泻下药

知识导图

泻下药
- 攻下药
- 润下药
- 峻下逐水药

含义：凡能引起腹泻或滑润大肠、促进排便的药物，称为泻下药。

适用范围：本类药主要适用于大便秘结、胃肠积滞、实热内结及水肿停饮等里实证。有些药物兼治癥瘕、虫积等。

分类：按其性能功效及临床应用，常将本类药物分为攻下药、润下药、峻下逐水药。

攻下药　多味苦性寒。泻火又通便，且通便力较强，主治实热积滞、大便秘结或燥屎坚结等。亦可用于外感热病所致的高热神昏、谵语发狂，或火热上炎之头痛、目赤、咽痛、牙龈肿痛、吐血、衄血等。此为上病下治，"釜底抽薪"之法。

润下药　大多为植物的种子或种仁，富含油脂，能润燥滑肠，使大便软化，易于排出，多用于年老、体弱、久病、妇女胎前产后，以及月经期便秘者。

峻下逐水药　味多苦，性寒（或温）有毒，泻下作用峻猛，能引起剧烈腹泻。主治水肿、鼓胀、胸胁停饮及痰饮喘满等。

使用注意：泻下作用峻猛的药物，易伤正气及脾胃，故久病体弱、脾胃虚弱者当慎用；妇女胎前产后及月经期应慎用或忌用；应用作用较强的泻下药时，当中病即止，慎勿过剂，以免损伤胃气。

第一节　攻下药

表 1-3-1　大　黄

要　点	内　容
来　源	蓼科植物掌叶大黄、唐古特大黄或药用大黄的干燥根及根茎
性味归经	苦，寒。归脾、胃、大肠、肝、心经
性能特点	本品苦寒沉降，清泄通利。泻热通便力甚强，素有"将军"之号。凡便秘属实证或里实证者即可酌投，热结便秘兼瘀者尤宜。凡血瘀有热之肿痛或出血者亦可酌投，兼便秘或排便不爽者尤佳。生用泄下力猛，熟用药力较缓，炒炭清散兼收敛

（续表 1-3-1）

要　点	内　容
功　效	泻下攻积，清热泻火，解毒止血，活血祛瘀
主治病证	胃肠积滞，大便秘结，湿热泻痢初起；火热上攻之目赤、咽喉肿痛、牙龈肿痛、口舌生疮；血热之吐血、衄血、咳血、便血；热毒疮肿，水火烫伤；瘀血闭经，产后瘀阻腹痛，癥瘕积聚，跌打损伤；湿热黄疸，淋证涩痛
配　伍	①大黄配芒硝：两药相配，善泻下攻积、润软燥屎、清热泻火，治实热积滞、大便燥结、坚硬难下效果好 ②大黄配巴豆、干姜：三药相配，巴豆得大黄，其泻下之力得以缓和而持久；大黄得巴豆，可去其寒性；再加干姜（温中散寒）以助散寒。善治寒积便秘
用法用量	①内服：煎汤，一般 5 ～ 10g，热结重症用 15 ～ 20g，散剂减半 ②外用：以适量研末敷。生大黄泻下效强，欲攻下者宜生用，入汤剂应后下，久煎则泻下力减弱；还能以开水泡服，或研末吞服。制大黄，泻下力减弱，活血作用较好，瘀血证或不宜峻下者多用。酒大黄，取酒上行之性，上部火热之证多用。大黄炭能凉血化瘀止血
使用注意	本品苦寒，善攻下泻热、活血逐瘀，故妇女月经期、妊娠期、哺乳期需慎服或忌服。易伤胃气与气血，故有以下情况者不可妄用：气血亏虚、脾胃虚寒、无瘀血、无积滞、阴疽或痈肿溃后脓清者

表 1-3-2　芒　硝

要　点	内　容
来　源	硫酸盐类矿物芒硝族芒硝经加工精制而成的结晶体，主含含水硫酸钠
性味归经	咸、苦，寒。归胃、大肠经
性能特点	内服泻热通便，润软燥屎，加速排便，为治实热内结、燥屎坚硬难下之要药；外用能软散坚硬肿块、回乳、清火，为治疮肿、痔疮肿痛所常用
功　效	泻下，软坚，清热，回乳（外用）
主治病证	实热积滞，大便燥结；咽喉肿痛，口舌生疮，目赤肿痛，疮疡，乳痈，肠痈，痔疮肿痛
用法用量	内服：汤剂，10 ～ 15g，冲入药汁内或开水溶化；或入丸散。外用：适量，喷撒，漱口，点眼，化水坐浴
使用注意	本品咸寒攻下，故脾胃虚寒者及孕妇忌服。哺乳期妇女患乳痈外敷时，见效即停用，以免敷用太过，乳汁减少
附　注	天然芒硝，水溶过滤，去杂质后，置容器中，水分蒸发析出结晶，结于上面有芒刺者称芒硝；沉于下面者称朴硝。芒硝之芒刺形同马牙，故又名马牙硝，简称牙硝；芒硝、朴硝、风化硝，均可用于熟牛、马、羊皮，故又名皮硝；入水即消，又名皮消。芒硝与白萝卜（100∶10）同煮，去渣滤净，待冷析出结晶，风化脱水或炒脱水，即玄明粉。纳西瓜中放通风处析出结晶即西瓜霜（白）

表 1-3-3　芦　荟

要　点	内　容
来　源	百合科植物库拉索芦荟、好望角芦荟或同属近缘植物的叶汁浓缩干燥物
性味归经	苦，寒。归大肠、肝经
性能特点	既泻热通肠，导热毒与湿热外出，又杀肠道寄生虫，促进糟粕与虫体排出，还凉肝而定惊，为治热秘、肝火及小儿热惊、热疳之良药。外用能清火、杀皮肤寄生虫而止痒。尤以肝经实火、肝郁化火或惊风抽搐兼便秘者用之为佳，小儿疳积兼湿热者尤宜
功　效	泻下，清肝，杀虫
主治病证	热结便秘，肝经实火，肝热惊风；小儿疳积，虫积腹痛；癣疮（外用）
用法用量	内服：2 ～ 5g，入丸剂，不入汤剂，或研末装入胶囊服。外用：适量，研末干撒，或调敷
使用注意	本品苦寒通泻，故脾胃虚寒、食少便溏者及孕妇忌服

表 1-3-4　番泻叶

要　点	内　容
来　源	豆科植物狭叶番泻或尖叶番泻的干燥小叶
性味归经	甘、苦，寒。归大肠经
性能特点	本品苦寒清泄沉降，味甘质黏滑润。大量用（> 3g）既泻热通便，导水湿热毒外出，又行水而退水肿；少量用（< 3g）则助消化、消食积
功　效	泻热通便，消积健胃
主治病证	热结便秘、食积胀满、水肿胀满
用法用量	内服：煎汤或开水泡服，缓下，1.5 ～ 3g；攻下，5 ～ 10g。入汤剂后下
使用注意	本品攻下力猛，故妇女哺乳期、月经期及孕妇忌服。剂量过大，可致恶心、呕吐、腹痛等，故不宜过量服

第二节　润下药

表 1-3-5　火麻仁

要　点	内　容
来　源	桑科植物大麻的干燥成熟果实
性味归经	甘，平。归脾、大肠经
性能特点	本品甘平油润，香美可口。善润燥滑肠兼补虚，体虚肠燥者最宜
功　效	润肠通便
主治病证	老人、产妇及体虚之津枯肠燥便秘
用法用量	内服：煎汤，10 ～ 15g，生用打碎；或捣取汁煮粥，或入丸散。外用：适量，研末、熬油或煮汁涂洗

（续表 1-3-5）

要　点	内　容
使用注意	本品虽无毒，但超大量食入，也可引起中毒，症状为恶心、呕吐、腹泻、四肢麻木、失去定向力、抽搐、精神错乱、昏迷及瞳孔散大等

表 1-3-6　郁李仁

要　点	内　容
来　源	蔷薇科植物欧李、郁李或长柄扁桃的干燥成熟种子
性味归经	辛、苦、甘，平。归脾、大肠、小肠经
性能特点	本品辛散苦降，甘平质润，入脾与大肠、小肠经。治肠燥便秘，兼气滞者尤佳；治水肿胀满及脚气浮肿，兼二便不利者最宜
功　效	润肠通便，利水消肿
主治病证	肠燥便秘；水肿腹满，脚气浮肿
用法用量	内服：煎汤，5 ～ 12g，生用打碎；或入丸散
使用注意	本品滑肠，故孕妇慎服，大便不实者忌服

第三节　峻下逐水药

表 1-3-7　甘　遂

要　点	内　容
来　源	大戟科植物甘遂的干燥块根
性味归经	苦、甘，寒。有毒。归肺、肾、大肠经
性能特点	本品苦寒清泄沉降，毒大力强。既通利二便而泻水逐饮，又攻毒、消肿、散结，为治水肿、风痰癫痫及疮毒之猛药。“能行经隧之水湿”，服后常引起峻泻，使体内水饮得以排出
功　效	泻水逐饮，消肿散结
主治病证	身面浮肿，大腹水肿，胸胁停饮；风痰癫痫；痈肿疮毒
用法用量	①内服：宜入丸散，每次 0.5 ～ 1g。其泻下有效成分不溶于水，醋制可减低毒性 ②外用：生品适量，捣敷
使用注意	本品峻泻有毒，不能连续或过量服用。体弱者慎服，孕妇及虚寒阴水者忌服。对消化道有较强的刺激性，服后易致恶心呕吐、腹痛等副作用。为减轻反应，建议以枣汤送服或研末装胶囊吞服。反甘草，故不宜与之同用

表 1-3-8　巴　豆

要　点	内　容
来　源	大戟科植物巴豆的干燥成熟果实
性味归经	辛，热。有大毒。归胃、大肠、肺经
性能特点	本品辛热泻散，大毒峻猛。内服入胃与大肠经，善峻下寒积、逐水退肿；入肺经，

（续表 1-3-8）

要 点	内 容
性能特点	善祛痰利咽而治白喉，有斩关夺门之功。外用腐蚀力强而善蚀肉腐疮，喷撒于咽部而能除白喉伪膜，敷于恶疮而能溃脓、去腐肉
功 效	泻下冷积，逐水退肿，祛痰利咽，蚀疮去腐
主治病证	寒积便秘，腹满胀痛，小儿痰食积滞；寒实结胸，喉痹痰阻；大腹水肿；痈肿脓成未溃，恶疮烂肉，疥癣
用法用量	内服：入丸散或装胶囊，0.1～0.3g，不入汤剂。止泻必须炒炭服。外用：适量，研末敷。内服宜制成巴豆霜，以降低毒性
使用注意	本品辛热峻下有大毒，孕妇和体弱者忌服，为了避免堕胎或再伤脾胃。服巴豆时，不宜食热物，如开水、热粥等，以避免泻下加剧。服巴豆后泻下不止者，冷服黄连、黄柏煎成的汤，或食冷粥来缓解。畏牵牛子，二者不宜同用

表 1-3-9 京大戟

要 点	内 容
来 源	大戟科植物大戟的干燥根
性味归经	苦、辛，寒。有毒。归肺、肾、大肠经
功 效	泻水逐饮，消肿散结
主治病证	身面浮肿，大腹水肿，胸胁停饮；痈肿疮毒，瘰疬痰核
用法用量	①内服：汤剂，1.5～3g；散剂，0.5～1g ②外用：适量，研末调敷。内服宜醋制用，醋制可减低毒性
使用注意	本品峻泻有毒，体弱者慎服，孕妇及虚寒阴水者忌服。不能连续或过量服用。对消化道刺激性较强，服后易致恶心呕吐、腹痛等不良反应，为减轻反应，可用枣汤送服或研末装胶囊吞服。反甘草，不宜与之同用

表 1-3-10 红大戟

要 点	内 容
来 源	茜草科植物红大戟的干燥块根
性味归经	苦，寒。有小毒。归肺、肾、大肠经
功 效	泻水逐饮，消肿散结
主治病证	身面浮肿，大腹水肿，胸胁停饮；痈肿疮毒，瘰疬痰核
用法用量	①内服：煎汤，1. 5～3g；研末，0. 3～1g；或入丸散 ②外用：适量，捣敷，或煎汤洗
使用注意	本品峻泻有毒，故体虚者慎服，孕妇忌服

表 1-3-11 牵牛子

要 点	内 容
来 源	旋花科植物裂叶牵牛或圆叶牵牛的干燥成熟种子

（续表 1-3-11）

要　点	内　容
性味归经	苦，寒。有毒。归肺、肾、大肠经
性能特点	本品苦寒降泄，有毒力猛。既善通利二便，显泻下逐水与消痰涤饮之效，为治水肿、痰饮、便秘之猛药。为治食积、虫积之良药。少则动大便，多则下水饮，尤宜水肿、痰饮兼二便不利或积滞内停者
功　效	泻下，逐水，去积，杀虫
主治病证	水肿，鼓胀，痰饮喘满；大便秘结，食积停滞；虫积腹痛
用法用量	内服：汤剂，3～6g，打碎；散剂，每次 1.5～3g。生用或炒用，炒用药性较缓，副作用较小
使用注意	本品峻泻有毒，故孕妇忌服，体弱者慎服，不宜多服、久服。不宜与巴豆同用

表 1-3-12　芫　花

要　点	内　容
来　源	瑞香科植物芫花的干燥花蕾
性味归经	辛、苦，温。有毒。归肺、肾、大肠经
性能特点	本品苦能泄降，辛温行散，毒大而力强。“能直达水饮窠囊”，凡身面浮肿、大腹水肿及胸胁停饮正气未衰兼二便不利者皆可酌用，尤善除胸胁水饮。为治胸胁停饮、寒痰喘咳及顽癣秃疮之要药
功　效	泻水逐饮，祛痰止咳。外用杀虫疗疮
主治病证	身面浮肿，大腹水肿，胸胁停饮；寒痰咳喘；头疮，白秃，顽癣，冻疮
用法用量	内服：汤剂，1.5～3g；散剂，每次 0.5～1g。醋制能减低毒性。外用：适量，研末调敷
使用注意	本品峻泻有毒，故孕妇、体虚，或有溃疡病、严重心脏病、消化道出血者忌服，不宜连续或过量服用。反甘草，不宜与甘草同用

表 1-3-13　千金子

要　点	内　容
来　源	大戟科植物续随子的干燥成熟种子
性味归经	辛，温。有毒。归肝、肾、大肠经
性能特点	本品辛散温通，毒大峻下。既峻下而逐水退肿，又破血而通经消癥，为治水肿、闭经、癥瘕之猛药
功　效	泻水逐饮，破血消癥
主治病证	水肿，鼓胀；癥瘕，闭经；顽癣、赘疣，毒蛇咬伤
用法用量	内服：制霜后入丸散，0.5～1g，或装胶囊；选用肠溶胶囊，可减轻对胃的刺激。外用：适量，捣敷，或研末醋调敷
使用注意	本品辛温毒大，泻下力猛，故孕妇、体质虚弱，以及患严重消化道溃疡病、心脏病者忌服，不可连续或过量服用

第四章

祛风湿药

含义：凡以祛除风湿、解除痹痛为主要功效的药物，称为祛风湿药。

功效：本类药多辛散苦燥，具有祛除肌表、经络风湿的作用，有的还分别兼有散寒或清热、舒筋、通络、止痛、解表，以及补肝肾、强筋骨等作用。

适用范围：本类药主要适用于风湿痹痛、筋脉拘挛、麻木不仁、腰膝酸痛、下肢痿弱，或热痹关节红肿；兼治痹证兼肝肾不足、外感表证夹湿、头风头痛等。

使用注意：痹证多属慢性疾患，需较长时间的治疗，为服用方便，本类药可制成酒剂或丸散剂常服；本类药中的部分药物辛温香燥，易耗伤阴血，故阴亏血虚者应慎用。

表 1-4-1　独　活

要　点	内　容
来　源	伞形科植物重齿毛当归的干燥根
性味归经	辛、苦，微温。归肾、肝、膀胱经
性能特点	本品辛散苦燥，微温能通，药力较羌活为缓。作用偏里、偏下，主散在里伏风及寒湿而通利关节止痛，尤善治少阴伏风头痛及下半身风寒湿痹
功　效	祛风湿，止痛，解表
主治病证	风寒湿痹，腰膝酸痛；表证夹湿；少阴头痛，皮肤湿痒
配　伍	羌活配独活：两药相配，走里达表，散风寒湿、通痹止痛力强，治风湿痹痛无论在上、在下均可
使用注意	本品辛温苦燥，易伤气耗血，故素体阴虚血燥或气血亏虚，以及无风寒湿邪者慎服，肝风内动者忌服

表 1-4-2　威灵仙

要　点	内　容
来　源	毛茛科植物威灵仙、棉团铁线莲或东北铁线莲的干燥根及根茎
性味归经	辛、咸，温。归膀胱经
性能特点	本品辛散咸软温通，善走窜，力强效快。善祛风湿、通经络，兼消痰水或软坚。最宜风湿痹痛、拘挛麻木、屈伸不利兼寒者，并治痰饮积聚
功　效	祛风湿，通经络，消痰水，治骨鲠
主治病证	①风寒湿痹，肢体拘挛，瘫痪麻木 ②痰饮积聚，诸骨鲠喉
使用注意	本品性走窜，久服易伤正气，故体弱者慎服

表 1-4-3　防　己

要　点	内　容
来　源	防己科植物粉防己的干燥根。习称汉防己
性味归经	苦、辛，寒。归膀胱、肾、脾经
性能特点	本品苦泄降，辛行散，寒能清。祛风湿止痛力强，并能清热，治湿热痹痛尤佳。又清热利水，除下焦湿热，治湿热疮疹、脚气浮肿、水肿兼热可投
功　效	祛风湿，止痛，利水
主治病证	风湿痹痛，尤以热痹为佳；水肿，腹水，脚气浮肿，小便不利
使用注意	本品苦寒伤胃，故内服不宜量大，脾胃虚寒、食欲不振、阴虚及无湿热者忌服
附　注	广防己因可引起肾脏损害，已取消其药用标准

表 1-4-4　秦　艽

要　点	内　容
来　源	龙胆科植物秦艽、麻花秦艽、粗茎秦艽或小秦艽的干燥根
性味归经	苦、辛，微寒。归胃、肝、胆、大肠经
性能特点	本品苦泄辛散，微寒能清，平和不燥。治痹证通用，无论寒热新久虚实兼表与否皆可；治湿热黄疸兼风湿、虚热兼风或湿者均可酌情投用。药力平和，无燥烈伤阴耗气之弊
功　效	祛风湿，舒筋络，清虚热，利湿退黄
主治病证	风湿热痹，风寒湿痹，表证夹湿；骨蒸潮热；湿热黄疸
用法用量	内服：煎汤，5 ～ 10g；或入丸散。外用：适量，研末敷
使用注意	本品微寒而无补虚之功，故久病虚羸，溲多、便溏者慎服

表 1-4-5　徐长卿

要　点	内　容
来　源	萝藦科植物徐长卿的干燥根及根茎
性味归经	辛，温。归肝、胃经
性能特点	本品辛香行散温通，行散力强。善祛风通络、活血而止痛、止痒，治风痹窜痛或兼筋脉拘挛、风疹瘙痒，兼寒者尤佳。止痛力强，还治胃痛、牙痛、痛经、伤痛及蛇伤等
功　效	祛风止痛，活血通络，止痒，解蛇毒
主治病证	风湿痹痛，脘腹痛，牙痛，术后痛，癌肿痛；风疹，湿疹，顽癣；跌打肿痛；毒蛇咬伤
用法用量	内服：煎汤，3 ～ 10g，不宜久煎；散剂，1.5 ～ 3g；或浸酒。外用：适量，研末敷，或煎汤熏洗

第四章

表 1-4-6　木　瓜

要　点	内　容
来　源	蔷薇科植物贴梗海棠的干燥近成熟果实
性味归经	酸，温。归肝、脾经
性能特点	本品酸温祛邪扶正两相兼，舒筋祛湿生津而不燥不敛，酸生津而不敛湿邪，温化湿而不燥烈伤阴。治湿痹与脚气浮肿最宜，治吐泻转筋、血痹肢麻与津亏食少可投
功　效	舒筋活络，化湿和中，生津开胃
主治病证	风湿痹痛，筋脉拘挛，脚气肿痛；湿浊中阻所致的吐泻转筋；津亏食少（消化不良）证
使用注意	本品酸温，故阴虚腰膝酸痛及胃酸过多者忌服

表 1-4-7　桑寄生

要　点	内　容
来　源	桑寄生科植物桑寄生的干燥带叶茎枝
性味归经	苦、甘，平。归肝、肾经
性能特点	本品苦燥甘补，性平不偏。既长于养血而补肝肾、强筋骨、安胎元，又祛风湿，既善治血虚或肝肾亏虚兼风湿痹痛，又善治肝肾亏虚、冲任不固之胎漏、胎动不安
功　效	祛风湿，补肝肾，强筋骨，安胎
主治病证	风湿痹证，腰膝酸痛；肝肾虚损、冲任不固所致的胎漏，胎动不安
配　伍	桑寄生配独活：两药相配，既祛风寒湿，又能强腰膝，治风湿痹痛、腰膝酸软者可投
用法用量	内服：煎汤，10 ～ 20g；或入丸散，或浸酒

表 1-4-8　五加皮

要　点	内　容
来　源	五加科植物细柱五加的干燥根皮
性味归经	辛、苦、微甘，温。归肝、肾经
性能特点	本品辛散苦燥，微甘温补兼利。治痹痛、肢挛兼肝肾虚，或肝肾亏虚之腰膝酸软者宜用，治水肿、脚气浮肿皆可选。古有“宁得一把五加，不用金玉满车”之誉
功　效	祛风湿，补肝肾，强筋骨，利水
主治病证	风湿痹痛，四肢拘挛；肝肾不足所致的腰膝软弱、小儿行迟；水肿，脚气浮肿

表 1-4-9　蕲　蛇

要　点	内　容
来　源	蝰蛇科动物五步蛇（尖吻蝮蛇）除去内脏的干燥体

（续表 1-4-9）

要　点	内　容
性味归经	甘、咸，温。有毒。归肝经
性能特点	本品甘咸而温，搜剔走窜。内走脏腑，外达皮肤。既祛外风而通络止痒，又息内风而止痉定惊，重症、顽症每用，善治痹痛拘挛、中风半身不遂、口眼㖞斜、破伤风、惊风及麻风顽癣等
功　效	祛风通络，定惊止痉
主治病证	中风半身不遂，口眼㖞斜，肢体麻木；风湿痹痛，筋脉拘挛；破伤风，急慢惊风；麻风，顽癣，皮肤瘙痒
使用注意	本品性温，故阴虚血热者慎服

表 1-4-10　豨莶草

要　点	内　容
来　源	菊科植物豨莶、腺梗豨莶或毛梗豨莶的干燥地上部分
性味归经	苦、辛，寒。归肝、肾经
性能特点	本品药力平和。善祛筋骨间风湿而通络，治痹痛肢麻、中风不遂或脚弱无力，无论寒热皆宜，兼热或血压高者最佳。此外，治高血压肢麻者也可酌投
功　效	祛风湿，通经络，清热解毒，降血压
主治病证	中风手足不遂；风湿痹痛，肢体麻木；痈肿疮毒，湿疹瘙痒；高血压病
配　伍	豨莶草配臭梧桐：两药相配，既祛风湿、通经络，治风湿痹痛筋脉拘麻，又降血压，治高血压病。若为风湿痹痛肢麻兼高血压者用之最宜
用法用量	内服：煎汤，10 ～ 15g；或入丸散 外用：适量，捣敷。治风寒湿痹宜制用；治热痹、痈肿、湿疹宜生用
使用注意	生用或大剂量用易致呕吐，故内服不宜过量

表 1-4-11　络石藤

要　点	内　容
来　源	夹竹桃科植物络石的干燥带叶藤茎
性味归经	苦，微寒。归心、肝经
性能特点	本品苦微寒而清泄，善治热痹红肿或风寒湿痹有化热倾向者，又治喉痹及痈肿等
功　效	祛风通络，凉血消肿
主治病证	风湿痹痛，筋脉拘挛；喉痹，痈肿
用法用量	内服：煎汤，6 ～ 15g；入丸散、浸酒。外用：适量，捣敷，或绞汁涂
使用注意	本品苦而微寒，故阳虚畏寒、脾虚便溏者忌服

表 1-4-12　桑　枝

要　点	内　容
来　源	桑科植物桑的干燥嫩枝
性味归经	苦，平。归肝经
性能特点	善横走肢臂。治痹证或水肿，无论寒、热皆宜，肩臂痛或兼水肿者尤佳
功　效	祛风通络，利水
主治病证	风湿痹痛；水肿，脚气浮肿
用法用量	内服：煎汤，10 ～ 30g；或入丸散。外用：适量，煎汤熏洗

表 1-4-13　海风藤

要　点	内　容
来　源	胡椒科植物风藤的干燥藤茎
性味归经	辛、苦，微温。归肝经
性能特点	既祛风湿、通经络，又兼活血，走散力不及灵仙，治风寒湿痹最宜，疗伤肿瘀痛亦佳
功　效	祛风湿，通经络
主治病证	风湿痹痛，筋脉拘挛；跌打损伤，瘀血肿痛

表 1-4-14　川　乌

要　点	内　容
来　源	毛茛科植物乌头的干燥母根
性味归经	辛、苦，热。有大毒。归心、肝、肾、脾经
性能特点	本品辛苦燥散，热而温化，大毒力猛。药力峻猛，凡风寒湿或寒湿所致诸痛皆可投用，治寒痹、顽痹痛重者尤佳。并能麻醉止痛，用于局麻。为去其毒，宜先下久煎
功　效	祛风除湿，散寒止痛
主治病证	风寒湿痹，寒湿头痛，心腹冷痛，寒疝腹痛；局部麻醉（外用）
用法用量	内服：煎汤，1.5 ～ 3g；或入丸散。宜炮制后用（三生饮除外）。入汤剂应先煎 30 ～ 60 分钟，以减低毒性
使用注意	本品性热有毒，故孕妇忌服，不宜过量或久服。反半夏、全瓜蒌、瓜蒌子、瓜蒌皮、天花粉、浙贝母、川贝母、白及、白蔹，畏犀角，均不宜同用。酒浸毒性强，故不宜浸酒饮用

表 1-4-15　雷公藤

要　点	内　容
来　源	卫矛科植物雷公藤干燥根的木质部。也有用带皮干燥根者

（续表 1-4-15）

要　点	内　容
性味归经	苦、辛，凉。有大毒。归心、肝经
性能特点	本品毒大峻猛，多用于风湿顽痹、疮肿、麻风及顽癣等沉疴痼疾，内服宜慎
功　效	祛风除湿，活血通络，消肿止痛，杀虫解毒
主治病证	风湿顽痹，拘挛疼痛；疔疮肿毒，腰带疮，湿疹，麻风，疥癣
用法用量	内服：煎汤，木质部 10 ～ 25g，带皮根 10 ～ 12g，文火煎 1 ～ 2 小时；制粉或胶囊，每次 0.5 ～ 1.5g。外用：适量，研粉或鲜品捣敷；或制成酊剂及软膏用
使用注意	本品毒剧，故内服宜慎，孕妇忌服，患有心、肝、肾器质性病变或白细胞减少症者慎服；外敷不可超过半小时，否则起疱。带皮者毒剧，用时宜去皮

表 1-4-16　香加皮

要　点	内　容
来　源	萝藦科植物杠柳的干燥根皮
性味归经	辛、苦，温。有毒。归肝、肾、心经
性能特点	本品辛散苦燥温通，有毒，药力较强。善祛风湿、强筋骨，治风寒湿痹痛兼水肿，治心衰性水肿效佳
功　效	祛风湿，强筋骨，利水消肿
主治病证	风寒湿痹，腰膝酸软；水肿（尤宜心衰性水肿），小便不利

表 1-4-17　千年健

要　点	内　容
来　源	天南星科植物千年健的干燥根茎
性味归经	苦、辛，温。归肝、肾经
性能特点	本品苦燥辛散，温通兼补，入肝、肾经。为治风湿痹痛兼肝肾亏虚之要药。多入药酒，尤宜老人
功　效	祛风湿，强筋骨
主治病证	风寒湿痹，腰膝冷痛，下肢拘挛麻木

表 1-4-18　臭梧桐

要　点	内　容
来　源	马鞭草科植物海州常山的干燥嫩枝及叶
性味归经	辛、苦，凉。归肝经
性能特点	治痹痛肢麻、半身不遂常用；能降压，治高血压兼肢体麻木者可投
功　效	祛风湿，通经络，降血压
主治病证	肢体麻木，半身不遂；风湿痹痛；湿疹瘙痒（外洗）；高血压病

第四章

（续表 1-4-18）

要　点	内　容
用　法	用于降血压，不宜久煎
使用注意	内服不宜过量，无风湿者慎服

表 1-4-19　青风藤

要　点	内　容
来　源	防己科植物青藤及毛青藤的干燥藤茎
性味归经	苦、辛，平。归肝、脾经
性能特点	祛风湿、通经络力虽较威灵仙弱，但长于利尿，治痹痛拘挛或脚气浮肿无论寒热皆宜
功　效	祛风湿，通经络，利小便
主治病证	风湿痹痛，关节肿胀，拘挛麻木；脚气浮肿

表 1-4-20　丝瓜络

要　点	内　容
来　源	葫芦科植物丝瓜干燥成熟果实的维管束
性味归经	甘，平。归肺、胃、肝经
性能特点	本品甘解力缓，属络能通，平而偏凉。治痹证不论寒热皆宜，治胸胁痛无论风湿还是肝郁或痰浊所致者皆可，兼热而不盛者尤佳。总因药力平和，故用量宜大，且多做辅助品用
功　效	祛风通络，化痰解毒
主治病证	风湿痹痛，拘挛麻木；咳嗽胸痛，胸痹疼痛，肝郁胸胁胀痛；乳痈肿痛，疮肿
用法用量	内服：煎汤，6 ～ 10g；大剂量可用至 60g。外用：适量，煅后研末调敷

表 1-4-21　伸筋草

要　点	内　容
来　源	石松科植物石松的干燥全草
性味归经	苦、辛，温。归肝经
功　效	祛风除湿，舒筋通络，活血消肿
主治病证	风湿痹痛，关节酸痛，屈伸不利；跌打损伤
使用注意	本品能舒筋活血，故孕妇及月经过多者慎服

表 1-4-22　鹿衔草

要　点	内　容
来　源	鹿蹄草科植物鹿蹄草或普通鹿蹄草的干燥全草

（续表 1-4-22）

要　点	内　容
性味归经	苦、甘，温。归肝、肾、肺经
功　效	祛风湿，强筋骨，调经止血，补肺止咳
主治病证	风湿痹痛，腰膝酸软；崩漏经多，白带不止；肺虚久咳，肺痨咳血；劳伤吐血，外伤出血

表 1-4-23　乌梢蛇

要　点	内　容
来　源	游蛇科动物乌梢蛇除去内脏的干燥体
性味归经	甘，平。归肝经
性能特点	本品甘平无毒力缓，虫类搜剔走窜。药力较缓，内走脏腑，外达皮肤。凡患风疾，无论内风、外风，还是外风诱发内风所致的病症均可选用，为治痹痛、中风、惊风与疹痒所常用
功　效	祛风通络，定惊止痉
主治病证	风湿痹痛，筋脉拘挛；破伤风，急慢惊风；中风半身不遂，口眼㖞斜，肢体麻木；麻风，顽癣，皮肤瘙痒
用法用量	内服：煎汤，9～12g；研末，每次2～3g；或泡酒

表 1-4-24　路路通

要　点	内　容
来　源	金缕梅科植物枫香树的干燥成熟果序
性味归经	辛、苦，平。归肝、胃、膀胱经
功　效	祛风活络，利水，通经下乳，止痒
主治病证	风湿痹痛，肢麻拘挛，跌打损伤；闭经，乳房胀痛，乳汁不下；水肿，小便不利；风疹瘙痒
用法用量	内服：煎汤，5～10g；或入丸散。外用：适量，研末撒。也可烧烟嗅气
使用注意	本品能通经下乳，故孕妇及月经过多者慎服

表 1-4-25　穿山龙

要　点	内　容
来　源	薯蓣科植物穿龙薯蓣的干燥根茎
性味归经	苦、辛，平。归肝、肺经
性能特点	善舒筋，力较强，顽痹、久痹多用，兼伤肿或咳嗽痰多者尤宜
功　效	祛风除湿，活血通络，化痰止咳
主治病证	风湿痹痛，跌打伤肿；咳嗽痰多；闭经，疮肿
使用注意	本品活血通经，故妇女月经期及妊娠期慎服

第四章

第五章

芳香化湿药

含义：凡气味芳香，以化湿运脾为主要功效的药物，称为芳香化湿药。

功效：本类药多辛香温燥，主入脾、胃经，功能化湿醒脾或燥湿运脾，兼解暑发表。

适用范围：本类药主要适用于脾为湿困，运化失职而致的脘腹痞满、呕吐泛酸、大便溏泻、食少倦怠、舌苔白腻，或湿热困脾之口甘多涎，以及湿温、暑湿，兼治阴寒闭暑等。

使用注意：本类药多辛香温燥，易耗气伤阴，故阴虚血燥、气虚者慎用；又因其气味芳香，大多含挥发油，故入汤剂不宜久煎，以免降低疗效。

表 1-5-1　苍　术

要　点	内　容
来　源	菊科植物茅苍术或北苍术的干燥根茎
性味归经	辛、苦，温。归脾、胃经
性能特点	本品苦燥辛散，芳香温化。入脾、胃经。能燥湿健脾，为治湿阻中焦证之要药，寒湿困脾者尤宜；走四肢肌表，祛寒湿而除痹、发表，为治风寒湿痹及表证夹湿所常用
功　效	燥湿健脾，祛风湿，发汗，明目
主治病证	湿阻中焦证，痰饮，水肿；湿盛脚气、痿证；风寒湿痹，表证夹湿；夜盲，眼目昏涩
配　伍	苍术配厚朴、陈皮：三药相配，温燥除湿力强，且善行气，故寒湿中阻、脾胃气滞者尤宜
用法用量	内服：煎汤，3 ～ 10g；或入丸散。外用：适量，烧烟熏。炒用燥性减缓
使用注意	本品辛苦温燥，故阴虚内热、气虚多汗者忌服

表 1-5-2　厚　朴

要　点	内　容
来　源	木兰科植物厚朴、凹叶厚朴的干燥干皮、根皮及枝皮
性味归经	苦、辛，温。归脾、胃、肺、大肠经
性能特点	本品苦燥泄降，辛散温通。入脾、胃、大肠经。为治湿阻、食积、气滞所致脘腹胀满之要药。入肺经，能降气、除痰湿而平喘，为治咳喘痰多所常用
功　效	燥湿，行气，消积，平喘
主治病证	湿阻中焦、脾胃气滞之脘腹胀满；食积或便秘脘腹胀满；咳喘痰多

（续表 1-5-2）

要　点	内　容
配　伍	厚朴配枳实：燥湿、消积、行气之力均强，主治湿浊中阻，或食积停滞或脾胃气滞所致脘腹胀满，以及痰浊阻肺之喘咳、胸满
使用注意	本品苦降下气，辛温燥烈，故体虚者及孕妇慎服

表 1-5-3　广藿香

要　点	内　容
来　源	唇形科植物广藿香的干燥地上部分
性味归经	辛，微温。归脾、胃、肺经
性能特点	内化中焦湿浊而醒脾、止呕，外散肌表风寒而发表解暑。善治湿阻中焦、恶心呕吐，兼风寒袭表者尤佳
功　效	化湿，止呕，发表解暑
主治病证	湿阻中焦证；阴寒闭暑，暑湿证，湿温初起；呕吐，尤宜湿浊中阻者
配　伍	广藿香配佩兰：两药相配，尤善化湿和中、解暑、发表。凡湿浊中阻，无论兼寒兼热，也无论有无表证，均可投用
用法用量	内服：煎汤，3 ～ 10g，鲜品加倍，不宜久煎；或入丸散，或泡茶饮
使用注意	本品芳香温散，有伤阴助火之虞，故阴虚火旺者忌服

表 1-5-4　砂　仁

要　点	内　容
来　源	姜科植物阳春砂、绿壳砂或海南砂的干燥成熟果实
性味归经	辛，温。归脾、胃经
性能特点	本品辛能行散，芳香温化。既化湿醒脾，又行气、温中、止泻、安胎，治湿阻中焦、脾胃气滞、寒湿泄泻、胎动不安诸证；寒湿阻滞、气机不畅者尤宜
功　效	化湿行气，温中止泻，安胎
主治病证	湿阻中焦证；脾胃气滞证；脾胃虚寒之吐泻；妊娠恶阻，气滞之胎动不安
配　伍	砂仁配木香：两药相配，化湿、理气、调中止痛力胜，凡湿滞、食积，或夹寒所致脘腹胀痛皆可投用。兼脾虚者，又当配伍健脾之品
用法用量	内服：煎汤，3 ～ 6g，打碎后下；或入丸散
使用注意	本品辛香温燥，故阴虚火旺者慎服

表 1-5-5　白豆蔻

要　点	内　容
来　源	姜科植物白豆蔻或爪哇白豆蔻的干燥成熟果实。又名豆蔻
性味归经	辛，温。归肺、脾、胃经

（续表 1-5-5）

要　点	内　容
性能特点	本品辛能行散，芳香温化。善醒脾化湿、行气、温中，理中上焦气机而止呕、宽胸。治湿阻中焦、脾胃气滞、胃寒呕吐常用，疗湿阻胸闷可投
功　效	化湿行气，温中止呕
主治病证	湿阻中焦证、脾胃气滞证、胃寒呕吐
用法用量	内服：煎汤，3 ～ 6g，打碎后下；或入丸散
使用注意	本品辛香温燥，故火升作呕者忌服

表 1-5-6　佩　兰

要　点	内　容
来　源	菊科植物佩兰的地上部分
性味归经	辛，平。归脾、胃、肺经
性能特点	为治湿热脾瘅口甜腻或口臭多涎之良药
功　效	化湿，解暑
主治病证	湿阻中焦证、湿热困脾、暑湿及湿温初起
用法用量	内服：煎汤，3 ～ 10g，鲜品加倍；或入丸散。外用：适量，装香囊佩戴
使用注意	本品芳香、辛散，故阴虚血燥、气虚者慎服

表 1-5-7　草豆蔻

要　点	内　容
来　源	姜科植物草豆蔻的干燥近成熟的种子
性味归经	辛，温。归脾、胃经
功　效	燥湿行气，温中止呕
主治病证	寒湿中阻之胀满疼痛；寒湿中阻之呕吐、泄泻
用法用量	内服：煎汤，3 ～ 6g，打碎后下；或入丸散
使用注意	本品辛香温燥，故阴虚火旺者忌服

表 1-5-8　草　果

要　点	内　容
来　源	姜科植物草果的干燥成熟果实
性味归经	辛，温。归脾、胃经
性能特点	凡寒湿阻滞脾胃及湿浊瘴气所致的疟疾等病证，皆可酌选
功　效	燥湿温中，除痰截疟
主治病证	寒湿中阻证、寒湿偏盛之疟疾
用法用量	内服：煎汤，3 ～ 6g，打碎；或入丸散
使用注意	本品温燥伤津，故阴虚火旺者忌服

第六章

利水渗湿药

含义：凡以通利水道、渗湿利水为主要功效的药物，称为利水渗湿药。

功效：本类药味多甘淡或苦，性多寒凉或平，多入膀胱、脾及小肠经，功能利水消肿、利尿通淋、利湿退黄。

适用范围：本类药主要适用于小便不利、水肿、淋浊、黄疸、水泻、带下、湿疮、痰饮等水湿内盛之病症。

使用注意：本类药易耗伤津液，阴虚津伤者宜慎用。

表 1-6-1　茯　苓

要　点	内　容
来　源	多孔菌科真菌茯苓的干燥菌核
性味归经	甘、淡，平。归脾、心、肾经
性能特点	本品甘淡渗利兼补，善渗湿利水而消水饮，健脾而促进水湿运化；又入心经，善宁心而安神，治水气凌心者为宜。凡水湿、停饮，无论寒热或是否兼有脾虚皆宜，脾虚水肿或湿盛者尤佳
功　效	利水渗湿，健脾，安神
主治病证	小便不利，水肿，痰饮；脾虚证，兼便溏或泄泻者尤佳；心悸，失眠
配　伍	茯苓配白术：两药相配，既利水渗湿力强，又健脾燥湿，善治脾虚水湿内盛者，兼治妊娠胎动不安或兼浮肿者
用法用量	内服：煎汤，10 ～ 15g；或入丸散。既往安神常以朱砂拌用，今则极少用
使用注意	本品甘淡渗利，故阴虚而无湿热、虚寒滑精、气虚下陷者慎服

表 1-6-2　薏苡仁

要　点	内　容
来　源	禾本科植物薏苡的干燥成熟种仁
性味归经	甘、淡，微寒。归脾、胃、肺经
性能特点	本品甘淡渗利兼补，微寒能清，利水而不伤正、健脾而不滋腻。生用甘淡微寒，渗利清补，既能清利湿热、除痹排脓，又略兼健脾，湿热或又兼脾虚者宜用。炒用性平，甘淡渗利而兼补，健脾渗湿止泻，脾虚湿盛无热或热不盛者宜用
功　效	利水渗湿，健脾止泻，除痹，清热排脓
主治病证	小便不利、水肿、脚气肿痛；湿温病邪在气分；脾虚泄泻；湿痹筋脉拘挛；肺痈，肠痈

（续表 1-6-2）

要　点	内　容
用法用量	内服：煎汤，9 ～ 30g；亦可作羹，煮粥饭食，或入丸散。清利湿热、除痹排脓宜生用，健脾止泻宜炒用
使用注意	本品力缓，宜多服久服。脾虚无湿，大便燥结及孕妇慎服

表 1-6-3　泽　泻

要　点	内　容
来　源	泽泻科植物泽泻的干燥块茎
性味归经	甘、淡，寒。归膀胱、肾经
性能特点	本品甘寒渗利清泄。既利水渗湿，又清泻肾（相）火与膀胱之热，故下焦湿热、痰饮及相火妄动之证皆可选用
功　效	利水渗湿，泄热
主治病证	小便不利，水肿，淋浊，带下；湿盛泄泻，痰饮
使用注意	肾虚精滑无湿热者禁服

表 1-6-4　车前子

要　点	内　容
来　源	车前科植物车前或平车前的干燥成熟种子
性味归经	甘，寒。归肾、肝、肺经
性能特点	本品甘寒质滑清利，入肾经，既利水清热而通淋，又实大便而止泻，治下焦湿热、水肿有热及暑湿水泻；入肝经，清泻肝火而明目，治肝热目赤；入肺经，清肺化痰而止咳，治痰热咳嗽。故凡湿热、肝热、痰热所致病证均可选用
功　效	利水通淋，渗湿止泻，明目，清肺化痰
主治病证	湿热淋证，小便不利，水肿兼热；暑湿水泻；肝热目赤肿痛，肝肾亏虚之目暗不明（配补肝肾药）；肺热咳嗽痰多
用法用量	内服：煎汤，5 ～ 15g，布包；或入丸散
使用注意	本品甘寒滑利，故阳气下陷、肾虚遗精及内无湿热者禁服

表 1-6-5　滑　石

要　点	内　容
来　源	硅酸盐类矿物滑石族滑石，主含含水硅酸镁
性味归经	甘、淡，寒。归膀胱、肺、胃经
性能特点	本品甘淡寒清滑利。内服清利，既清膀胱湿热而利尿通淋，为治湿热淋痛之良药，又清解暑热，为治暑湿、湿温之佳品。外用清敛，能清热、收湿敛疮，治湿疮、湿疹常用

（续表 1-6-5）

要　点	内　容
功　效	利尿通淋，清解暑热；外用清热收湿敛疮
主治病证	湿热淋证，小便不利；湿疮，湿疹，痱子；暑热烦渴，湿温胸闷，湿热泄泻
配　伍	滑石配生甘草：两药相配，既清解暑热，又利水而不伤津，主治暑湿身热烦渴
用法用量	内服：煎汤，10 ～ 20g，块状者宜打碎先下，细粉者宜布包；或入丸散。外用：适量，研细粉外敷
使用注意	本品寒滑清利，故脾气虚、精滑及热病伤津者忌服

表 1-6-6　木　通

要　点	内　容
来　源	木通科植物木通、三叶木通或白木通的干燥藤茎
性味归经	苦，寒。归心、小肠、膀胱经
性能特点	本品苦寒清降通利。既清心与小肠火，又清利膀胱湿热而通淋、导热下行；还能通经下乳。既为治心火、湿热淋痛之要药，又为治乳汁不下及湿热痹痛之佳品
功　效	利水通淋，泄热，通经下乳
主治病证	湿热淋痛，水肿尿少；心火上炎或下移小肠之口舌生疮、心烦尿赤；产后乳汁不通或乳少；湿热痹痛
使用注意	本品苦寒泄降通经，故脾胃虚寒者慎服，孕妇忌服

表 1-6-7　金钱草

要　点	内　容
来　源	报春花科植物过路黄的干燥全草
性味归经	甘、咸，微寒。归肝、胆、肾、膀胱经
性能特点	本品甘淡渗利，咸软入肾，微寒能清。清利肝胆而退黄、排石；入肾与膀胱经，清热利尿而善通淋、排石；还能清热解毒而消肿疗疮。为治湿热黄疸、肝胆结石、石淋之佳品。还能清热解毒而消肿，为治疮肿、蛇伤所常用
功　效	利水通淋，除湿退黄，解毒消肿
主治病证	热淋，石淋；湿热黄疸，肝胆结石；热毒疮肿，毒蛇咬伤
用法用量	内服：煎汤，15 ～ 60g，鲜者加倍；或入丸散。外用：适量，捣敷。治热毒痈疮或毒蛇咬伤，可取鲜品捣汁服，以渣外敷
使用注意	本品微寒，故脾胃虚寒者慎服。外用鲜品熏洗，有引起接触性皮炎的报道

表 1-6-8　茵　陈

要　点	内　容
来　源	菊科植物茵陈蒿或滨蒿的干燥地上部分

（续表 1-6-8）

要　点	内　容
性味归经	苦，微寒。归脾、胃、肝、胆经
性能特点	本品苦微寒清利，气清香疏理。善清利湿热而退黄，为治黄疸之要药，无论阳黄、阴黄皆宜。兼止痒，治湿疮、湿疹瘙痒
功　效	清热利湿，退黄
主治病证	黄疸；湿疮，湿疹瘙痒
使用注意	本品微寒苦泄，故脾胃虚寒者慎服

表 1-6-9　猪　苓

要　点	内　容
来　源	多孔菌科真菌猪苓的干燥菌核
性味归经	甘、淡，平。归肾、膀胱经
性能特点	本品功专渗利水湿而力强，为治水湿内停之要药，水湿内停无论兼寒兼热皆宜
功　效	利水渗湿
主治病证	小便不利，水肿，淋浊，带下；湿盛泄泻
用法用量	内服：煎汤，5 ～ 12g；或入丸散
使用注意	本品甘淡渗利，有伤阴之虞，故水肿兼阴虚者不宜单用

表 1-6-10　通　草

要　点	内　容
来　源	五加科植物通脱木的干燥茎髓
性味归经	甘、淡，微寒。归肺、胃经
性能特点	本品甘淡渗利，微寒能清，入肺、胃经。既利水清热，治热淋、湿温及水肿尿少，又通气下乳，治乳汁不下等证
功　效	利水清热，通气下乳
主治病证	湿热淋证；湿温证，水肿尿少；产后乳汁不下
使用注意	本品甘淡渗利，故气阴两虚者、孕妇慎服

表 1-6-11　萆　薢

要　点	内　容
来　源	薯蓣科植物粉背薯蓣、绵萆薢或福州薯蓣的干燥根茎。前者习称粉萆薢，后两种习称绵萆薢
性味归经	苦，平。归肝、胃、膀胱经
性能特点	本品苦能泄降，平而不偏，入肝、胃与膀胱经。既为治膏淋、白浊及湿盛带下之要药，又为治风湿痹痛之佳品

（续表 1-6-11）

要　点	内　容
功　效	利湿浊，祛风湿
主治病证	膏淋，白浊；湿盛带下；风湿痹痛
使用注意	本品味苦泄降，故肾虚阴亏者慎服

表 1-6-12　石　韦

要　点	内　容
来　源	水龙骨科植物庐山石韦、石韦或有柄石韦的干燥叶
性味归经	苦、甘，微寒。归肺、膀胱经
性能特点	本品下利膀胱而通淋、止血、排石；上清肺热而止咳。血淋、尿血最宜，热淋、石淋亦佳，肺热咳喘可投
功　效	利尿通淋，凉血止血，清肺止咳
主治病证	血淋，热淋，石淋；肺热咳喘；血热之崩漏、尿血、吐血、衄血
用法用量	内服：煎汤，5 ～ 12g；或入丸散。外用：适量，研末涂敷
使用注意	本品苦寒清泄，故阴虚及无湿热者禁服

表 1-6-13　海金沙

要　点	内　容
来　源	海金沙科植物海金沙的干燥成熟孢子
性味归经	甘、淡，寒。归膀胱、小肠经
性能特点	本品善通淋、止痛，并兼排石，为治淋证涩痛之要药，治血淋、石淋常用，兼尿道涩痛者尤佳
功　效	利尿通淋，止痛
主治病证	热淋，血淋，石淋，膏淋；水肿
用法用量	内服：煎汤，5 ～ 15g，布包；或研末，每次 2 ～ 3g
使用注意	本品甘淡渗利，故阴虚者慎服

表 1-6-14　瞿　麦

要　点	内　容
来　源	石竹科植物瞿麦或石竹的干燥地上部分
性味归经	苦，寒。归心、小肠、膀胱经
性能特点	本品苦寒清泄通利，入心、小肠、膀胱经。善清利膀胱以通淋，治湿热淋痛常用；能破血通经，治瘀血闭经可投
功　效	利尿通淋，破血通经
主治病证	热淋，血淋，石淋；瘀血闭经

第六章

（续表 1-6-14）

要　点	内　容
用法用量	内服：煎汤，5 ～ 15g；或入丸散。外用：适量，煎汤洗或研末撒
使用注意	本品苦寒通利，故孕妇忌服，妇女经期慎服

表 1-6-15　萹　蓄

要　点	内　容
来　源	蓼科植物萹蓄的干燥地上部分
性味归经	苦，微寒。归膀胱经
功　效	利尿通淋，杀虫止痒
主治病证	热淋涩痛；蛔虫病，蛲虫病；湿疹，阴痒
使用注意	本品苦微寒而泄降清利，能缓通大便，故脾虚便溏者慎服

表 1-6-16　地肤子

要　点	内　容
来　源	藜科植物地肤的干燥成熟果实
性味归经	甘、苦、辛，寒。归肾、膀胱经
功　效	利尿通淋，祛风止痒
主治病证	热淋；风疹，湿疹，阴痒，湿疮
用法用量	内服：煎汤，9 ～ 15g；或入丸散。外用：适量，煎汤熏洗，或研末敷
使用注意	本品苦寒清利，故内无湿热，小便过多者忌服

表 1-6-17　灯心草

要　点	内　容
来　源	灯心草科植物灯心草的干燥茎髓
性味归经	甘、淡，微寒。归心、肺、小肠经
性能特点	既清利湿热而通淋，又清心与小肠火而除烦。常用于治热淋、口疮及心烦失眠
功　效	利尿通淋，清心除烦
主治病证	热淋；心烦失眠，小儿夜啼，口舌生疮
用法用量	内服：煎汤，1 ～ 3g；或入丸散。外用：适量，煅存性研末调敷，或用于灯火灸
使用注意	本品甘寒清利，故下焦虚寒、小便失禁者忌服

表 1-6-18　冬葵子

要　点	内　容
来　源	锦葵科植物冬葵的干燥成熟果实，又名冬葵果
性味归经	甘，寒。归大肠、小肠、膀胱经

（续表 1-6-18）

要　点	内　容
功　效	利水通淋，下乳，润肠通便
主治病证	湿热淋证，水肿；乳汁不下，乳房胀痛；肠燥便秘
使用注意	本品甘寒滑利，故孕妇及脾虚便溏者慎服

表 1-6-19　广金钱草

要　点	内　容
来　源	豆科植物广金钱草的干燥地上部分
性味归经	甘、淡，凉。归肝、肾、膀胱经
性能特点	本品善清热利尿而通淋、清利湿热而退黄，治淋证、水肿与黄疸可选，治石淋尤佳
功　效	清热除湿，利尿通淋，退黄
主治病证	石淋，热淋；水肿尿少；黄疸尿赤
用法用量	内服：煎汤，15 ～ 30g，鲜品 30 ～ 60g；或入丸散

表 1-6-20　连钱草

要　点	内　容
来　源	唇形科植物活血丹的干燥地上部分
性味归经	辛、微苦，微寒。归肝、肾、膀胱经
性能特点	本品既清利湿热而通淋、退黄，治石淋最宜，治黄疸可选，又清热解毒而疗疮肿，散瘀消肿而治伤痛
功　效	利湿通淋，清热解毒，散瘀消肿
主治病证	石淋，热淋；湿热黄疸；疮痈肿痛，跌打损伤
用法用量	内服：煎汤，10 ～ 15g，鲜品 30 ～ 60g；或浸酒、绞汁。外用：适量，鲜品捣敷，或绞汁涂

第七章

温里药

含义：凡药性温热，以温里散寒为主要功效的药物，称为温里药。

功效：本类药性温热，味多辛，或兼苦，或兼甘，主入脾、胃、肾、心经，兼入肝、肺经，主能温里散寒、温经止痛、补火助阳或回阳救逆，兼能化痰、燥湿、杀虫、止呃。

适用范围：本类药主要适用于里寒证，包括中焦寒证、心肾阳衰之亡阳证、肾阳虚证、寒滞肝脉之疝痛、风寒湿痹、经寒痛经等。兼治寒饮咳喘、虫积腹痛等。

使用注意：本类药多辛热燥烈，易助火、伤津，故热证、阴虚证及孕妇忌用或慎用。

表 1-7-1 附 子

要 点	内 容
来 源	毛茛科植物乌头子根的加工品
性味归经	辛，大热。有毒。归心、肾、脾经
性能特点	本品辛热纯阳，有毒力猛，入心、肾、脾经。上助心阳、中温脾阳、下壮肾阳，为补火助阳、回阳救逆之要药，每用于治亡阳及阳虚诸证。又辛热走散，为散阴寒、除风湿、止疼痛之猛药，常用于治寒湿诸痛
功 效	回阳救逆，补火助阳，散寒止痛
主治病证	亡阳欲脱；肾阳不足、命门火衰之畏寒肢冷、阳痿、宫冷、尿频；脾肾阳虚之脘腹冷痛、泄泻、水肿；心阳虚衰之心悸、胸痹；寒湿痹痛，阳虚外感
配 伍	附子配干姜：两药相配，回阳救逆及温中之力大增，治亡阳证及中焦寒证效佳 附子配细辛、麻黄：三药相配，善补阳发表散寒，治阳虚外感风寒功著
用法用量	内服：煎汤，3 ～ 15g，先煎 30 ～ 60 分钟，以减弱其毒性；或入丸散
使用注意	本品辛热有毒，故孕妇忌服。不宜与半夏、瓜蒌、天花粉、浙贝母、川贝母、白及、白蔹同用

表 1-7-2 干 姜

要 点	内 容
来 源	姜科植物姜的干燥根茎
性味归经	辛，热。归脾、胃、心、肺经
性能特点	本品辛热温散。既祛脾胃寒邪，又助脾胃阳气，为温中祛寒之要药，无论实寒、虚寒证皆宜。入心经，能回阳通脉，常辅助附子以回阳救逆，治亡阳欲脱。入肺经，能温肺化饮，治寒饮咳喘常投

（续表 1-7-2）

要　点	内　容
功　效	温中，回阳，温肺化饮
主治病证	脾胃受寒或虚寒所致腹痛、呕吐、泄泻；亡阳欲脱；寒饮咳喘
使用注意	本品燥热助火，故孕妇慎服

表 1-7-3　肉　桂

要　点	内　容
来　源	樟科植物肉桂的干燥树皮
性味归经	辛、甘，热。归肾、脾、心、肝经
性能特点	本品入肾经，缓补肾阳而补火助阳或引火归元。入肝、心、脾经，消沉寒痼冷而散寒止痛；温通经脉而活血散瘀。助阳不及附子，回阳救逆一般不用。长于益阳消阴、缓补肾阳与引火归元，亦为补火助阳之要药；又入血分，善温通经脉，改善微循环，血瘀有寒者宜用
功　效	补火助阳，引火归元，散寒止痛，温通经脉
主治病证	下元虚冷、虚阳上浮所致上热下寒证；肾阳不足、命门火衰所致阳痿、宫冷、畏寒肢冷；经寒血滞所致痛经、闭经，寒疝腹痛，寒湿痹痛，腰痛；阳虚中寒所致脘腹冷痛、食少便溏；阴疽，痈肿脓成不溃或久溃不敛
配　伍	肉桂配附子：两药相配，补火助阳、散寒止痛力强，治肾阳虚衰、脾肾阳衰及里寒重症可用
用法用量	内服：煎汤，1 ～ 5g，后下；研末，每次 1 ～ 2g；或入丸散。采自粗枝条或幼树干皮者称官桂，作用较弱，用量可适当增加
使用注意	本品辛热助火动血，故孕妇及里有实热、血热妄行者忌服，阴虚火旺者不宜单用。畏赤石脂

表 1-7-4　吴茱萸

要　点	内　容
来　源	芸香科植物吴茱萸、石虎或疏毛吴茱萸的将近成熟的干燥果实
性味归经	辛、苦，热。有小毒。归肝、脾、胃、肾经
性能特点	本品辛热香散，苦降而燥，有小毒，力较强。善疏肝降厥阴上逆之寒气、暖肝散寒、温阳燥湿、和肝胃而制酸、止痛、止呃；并兼杀虫。外用既燥湿杀虫而止痒，又引火、引血下行而降血压。善治肝寒气逆（滞）夹湿兼阳虚诸证
功　效	散寒止痛，疏肝下气，燥湿止泻
主治病证	中寒肝逆之头痛、吐涎沫；寒湿脚气肿痛，或上冲入腹之腹胀、困闷欲死；寒疝腹痛，经寒痛经；呕吐吞酸；虚寒腹痛泄泻
配　伍	吴茱萸配补骨脂、五味子、肉豆蔻：四药相配，既温补脾肾之阳，又涩肠止泻，还散寒燥湿和中，治脾肾阳虚之久泻每用
用法用量	内服：煎汤，2 ～ 5g；或入丸散。外用：适量，研末调敷

表 1-7-5　花　椒

要　点	内　容
来　源	芸香科植物花椒或青椒的干燥成熟果皮
性味归经	辛，热。有小毒。归脾、胃、肾经
功　效	温中止痛，杀虫止痒
主治病证	脘腹冷痛、中寒呕吐、泄泻；虫积腹痛，蛔虫、蛲虫所致者尤宜；湿疹，阴痒
用法用量	内服：煎汤，2 ～ 6g；或入丸散。外用：适量，煎汤熏洗，或含漱，或研末调敷

表 1-7-6　丁　香

要　点	内　容
来　源	桃金娘科植物丁香的干燥花蕾
性味归经	辛，温。归脾、胃、肾经
性能特点	本品辛香温散沉降，药力较强。入脾、胃经，善温中降逆，治中寒呃逆；入肾经，能温肾助阳，治肾阳虚诸证。脾肾虚寒呃逆用之更佳
功　效	温中降逆，温肾助阳
主治病证	中寒呃逆、呕吐、泄泻，脘腹冷痛；肾阳虚之阳痿、宫冷
配　伍	丁香配柿蒂：两药相配，既温中散寒，又降气止呃，治虚寒呕吐、呃逆效著
用法用量	内服：煎汤，1 ～ 3g；或入丸散。外用：适量，研末敷，或煎汤熏洗，或浸酒外涂
使用注意	本品辛温香燥，易伤阴助火，故热证及阴虚火旺者慎服。畏郁金

表 1-7-7　小茴香

要　点	内　容
来　源	伞形科植物茴香的干燥成熟果实
性味归经	辛，温。归肝、肾、脾、胃经
性能特点	本品辛香温散，药力稍缓。入肝、肾经，治寒疝、睾丸偏坠及经寒诸痛；入脾、胃经，治胃寒呕吐及寒凝气滞之脘腹胀痛
功　效	散寒止痛，理气和胃
主治病证	寒疝腹痛，睾丸偏坠胀痛，经寒痛经；胃寒呕吐，寒凝气滞脘腹胀痛
用法用量	内服：煎汤，3 ～ 6g；或入丸散。外用：适量，研末敷
使用注意	本品辛香温散，故热证及阴虚火旺者忌服

表 1-7-8　高良姜

要　点	内　容
来　源	姜科植物高良姜的干燥根茎
性味归经	辛，热。归脾、胃经
功　效	散寒止痛，温中止呕

第七章

（续表 1-7-8）

要　点	内　容
主治病证	中寒腹痛、呕吐、泄泻
用法用量	内服：煎汤，3 ～ 6g；或入丸散，每次 1 ～ 3g
使用注意	本品辛热助火伤阴，故热证及阴虚火旺者忌服

表 1-7-9　荜　茇

要　点	内　容
来　源	胡椒科植物荜茇的干燥近成熟或成熟果穗
性味归经	辛，热。归胃、脾、大肠经
性能特点	本品辛热行散，入胃、脾、大肠经。善温中散寒、行气止痛，兼止呕、止泻，治中寒气滞之腹痛吐泻
功　效	温中散寒，行气止痛
主治病证	脘腹冷痛、中寒呕吐、泄泻；胸痹冷痛，龋齿牙痛
用法用量	内服：煎汤，1 ～ 3g；或入丸散。外用：适量，研末塞龋齿孔中，或调敷
使用注意	本品辛热，能助火伤阴，故热证及阴虚火旺者忌服，孕妇慎服

第八章

理气药

含义：凡以疏畅气机为主要功效的药物，称为理气药。

功效：本类药味多辛苦，气多芳香，性多偏温，主归脾、胃、肝、肺经，善于行散或泄降，主能疏肝解郁、理气调中、理气宽胸、破气散结、行气止痛，兼能消积、燥湿。

适用范围：本类药主要适用于脾胃气滞之脘腹胀痛、恶心呕吐、嗳气吞酸、腹泻或便秘，肝气郁滞所致胁肋胀痛、抑郁不乐、乳房胀痛、月经不调、疝气疼痛，肺气壅滞之胸闷胸痛、咳嗽气喘等证。兼治食积脘胀、湿滞中焦等。

使用注意：本类药多辛香燥散，易耗气伤阴，故气虚、阴亏者慎用。

表 1-8-1　陈　皮

要　点	内　容
来　源	芸香科植物橘及其栽培变种的干燥成熟果皮
性味归经	辛、苦，温。归脾、肺经
性能特点	本品既调理脾肺气机升降而理气调中，又燥湿理气而化痰浊，凡气滞、湿阻、痰壅之证皆可投用。治中焦气滞证尤佳，兼寒者最宜
功　效	理气调中，燥湿化痰
主治病证	脾胃气滞之脘腹胀满或疼痛、嗳气、恶心呕吐；湿浊中阻之胸闷腹胀、纳呆便溏；痰湿壅肺之咳嗽气喘
配　伍	陈皮配半夏：两药相配，燥湿化痰力强，凡痰湿中阻、停肺均可择用
用法用量	内服：煎汤，3 ～ 10g；或入丸散
使用注意	本品辛散苦燥而温，能助热伤津，故舌红少津、内有实热者慎服

表 1-8-2　枳　实

要　点	内　容
来　源	芸香科植物酸橙及其栽培变种或甜橙的干燥幼果
性味归经	苦、辛，微寒。归脾、胃、大肠经
性能特点	本品药力较猛。既善破气消积以除胀满，又长于行气消痰以通痞塞，故为治胃肠积滞及痰滞胸痹之要药。还可治脏器脱垂
功　效	破气消积，化痰除痞
主治病证	食积便秘胀痛；泻痢里急后重；痰湿阻滞之胸脘痞满，痰滞胸痹证；胃扩张，胃下垂，脱肛，子宫脱垂

（续表 1-8-2）

要　点	内　容
配　伍	枳实配白术：两药相配，既补气健脾，又行气消积祛湿，治脾虚气滞夹积夹湿有功
用法用量	内服：煎汤，3 ～ 10g，大剂量可用至 15g；或入丸散。外用：适量，研末调涂或炒热熨
使用注意	本品破气，故脾胃虚弱及孕妇慎服

表 1-8-3　木　香

要　点	内　容
来　源	菊科植物木香的干燥根
性味归经	辛、苦，温。归脾、胃、大肠、三焦、胆经
性能特点	本品通理三焦，尤善行肠胃气滞，兼健脾消食，为行气调中止痛之要药，肠胃气滞有寒或兼食积、湿滞者用之最宜
功　效	行气止痛，健脾消食
主治病证	脾胃气滞之脘腹胀痛；下痢腹痛、里急后重；脾运失常、肝失疏泄之胁肋胀痛、泄泻；脾虚气滞之食少吐泻
配　伍	木香配延胡索：两药相配，善活血行气、消食止痛，治气滞血瘀诸痛，兼寒者尤宜
用法用量	内服：煎汤，3 ～ 6g；或入丸散。生用专行气滞，煨熟用实肠止泻
使用注意	本品辛温香燥，能伤阴助火，故阴虚火旺者慎服

表 1-8-4　香　附

要　点	内　容
来　源	莎草科植物莎草的干燥根茎
性味归经	辛、微苦、微甘，平。归肝、三焦经
性能特点	本品辛香行散，微苦略降，微甘能和，平而不偏。善疏肝理气而止痛，为疏肝理气之佳品，被李时珍誉为“气病之总司，女科之主帅”。又为调经止痛之要药。
功　效	疏肝理气，调经止痛
主治病证	肝郁之月经不调、痛经、乳房胀痛；肝气郁滞之胸胁、脘腹胀痛，疝气痛；脾胃气滞，脘腹胀痛
配　伍	香附配高良姜：两药相配，既温中散寒，又疏肝理气，且善止痛，治寒凝气滞、肝气犯胃之胃脘胀痛效佳
用法用量	内服：煎汤，6 ～ 10g；或入丸散。外用：适量，研末撒、调敷或做饼热熨用。醋制止痛力增强
使用注意	本品虽平和，但终属辛香之品，故气虚无滞及阴虚血热者慎服

表 1-8-5　沉　香

要　点	内　容
来　源	瑞香科植物沉香及白木香含树脂的木材
性味归经	辛、苦，温。归脾、胃、肾经
性能特点	本品辛香行散温通，味苦质重下行。集理气、降逆、纳气于一身，且温而不燥，行而不泄，无破气之害，为理气良药
功　效	行气止痛，温中止呕，温肾纳气
主治病证	寒凝气滞之胸腹胀闷作痛；胃寒呕吐；下元虚冷、肾不纳气之虚喘，痰饮咳喘属上盛下虚者
用法用量	内服：煎汤，1～5g，后下；研末，每次 0.5～1.5g；亦入丸散或磨汁服
使用注意	本品辛温助热，故阴虚火旺及气虚下陷者慎服

表 1-8-6　川楝子

要　点	内　容
来　源	楝科植物川楝的干燥成熟果实
性味归经	苦，寒。有小毒。归肝、胃、小肠、膀胱经
性能特点	本品苦泄寒清，有小毒，力较强。既疏肝泄热、行气止痛，治肝郁气滞或肝胃不和诸痛，兼热者最宜。以毒攻毒，内服能杀虫，外用能疗癣
功　效	行气止痛，杀虫，疗癣
主治病证	肝气郁滞或肝胃不和之胸胁、脘腹胀痛，疝气痛；虫积腹痛；头癣
配　伍	川楝子配延胡索：两药相配，行气活血止痛力强，善治血瘀气滞诸痛
用法用量	内服：煎汤，3～10g；或入丸散。外用：适量，研末调涂
使用注意	本品苦寒，有小毒，故不宜超量服用，脾胃虚寒者慎服

表 1-8-7　薤　白

要　点	内　容
来　源	百合科植物小根蒜或薤的干燥鳞茎
性味归经	辛、苦，温。归肺、心、胃、大肠经
性能特点	本品辛散温通，苦泄滑利，入肺、心、胃、大肠经。善散阴寒之凝结而温通胸阳，为治胸痹之要药；能行胃肠滞气而行气导滞，为治胃肠气滞、泻痢后重之佳品
功　效	通阳散结，行气导滞
主治病证	痰浊闭阻胸阳之胸痹证；胃肠气滞，泻痢里急后重
配　伍	薤白配瓜蒌：两药相配，既化痰散结，又宽胸通阳，治痰浊闭阻、胸阳不振之胸痹证
用法用量	内服：煎汤，5～10g；或入丸散。外用：适量，捣敷，或捣汁涂
使用注意	本品辛散苦泄温通，并有蒜味，故气虚无滞、阴虚发热及不耐蒜味者慎服

表 1-8-8　化橘红

要　点	内　容
来　源	芸香科植物化州柚或柚未成熟或近成熟的干燥外层果皮
性味归经	辛、苦，温。归肺、脾、胃经
性能特点	善理气散寒、燥湿化痰，兼能消食，治咳嗽喉痒痰多及食积伤酒最宜
功　效	理气宽中，燥湿化痰，消食
主治病证	风寒咳嗽、喉痒痰多；食积伤酒
用法用量	内服：煎汤，3 ～ 6g；或入丸散

表 1-8-9　青　皮

要　点	内　容
来　源	芸香科植物橘及其栽培变种的幼果或未成熟果实的果皮
性味归经	苦、辛，温。归肝、胆、胃经
性能特点	本品苦降下行，辛温行散，药力颇强，入肝、胆、胃经。既善疏肝破气，治肝郁胁痛、寒疝腹痛、乳房疾患；又善散结消滞，治久疟癖块、癥瘕积聚及食积腹痛
功　效	疏肝破气，消积化滞
主治病证	肝气郁滞之胸胁、乳房胀痛或结块，乳痈，疝气痛；食积脘腹胀痛；癥瘕积聚，久疟癖块
用法用量	内服：煎汤，3 ～ 10g；或入丸散。醋制疏肝止痛力强
使用注意	本品辛散苦降，性烈耗气，故气虚津伤者慎服

表 1-8-10　佛　手

要　点	内　容
来　源	芸香科植物佛手的干燥果实
性味归经	辛、苦，温。归肝、脾、胃、肺经
性能特点	本品辛香行散，苦燥温化。入肝经，可疏肝解郁，治肝郁气滞诸证。入脾、胃经，可理气和中，治脾胃气滞诸证。入肺经，可理气燥湿而化痰止咳，治痰多咳嗽。尤宜肝胃不和或肝脾不调之证
功　效	疏肝理气，和中，化痰
主治病证	肝郁气滞之胸闷胁痛、脾胃气滞之脘腹胀痛、咳嗽痰多
用法用量	内服：煎汤，3 ～ 10g；或沸水泡饮，或入丸散
使用注意	本品辛温苦燥，能耗气伤阴，故气虚阴亏、阴虚火旺而无气滞者慎服

表 1-8-11　乌　药

要　点	内　容
来　源	樟科植物乌药的干燥块根

（续表 1-8-11）

要　点	内　容
性味归经	辛，温。归肺、脾、肾、膀胱经
性能特点	本品辛温香散。善行气、散寒、止痛，治三焦寒凝气滞诸痛；为顺气散寒止痛之佳品。又能温肾、散膀胱冷气，治阳虚遗尿、尿频
功　效	行气止痛，温肾散寒
主治病证	寒郁气滞之胸闷胁痛、脘腹胀痛、疝气疼痛及痛经；肾阳不足、膀胱虚寒之小便频数、遗尿
配　伍	乌药配益智仁、山药：三药相配，补肾缩尿力强，又不甚燥热，治肾虚遗尿、尿频
使用注意	本品辛温香散，能耗气伤阴，故气阴不足或有内热者慎服

表 1-8-12　荔枝核

要　点	内　容
来　源	无患子科植物荔枝的干燥成熟种子
性味归经	甘、微苦，温。归肝、胃经
性能特点	本品微苦泄散，甘温能通，入肝、胃经。善治寒滞肝脉及肝胃不和所致诸痛
功　效	行气散结，祛寒止痛
主治病证	寒疝腹痛，睾丸肿痛；痛经，产后腹痛；肝胃不和之胃脘痛
使用注意	本品微苦泄散、温通，能耗气助热，故气虚或有内热者慎服

表 1-8-13　甘　松

要　点	内　容
来　源	败酱科植物甘松的干燥根及根茎
性味归经	辛、甘，温。归脾、胃经
功　效	行气止痛，开郁醒脾
主治病证	思虑伤脾或寒郁气滞引起的胸闷、脘腹胀痛、不思饮食；湿脚气
用法用量	内服：煎汤，3 ～ 6g；或入丸散。外用：适量，煎汤熏洗
使用注意	本品辛香温燥，能耗气伤阴，故不宜超大量服用，气虚及阴伤有热者慎服

表 1-8-14　橘　红

要　点	内　容
来　源	芸香科植物橘及其栽培变种的干燥成熟果实的外层果皮
性味归经	辛、苦，温。归肺、脾经
性能特点	本品辛散苦燥，温而升浮，入脾、肺经，温燥之性较陈皮为胜。主治痰湿或风寒咳嗽、湿阻中焦等

（续表 1-8-14）

要　点	内　容
功　效	行气宽中，燥湿化痰，发表散寒
主治病证	湿痰咳嗽，痰多胸闷；风寒咳嗽；湿阻中焦
使用注意	本品辛苦温燥，能耗气伤阴，故阴虚燥咳及久咳气虚者忌服

表 1-8-15　枳　壳

要　点	内　容
来　源	芸香科植物酸橙及其栽培变种的干燥未成熟果实
性味归经	苦、辛，微寒。归脾、胃、大肠经
性能特点	本品善调理胃肠气机升降而理气宽中、除胀
功　效	理气宽中，行滞消胀
主治病证	脾胃气滞，脘腹胀满；气滞胸闷
使用注意	本品苦泄辛散，大量服用、久服有耗气之虞

表 1-8-16　柿　蒂

要　点	内　容
来　源	柿科植物柿的干燥宿萼
性味归经	苦，平。归胃经
性能特点	本品苦能降泄，平而不偏，专入胃经，善降上逆之胃气而止呃，呃逆不论寒热皆宜
功　效	降气止呃
主治病证	胃失和降之呃逆证
用法用量	内服：煎汤，5 ～ 10g；或入丸散
使用注意	本品苦降，故气虚下陷者慎服

表 1-8-17　青木香

要　点	内　容
来　源	马兜铃科植物马兜铃的干燥根
性味归经	辛、苦，寒。有小毒。归肝、胃经
性能特点	本品辛香行散，苦寒清泄，有小毒，力较强。治肝胃气痛有热、脘腹胀痛、痧胀或泻痢腹痛。以毒攻毒，治蛇虫咬伤、痈肿疔毒及湿疮痒痛
功　效	行气止痛，解毒消肿
主治病证	肝胃气滞之胸胁胀满、脘腹疼痛；蛇虫咬伤，痈肿疔毒，湿疮；痧胀腹痛，泻痢腹痛
注　意	因青木香可引起肾脏损害，取消青木香的药用标准，凡国家药品标准处方中的青木香替换为《中国药典》收载的土木香

第八章

表 1-8-18　香　橼

要　点	内　容
来　源	芸香科植物枸橼或香圆的干燥成熟果实
性味归经	辛、苦、酸，温。归肝、脾、肺经
性能特点	本品善疏肝脾气机而疏肝和中，治肝郁气滞、脾胃气滞常用，肝脾不调者尤宜。入肺经，能理气燥湿化痰，治咳嗽痰多兼胸闷者可投
功　效	疏肝理气，和中化痰
主治病证	肝郁气滞之胸闷胁痛；脾胃气滞之脘腹胀痛；咳嗽痰多
使用注意	本品辛温香燥，有耗气伤阴之虑，故阴虚、气虚者慎服

表 1-8-19　玫瑰花

要　点	内　容
来　源	蔷薇科植物玫瑰的干燥花蕾
性味归经	甘、微苦，温。归肝、胃经
性能特点	本品苦泄温通，芳香疏理，入肝、胃经。既行气解郁，治肝胃不和之胀痛，又活血调经，治肝郁血瘀之痛经
功　效	行气解郁，活血止痛
主治病证	肝胃气滞之胸胁脘腹胀痛；肝郁血瘀之月经不调、乳房胀痛；外伤肿痛
用法用量	内服：煎汤，3 ～ 6g；或浸酒，或熬膏
使用注意	本品性温，故阴虚火旺或内有实热者忌服

表 1-8-20　梅　花

要　点	内　容
来　源	蔷薇科植物梅的干燥花蕾。又名绿萼梅
性味归经	微苦、微酸，平。归肝、胃、肺经
性能特点	本品既治肝胃不和之胀满，又治痰气交阻之梅核气。
功　效	疏肝解郁，和中，化痰
主治病证	肝胃气滞之胁肋胃脘胀痛、嗳气；梅核气
用法用量	内服：煎汤，3 ～ 5g；或入丸散。外用：鲜品适量，捣烂敷贴

第九章

消食药

含义：凡以消食化积、增进食欲为主要功效的药物，称为消食药。

功效：本类药味多甘，性多平，少数偏温，主归脾、胃经。功能消化食积、增进食欲。

适用范围：本类药主要适用于食积不化所致的脘腹胀满、恶心呕吐、嗳腐吞酸、大便失常及脾胃虚弱、消化不良等证。

使用注意：部分消食药有耗气弊端，故对气虚及无食积、痰滞者宜慎用。

表 1-9-1　山　楂

要　点	内　容
来　源	蔷薇科植物山里红或山楂的干燥成熟果实
性味归经	酸、甘，微温。归脾、胃、肝经
性能特点	本品酸甘开胃，微温行散。善消食化积和中，治各种食积，尤善治油腻肉积。入肝经，善消散瘀血，治血瘀痛经、闭经等
功　效	消食化积，活血散瘀
主治病证	食滞不化，肉积不消，泻痢腹痛；瘀血痛经、闭经，产后瘀阻腹痛，胸痹心痛；疝气偏坠胀痛
配　伍	山楂配神曲、麦芽：三药相配，既消各种食积，又健胃和中，但见食积不化或消化不良即可酌投。三药常炒焦用，习称焦三仙
用法用量	内服：煎汤，9 ～ 12g，大剂量，30g；或入丸散。消食导滞宜用焦山楂
使用注意	本品味酸，故胃酸过多者忌服，脾胃虚弱者慎服

表 1-9-2　麦　芽

要　点	内　容
来　源	禾本科植物大麦的成熟果实经发芽干燥的炮制加工品
性味归经	甘，平。归脾、胃、肝经
性能特点	本品善消食健胃和中，治饮食积滞，尤宜米、面、薯、芋等食积者；兼入肝经，生用疏肝，辅治肝郁气滞及肝胃不和。此外，大量用回乳消胀，用于断乳、乳房胀痛等
功　效	消食和中，回乳，疏肝
主治病证	食积不化，消化不良；妇女断乳或乳汁郁积之乳房胀痛；肝郁气滞，肝胃不和

（续表 1-9-2）

要　点	内　容
用法用量	内服：煎汤，10～15g，大剂量，30～120g；或入丸散。消积宜炒焦用，疏肝宜生用，回乳可用至 120g
使用注意	本品能回乳，故妇女授乳期不宜大量服

表 1-9-3　莱菔子

要　点	内　容
来　源	十字花科植物莱菔的干燥成熟种子
性味归经	辛、甘，平。归脾、胃、肺经
性能特点	本品辛消散，甘益中，平不偏，能升能降。善消食除胀，治食积胀满；入肺经，善降气消痰，治痰壅咳喘。习有"生升熟降"之说
功　效	消食除胀，降气化痰
主治病证	食积气滞之脘腹胀满、痰涎壅盛之气喘咳嗽
配　伍	莱菔子配紫苏子、芥子：三药相配，既温肺化痰，又降气止咳平喘，且消食除胀通便，治寒痰喘咳有效，兼食积便秘者尤佳
用法用量	内服：煎汤，5～12g，打碎入煎；或入丸散。消食宜炒用
使用注意	本品辛散耗气，故气虚及无食积、痰滞者慎服

表 1-9-4　鸡内金

要　点	内　容
来　源	雉科动物家鸡的干燥砂囊内壁
性味归经	甘，平。归脾、胃、小肠、膀胱经
性能特点	本品善运脾健胃、消食化积，为消食运脾之要药。既化坚消石，又固精止遗，治结石、遗尿、遗精可选
功　效	运脾消食，固精止遗，化坚消石
主治病证	食积不化，消化不良，小儿疳积；遗尿，遗精；泌尿系或肝胆结石症
用法用量	内服：煎汤，3～10g；研末，每次 1.5～3g；或入丸散。研末服效果较佳
使用注意	本品消食化积力强，故脾虚无积滞者慎服

表 1-9-5　神　曲

要　点	内　容
来　源	面粉和其他药物混合后经发酵而成的干燥加工品
性味归经	甘、辛，温。归脾、胃经
性能特点	本品主消食积，兼行滞气，故能消食和胃；炒焦健胃消食力强。长于消谷食积滞，兼寒者尤宜。或云还兼发表，治外感表证兼食积者尤宜。此外，丸剂中含金石、介类药时，常以本品糊丸，以赋形、助消化

第九章

（续表 1-9-5）

要　点	内　容
功　效	消食和胃
主治病证	食积不化，脘腹胀满，不思饮食及肠鸣泄泻
用法用量	内服：煎汤，6 ～ 15g；或入丸散。消食宜炒焦用
使用注意	本品性温，故胃阴虚、胃火盛者不宜用

表 1-9-6　稻　芽

要　点	内　容
来　源	禾本科植物稻的成熟果实经发芽干燥的炮制加工品
性味归经	甘，平。归脾、胃经
性能特点	善消积和中，兼补虚，主治食积及脾虚食少
功　效	消食和中，健脾开胃
主治病证	食积证；脾虚食少证
用法用量	内服：煎汤，9 ～ 15g，大剂量，30g；或入丸散。生用长于和中；炒用偏于消食；炒焦消食力强

第十章

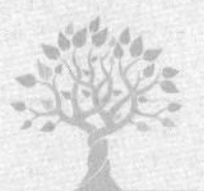

驱虫药

微信扫扫，本章做题

含义：凡以驱除或杀灭肠道寄生虫为主要功效的药物，称为驱虫药。

功效：本类药味多苦，多入脾、胃或大肠经，对人体肠道寄生虫有毒杀作用，功善驱虫或杀虫。

适用范围：本类药主要适用于肠道寄生虫病，如蛔虫病、钩虫病、蛲虫病、绦虫病等。

使用注意：本类药一般应在空腹时服，以使药物充分作用于虫体，而保证疗效；部分药物有毒，使用时应注意剂量，以免中毒，在发热或腹痛较剧时，宜先清热或止痛，待缓解后再使用驱虫药；孕妇及老弱患者应慎用。

表 1-10-1　使君子

要　点	内　容
来　源	使君子科植物使君子的干燥成熟果实
性味归经	甘，温。归脾、胃经
性能特点	本品甘温气香，入脾、胃经。善杀虫、消积，既为治蛔虫病、蛲虫病之佳品，又为治小儿疳积之要药
功　效	杀虫消积
主治病证	蛔虫病，蛲虫病；小儿疳积
用法用量	内服：煎汤，9～12g，去壳取仁，捣碎。小儿每岁每天 1～1.5 粒，每日总量不超过 20 粒。或入丸散，或炒香嚼服。空腹服，连用 2～3 天
使用注意	本品大量服用可致呃逆、眩晕、呕吐等不良反应，故不宜超量服。若与热茶同服，亦可引起呃逆，故服药时忌饮茶

表 1-10-2　苦楝皮

要　点	内　容
来　源	楝科植物川楝或楝的新鲜或干燥树皮和根皮
性味归经	苦，寒。有毒。归脾、胃、肝经
性能特点	本品苦燥寒清，有毒而力较强，入脾、胃、肝经。内服善治蛔虫病、钩虫病、蛲虫病。外用能除湿热、杀灭皮肤寄生虫及抑制致病真菌，治头癣、疥疮
功　效	杀虫，疗癣
主治病证	蛔虫病，蛲虫病，钩虫病；头癣，疥疮
用法用量	内服：煎汤，3～6g，鲜品 15～30g；或入丸散。外用：适量，研末调敷，或煎汤洗

（续表 1-10-2）

要　点	内　容
使用注意	本品苦寒有毒，能伤胃损肝，故不宜过量或持续服用。脾胃虚寒、肝病患者、孕妇慎服

表 1-10-3　槟　榔

要　点	内　容
来　源	棕榈科植物槟榔的干燥成熟种子
性味归经	苦、辛，温。归胃、大肠经
性能特点	本品质重苦降，辛散温通，入胃与大肠经。治多种寄生虫病，最宜绦虫病、姜片虫病者。能消积、行气、利水、截疟，治腹胀便秘、泻痢后重、水肿、脚气及疟疾
功　效	杀虫，消积，行气，利水、截疟
主治病证	绦虫病，姜片虫病，蛔虫病，蛲虫病，钩虫病等；食积气滞之腹胀、便秘，泻痢里急后重；水肿，脚气浮肿；疟疾
配　伍	槟榔配常山：两药相配，寒热并施，相反相成，既有较强的祛痰截疟之功，又可减少常山涌吐之副作用，故善治疟疾久发不止
用法用量	内服：煎汤，3～10g；单用驱杀绦虫、姜片虫，须用 30～60g；或入丸散。外用：适量，煎水洗，或研末调敷。焦槟榔长于消积
使用注意	本品行气、缓通大便，故脾虚便溏及气虚下陷者不宜服

表 1-10-4　贯　众

要　点	内　容
来　源	鳞毛蕨科植物粗茎鳞毛蕨的根茎和叶柄残基，又称绵马贯众
性味归经	苦，微寒。有小毒。归肝、胃经
性能特点	本品苦微寒清泄，有小毒，力较强。生用苦寒清泄，杀虫又清热解毒，治多种肠道寄生虫病、风热感冒及温毒发斑。炒炭则兼涩味，清泄和收敛并举，能凉血收敛而止血，治血热出血
功　效	杀虫，清热解毒，止血
主治病证	钩虫病，绦虫病，蛲虫病；风热感冒，温毒斑疹，痄腮；预防麻疹、流感、流脑；血热衄血、吐血、便血、崩漏
用法用量	内服：煎汤，4.5～9g；或入丸散。驱虫及清热解毒宜生用，止血宜炒炭用
使用注意	本品苦寒有小毒，故孕妇及脾胃虚寒者慎服

表 1-10-5　雷　丸

要　点	内　容
来　源	白蘑科真菌雷丸的干燥菌核

（续表 1-10-5）

要　点	内　容
性味归经	苦，寒。有小毒。归胃、大肠经
性能特点	本品苦寒泄降，并有小毒，入胃与大肠经。为治虫积腹痛，特别是绦虫病之佳品。此外，还能消积，治小儿疳积
功　效	杀虫，消积
主治病证	绦虫病，钩虫病，蛔虫病；小儿疳积
用法用量	内服：15 ～ 21g，不宜入煎剂，一般研粉或入丸剂，每次 5 ～ 7g（驱杀绦虫每次 12 ～ 18g），饭后用温开水调服，每日 3 次，连服 3 天
使用注意	本品苦寒，脾胃虚寒者慎服。其杀虫成分为蛋白酶，受热（60℃左右）或酸作用下易被破坏失效，而在碱性环境中使用则作用最强，故入煎剂无驱绦虫作用

表 1-10-6　南瓜子

要　点	内　容
来　源	葫芦科植物南瓜的干燥种子
性味归经	甘，平。归胃、大肠经
性能特点	本品既驱杀绦虫、蛔虫、钩虫、血吸虫，又润肠通便而利于虫体排出。尤为治绦虫病之良药，常与槟榔合用
功　效	杀虫
主治病证	绦虫病，蛔虫病，钩虫病，血吸虫病
用法用量	内服：生用连壳或去壳后研细粉，60 ～ 120g，冷开水调服；也可去壳取仁嚼服。外用：适量，煎水熏洗。治血吸虫病，须生用大量久服

表 1-10-7　鹤草芽

要　点	内　容
来　源	蔷薇科植物龙牙草（即仙鹤草）的干燥冬芽
性味归经	苦、涩，凉。归肝、小肠、大肠经
性能特点	本品苦泄降，凉能清。既善杀绦虫，又兼泻下而利于虫体排出，为治绦虫病之要药
功　效	杀虫
主治病证	绦虫病
用法用量	内服：研粉吞服，成人每次 30 ～ 50g。小儿按体重 0.7 ～ 0.8g / kg，每日 1 次，早晨空腹服
使用注意	部分患者服药后有轻度恶心呕吐反应

表 1-10-8 榧 子

要 点	内 容
来 源	红豆杉科植物榧树的干燥成熟种子
性味归经	甘，平。归肺、胃、大肠经
性能特点	本品甘香质润，性平不偏，入肺、胃、大肠经。治虫积腹痛常用，治肠燥便秘与肺燥咳嗽可投
功 效	杀虫，消积，润肠通便，润肺止咳
主治病证	虫积腹痛、肠燥便秘、肺燥咳嗽
用法用量	内服：煎汤，10 ～ 15g，连壳生用，打碎入煎；嚼服，每次 15g，炒熟去壳
使用注意	本品甘润滑肠，故不宜过量使用，肺热痰咳者忌服

第十一章

止血药

微信扫扫，本章做题

含义：凡以制止机体内外出血为主要功效的药物，称为止血药。

功效：本类药虽性味各异，但均能止血，并分别兼有清热凉血、化瘀、收涩及散寒温经等功效。

适用范围：本类药主要适用于咳血、吐血、衄血、尿血、便血、崩漏、紫癜及创伤出血等，兼治血热、血瘀、疮肿及胃寒等证。

分类：按其性能功效及临床应用，常将本类药物分为凉血止血药、化瘀止血药、收敛止血药、温经止血药四类。

凉血止血药 味或苦或甘而性寒凉，均能清血分之热而止血，主治血热妄行之出血证，过量滥用有留瘀之害。

化瘀止血药 性味虽各异，但却均能消散瘀血而止血，主治瘀血内阻、血不循经之出血证，有止血不留瘀之长，为治出血之佳品。

收敛止血药 味多涩，或质黏，或为炭类，性多平，或凉或寒，虽善收涩止血，主治各种出血而无瘀滞者，但有留瘀恋邪之弊，若有瘀血或邪实者慎用。

温经止血药 性温热，善温脾阳、固冲脉而统摄血液而止血，主治脾不统血、冲脉失固之虚寒性出血。

使用注意：在使用凉血止血药和收敛止血药时，必须注意有无瘀血，若有瘀血未尽，应酌加活血化瘀药，不能单纯止血，以免留瘀。

表 1-11-1 大 蓟

要 点	内 容
来 源	菊科植物蓟的干燥地上部分
性味归经	甘、苦，凉。归心、肝经
性能特点	本品苦凉清泄，甘能解毒，入心、肝经。既清血分热邪而凉血止血，为治血热出血之要药，又散瘀解毒而消痈肿，为治痈肿疮毒所常用
功 效	凉血止血，散瘀消痈
主治病证	血热咳血、衄血、吐血、崩漏、尿血，外伤出血；热毒痈肿
配 伍	大蓟配小蓟：均性凉而凉血止血、散瘀解毒消痈，同用则药力更强，治血热出血诸证及热毒疮肿
用法用量	内服：煎汤，9 ～ 15g，鲜品 30 ～ 60g；或入丸散。外用：适量，研末调敷，或鲜品捣敷，或绞汁涂搽。炒炭兼收敛而止血力增强
使用注意	本品清泄散瘀，故孕妇及无瘀滞者慎服，脾胃虚寒者忌服

表 1-11-2　小　蓟

要　点	内　容
来　源	菊科植物刺儿菜的干燥地上部分
性味归经	甘、苦，凉。归心、肝经
性能特点	本品苦凉清泄，甘淡渗利，善治血热出血、热毒疮肿，尿血、血淋尤佳
功　效	凉血止血，散瘀消痈
主治病证	血热尿血、血淋、咳血、衄血、吐血、崩漏，外伤出血；热毒痈肿
用法用量	内服：煎汤，5 ～ 12g，鲜品 30 ～ 60g；或入丸散，或捣汁。外用：适量，研末撒或调敷，或煎汤洗，或鲜品捣敷。炒炭兼收敛而止血力增强
使用注意	本品性凉，故脾虚便溏或泄泻者慎服

表 1-11-3　地　榆

要　点	内　容
来　源	蔷薇科植物地榆或长叶地榆的干燥根
性味归经	苦、酸，微寒。归肝、胃、大肠经
性能特点	本品因沉降入下焦，善治下焦血热妄行诸证，为治痔疮、便血及崩漏之佳品。外用善解毒消肿、敛疮止痛，为治水火烫伤之要药
功　效	凉血止血，解毒敛疮
主治病证	①血热之咳血、衄血、吐血、尿血、便血、痔血、崩漏及月经过多 ②烫伤，湿疹，皮肤溃烂，疮疡肿毒
配　伍	地榆配槐角：两药相配，可治血热出血诸证，尤宜痔疮出血及便血
用法用量	内服：煎汤，9 ～ 15g；或入丸散。外用：适量，研末涂敷患处。炒炭止血力增强
使用注意	本品性凉苦涩，故虚寒及出血有瘀者慎服。对于大面积烧伤，不宜使用地榆制剂外涂，以防其所含水解型鞣质被机体大量吸收而引起中毒性肝炎

表 1-11-4　白茅根

要　点	内　容
来　源	禾本科植物白茅的干燥根茎
性味归经	甘，寒。归心、肺、胃、膀胱经
性能特点	本品甘淡渗利，寒能清解。既入心经，凉血而止血，又入肺、胃经，清肺胃热而止咳、生津、止呕；还入膀胱经，清利湿热而利尿通淋、退黄。血热出血皆宜，兼津伤及呕、咳、渴、淋者尤佳。且药力较缓，寒不伤胃，甘不腻膈，不燥不腻
功　效	凉血止血，清热生津，利尿通淋
主治病证	血热之衄血、咳血、吐血及尿血；热病烦渴，胃热呕哕，肺热咳嗽；血淋，热淋，小便不利，水肿，湿热黄疸

（续表 1-11-4）

要　点	内　容
用法用量	内服：煎汤，9～30g，鲜品 30～60g；或入丸散；或捣汁。外用：适量，煎汤外洗或鲜品捣敷。止血宜炒炭
使用注意	本品性寒，故脾胃虚寒及血分无热者忌服

表 1-11-5　白　及

要　点	内　容
来　源	兰科植物白及的干燥块茎
性味归经	苦、甘、涩，微寒。归肺、肝、胃经
性能特点	本品涩黏能敛，苦微寒清泄，甘而缓补。善收敛止血，兼益肺胃，治体内外出血，最宜肺胃损伤之咳血、吐血，以及肺痈咳吐脓血。善消肿生肌，治痈疽疮疡，初起未脓服之可消，溃久不敛敷之可愈；外用治烫伤、皮肤皲裂、肛裂
功　效	收敛止血，消肿生肌
主治病证	咳血，衄血，吐血，外伤出血；疮痈肿毒，烫伤，手足皲裂，肛裂；肺痈而咳吐腥痰脓血日渐减少者
配　伍	白及配三七：两药相配，行止并施，止血力增强而不留瘀，可治各种出血，内服外用皆宜 白及配海螵蛸：两药相配，功能收敛止血、生肌敛疮，治胃、十二指肠溃疡之吐血、便血效佳
用法用量	内服：煎汤，6～15g；研末，每次 3～6g。外用：适量，研末撒或调涂
使用注意	本品质黏性涩，故外感咳血、肺痈初起者慎服。反乌头，不宜与附子、川乌、制川乌、草乌、制草乌同用

表 1-11-6　三　七

要　点	内　容
来　源	五加科植物三七的干燥根及根茎
性味归经	甘、微苦，温。归肝、胃经
性能特点	本品止血与化瘀力均强，并能补虚，有止血而不留瘀、活血而不耗气之优，内服外用皆效，凡出血及瘀肿即可投之，偏寒兼虚者最宜，偏热无虚者当配清热凉血及相应之品
功　效	化瘀止血，活血定痛
主治病证	咳血，吐血，衄血，便血，崩漏，外伤出血；跌打损伤，瘀滞肿痛；胸腹刺痛
用法用量	内服：煎汤，3～9g；研粉吞服，每次 1～3g。外用：磨汁涂，研末掺或调敷
使用注意	本品性温活血，故孕妇慎服，血热及阴虚有火者不宜单用

表 1-11-7　茜　草

要　点	内　容
来　源	茜草科植物茜草的干燥根及根茎
性味归经	苦，寒。归肝经
性能特点	本品苦泄散，寒清凉，入肝经。有止血而不留瘀、活血而不动血之长，凡出血无论属血瘀夹热还是血热夹瘀者皆宜，尤以血热血瘀兼出血者用之最佳
功　效	凉血，祛瘀，止血，通经
主治病证	吐血，衄血，崩漏，尿血，便血等；闭经，痛经，跌打肿痛，痹证关节痛
用法用量	内服：煎汤，6～10g；或入丸散。止血宜炒炭用，活血祛瘀宜生用或酒炒用
使用注意	本品苦寒降泄，故脾胃虚寒及无瘀滞者慎服

表 1-11-8　蒲　黄

要　点	内　容
来　源	香蒲科植物水烛香蒲、东方香蒲或同属其他植物的干燥花粉
性味归经	甘，平。入肝、心包经
性能特点	本品生用行瘀而止血，兼利小便；炒炭长于收涩，略兼化瘀。为化瘀止血之要药，尤善治崩漏及尿血。治出血及瘀血诸痛，无论寒热均可
功　效	活血祛瘀，收敛止血，利尿通淋
主治病证	吐血，咳血，衄血，尿血，便血，崩漏，外伤出血；血瘀之心腹疼痛、痛经，产后瘀阻腹痛；血淋涩痛
配　伍	蒲黄配五灵脂：两药相配，无论生用、炒用均能活血止痛、化瘀止血，善治血瘀胸胁心腹诸痛及血瘀出血
用法用量	内服：煎汤，5～10g，布包；或入丸散。外用：适量，干掺，或调敷。止血宜炒炭用，活血宜生用
使用注意	生蒲黄有收缩子宫作用，故孕妇慎服

表 1-11-9　艾　叶

要　点	内　容
来　源	菊科植物艾的干燥叶
性味归经	辛、苦，温。归肝、脾、肾经
性能特点	本品内服炒炭温经散寒、暖宫、收敛而止血崩；生用温经散寒湿、暖宫理气血而止痛、止血、止带。外用煎汤熏洗，燥湿杀虫而止痒；温灸能温通经脉、散寒而止痛或消肿。作用偏于中下二焦，既为治妇科崩漏与带下之要药，又为灸科温灸之主药
功　效	温经止血，散寒止痛

（续表 1-11-9）

要　点	内　容
主治病证	虚寒性崩漏下血、胎漏；经寒痛经、月经不调，带下清稀，宫冷不孕；脘腹冷痛；湿疹瘙痒（外用）。此外，可用于温灸
配　伍	艾叶配阿胶：两药相配，既养血止血，又散寒暖宫调经，治崩漏下血属血虚有寒之证 艾叶配香附：两药相配，既疏肝理气，又散寒暖宫、调经止痛，治肝郁气滞、宫寒痛经
用法用量	内服：煎汤，3 ～ 9g；或入丸散。外用：适量，温灸，或煎汤熏洗。温经止血宜炒炭用，散寒止痛宜生用
使用注意	本品辛香温燥，故不可过量或持续服用，阴虚血热者忌服

表 1-11-10　槐　花

要　点	内　容
来　源	豆科植物槐的干燥花及花蕾
性味归经	苦，微寒。归肝、大肠经
性能特点	本品善清肝与大肠之火而凉血止血、明目。凡血热出血皆宜，尤宜便血与痔疮出血。又为治肝热目赤头痛之良药
功　效	凉血止血，清肝泻火
主治病证	血热妄行所致的各种出血证，尤宜便血、痔疮出血；肝火上炎之头痛目赤
使用注意	本品苦而微寒，有伤阳生寒之弊，故脾胃虚寒者慎服

表 1-11-11　侧柏叶

要　点	内　容
来　源	柏科植物侧柏的干燥枝梢和叶
性味归经	苦、涩，微寒。归肺、肝、脾、大肠经
性能特点	本品苦微寒清泄，涩黏收敛，入肺、肝、脾、大肠经。为治内、外伤出血之要药，血热者宜生用，虚寒者须炒炭用；又清肺化痰而止咳，治肺热咳喘痰多可用；还清热凉血而生发乌发，治血热之脱发、须发早白可选。另，外用治烫伤有功
功　效	凉血止血，祛痰止咳，生发乌发
主治病证	各种出血证；肺热咳喘痰多；血热脱发，须发早白，烫伤（外用）
用法用量	内服：煎汤，6 ～ 12g；或入丸散。外用：适量，煎汤熏洗，或研末调敷。止血多炒炭用，化痰止咳宜生用
使用注意	本品苦寒黏涩，故虚寒者不宜单用，出血有瘀血者慎服

表 1-11-12　苎麻根

要　点	内　容
来　源	荨麻科植物苎麻的干燥根和根茎

（续表 1-11-12）

要　点	内　容
性味归经	甘，寒。归心、肝经
性能特点	本品凉血止血力较强，凡血热出血皆宜。善清热安胎，胎热之胎动、胎漏用之最宜。还利尿、解毒，治湿热淋痛、热毒疮肿及蛇虫咬伤
功　效	凉血止血，清热安胎，利尿，解毒
主治病证	血热所致的各种出血证；胎动不安，胎漏下血；湿热淋痛，热毒疮肿，蛇虫咬伤
用法用量	内服：煎汤，10 ～ 15g；或入丸散。外用：适量，煎汤熏洗
使用注意	本品性寒，故脾胃虚寒及血分无热者不宜服

表 1-11-13　仙鹤草

要　点	内　容
来　源	蔷薇科植物龙牙草的干燥地上部分
性味归经	苦、涩，平。归肺、肝、脾经
性能特点	本品苦涩收敛，平而不偏。既收敛止血，兼补虚，又解毒止痢、截疟；还杀虫、止咳、抗癌。止血力强而可靠，凡出血无论寒热虚实皆宜，并治久泻久痢、疟疾、疮肿、阴痒带下及脱力劳伤
功　效	收敛止血，止痢，截疟，解毒，杀虫，补虚
主治病证	咳血，衄血，吐血，尿血，便血，崩漏；久泻，久痢；疟疾，痈肿疮毒；滴虫阴道炎所致的阴痒带下；脱力劳伤
用法用量	内服：煎汤，6 ～ 12g，大剂量可用 30 ～ 60g；或入丸散。外用：适量，捣敷，或煎汤熏洗
使用注意	本品收敛，故泻痢兼表证发热者不宜服

表 1-11-14　炮　姜

要　点	内　容
来　源	姜科植物姜的干燥根茎的炮制品
性味归经	苦、辛，热。归脾、胃、肝经
性能特点	本品苦辛温散。既善温经止血，为治虚寒出血之要药，又善温中止泻、止痛，为治虚寒腹痛吐泻之佳品
功　效	温经止血，温中止痛
主治病证	虚寒性吐血、便血、崩漏等证；脾胃虚寒之腹痛、吐泻等
使用注意	本品辛热温燥，故孕妇慎服，阴虚有热之出血者忌服

表 1-11-15　棕榈炭

要　点	内　容
来　源	棕榈科植物棕榈的干燥叶柄的煅炭品
性味归经	苦、涩，平。归肺、肝、大肠经
性能特点	本品专收敛止血，凡出血无论寒热虚实皆宜，治出血无瘀者最佳。
功　效	收敛止血
主治病证	崩漏，便血，吐血，咳血，尿血
用法用量	内服：煎汤，3 ～ 9g；研末，每次 1 ～ 1.5g
使用注意	本品收涩力强，故出血兼瘀者慎服

表 1-11-16　紫珠叶

要　点	内　容
来　源	马鞭草科植物杜虹花的干燥叶
性味归经	苦、涩，凉。归肝、肺、胃经
性能特点	本品苦凉清泄，味涩收敛，入肝、肺、胃经。治血热出血，属肺胃蕴热者尤佳；治烧伤与疮疡，外用内服皆善
功　效	收敛凉血止血，散瘀解毒消肿
主治病证	咳血，衄血，吐血，便血，尿血，崩漏，外伤出血；烧烫伤，疮疡肿毒
用法用量	内服：煎汤，3 ～ 15g；研末，1.5 ～ 3g。外用：适量，研末敷
使用注意	本品性凉，故虚寒性出血慎服

表 1-11-17　藕　节

要　点	内　容
来　源	睡莲科植物莲的新鲜或干燥根茎节部
性味归经	甘、涩，平。归肝、肺、胃经
性能特点	本品止血而不留瘀，各种出血不论寒热虚实皆宜。鲜品平而偏凉，兼热者宜用；炒炭平而偏温，无论寒热皆可
功　效	收敛止血
主治病证	咳血，衄血，吐血，便血，尿血，崩漏，外伤出血
用法用量	内服：煎汤，10 ～ 15g，大剂量可用至 30g，鲜品 30 ～ 60g；或入丸散，或捣汁饮。血热出血夹瘀宜生用；虚寒出血宜炒炭用

表 1-11-18　景天三七

要　点	内　容
来　源	景天科植物景天三七、横根费菜的干燥根或全草

（续表 1-11-18）

要　点	内　容
性味归经	苦、甘，平。归肝、心经
功　效	化瘀止血，宁心安神，解毒
主治病证	各种出血证；跌打损伤；心悸、失眠，烦躁不安；疮肿，蜂蝎螫伤
用法用量	内服：煎汤，10 ～ 15g，鲜品 50 ～ 100g；或入丸散，或捣汁。外用：适量，捣敷

表 1-11-19　血余炭

要　点	内　容
来　源	人发制成的炭化物
性味归经	苦、涩，平。归肝、胃、膀胱经
性能特点	本品为血肉有情之品。既收敛化瘀而止血，又兼利尿，主治各种出血及血淋
功　效	收敛化瘀止血，利尿
主治病证	吐血，咳血，衄血，尿血，便血，崩漏，外伤出血；小便不利，血淋
用法用量	内服，煎汤，5 ～ 10g；研末，每次 1.5 ～ 3g。外用：适量，研末敷
使用注意	本品气浊，故胃弱者慎服

表 1-11-20　鸡冠花

要　点	内　容
来　源	苋科植物鸡冠花的干燥花序
性味归经	甘、涩，凉。归肝、大肠经
性能特点	本品味涩收敛，甘凉清解，入肝经与大肠经。凡出血皆宜，尤以下焦出血多用；又收涩止泻、止带，治泻痢日久、带下常用
功　效	收敛止血，凉血，止带，止痢
主治病证	吐血，崩漏，便血，痔疮出血；赤白带下；久痢不止
使用注意	本品收涩力强，故出血兼瘀者慎服

第十二章

活血祛瘀药

含义：凡以通利血脉、促进血行、消散瘀血为主要功效的药物，称为活血祛瘀药或活血化瘀药，简称活血药。其中活血作用较强者，又称破血药。

功效：本类药味多辛、苦，多归心、肝经而入血分，善走散通利，促进血行。主具活血化瘀之功，并通过活血化瘀而产生调经、止痛、消癥、消肿及祛瘀生新等作用。

适用范围：本类药主要适用于血行不畅、瘀血阻滞所引起的多种疾病，如瘀血内阻之闭经、痛经、月经不调、产后瘀阻腹痛、癥瘕、胸胁脘腹痛、跌打损伤肿痛、瘀血肿痛、关节痹痛、痈肿疮疡、瘀血阻滞经脉所致的出血等。

使用注意：本类药大多能耗血动血，其中部分药还有堕胎的作用，故妇女月经量多、血虚闭经无瘀及出血无瘀者忌用，孕妇慎用或禁用。

表 1-12-1 川 芎

要 点	内 容
来 源	伞形科植物川芎的干燥根茎
性味归经	辛，温。归肝、胆、心包经
性能特点	本品辛温行散，入肝、胆、心包经。上行头颠，内行血气，外散风寒。活血力强，治血瘀气滞诸痛，兼寒者最宜，被前人誉为“血中之气药”。治多种头痛，属风寒、血瘀者最佳；属风热、风湿、血虚者，亦可选，故前人曰“头痛不离川芎”
功 效	活血行气，祛风止痛
主治病证	月经不调，痛经，闭经，难产，产后瘀阻腹痛；胸痹心痛，胁肋作痛，肢体麻木，跌打损伤，疮痈肿痛；头痛，风湿痹痛
配 伍	川芎配柴胡、香附：三药相配，既疏肝解郁，又理气活血，治肝郁气滞之胸闷胁痛、痛经及月经不调等证可投 川芎配菊花：二药相配，既散风热、平肝阳，又理气活血止痛，治风热头痛或肝阳头痛皆可投 川芎配红花：二药相配，活血行气止痛力强，善治气滞血瘀诸痛，兼寒者尤宜
用法用量	内服：煎汤，3 ～ 9g；研末，每次 1 ～ 1.5g。外用：适量，研末敷或煎汤洗
使用注意	本品辛温升散，故阴虚火旺、气虚多汗、气逆呕吐、月经过多及出血性疾病，均不宜服

表 1-12-2　延胡索

要　点	内　容
来　源	罂粟科植物延胡索的干燥块茎
性味归经	辛、苦，温。归心、肝、脾经
性能特点	本品辛散苦泄温通，入心、肝、脾经。活血行气，止痛力强。疼痛属血瘀气滞者皆可投用，以兼寒者为佳
功　效	活血，行气，止痛
主治病证	血瘀气滞之胸胁、脘腹疼痛，胸痹心痛、痛经、产后瘀阻腹痛、跌打伤痛等
用法用量	内服：煎汤，3 ～ 10g；研末，每次 1.5 ～ 3g。醋制可增强止痛作用
使用注意	本品活血行气，故孕妇慎服

表 1-12-3　郁　金

要　点	内　容
来　源	姜科植物温郁金、姜黄、广西莪术或蓬莪术的干燥块根
性味归经	辛、苦，寒。归心、肝、胆、肺经
性能特点	本品辛行散，苦泄降，寒清凉。为活血行气凉血之要药。凡血瘀气滞有热、肝郁化火、血热出血、热扰心神及湿热郁闭心窍，皆可酌选
功　效	活血止痛，行气解郁，凉血清心，利胆退黄
主治病证	胸腹胁肋胀痛或刺痛，月经不调，痛经，癥瘕痞块；热病神昏，癫痫发狂；血热之吐血、衄血、尿血，妇女倒经；湿热黄疸，肝胆或泌尿系结石症
配　伍	郁金配石菖蒲：两药相配，化湿豁痰的同时还能清心开窍，治痰火或湿热蒙蔽清窍所致神昏、癫狂、癫痫 郁金配白矾：两药相配，祛除心经热痰之力较强，治痰热蒙蔽心窍所致癫痫发狂及痰厥等
用法用量	内服：煎汤，3 ～ 10g；研末，2 ～ 5g
使用注意	丁香畏郁金，不宜与丁香、母丁香同用

表 1-12-4　莪　术

要　点	内　容
来　源	姜科植物蓬莪术、广西莪术或温郁金的干燥根茎
性味归经	辛、苦，温。归肝、脾经
性能特点	本品辛散苦泄温通。入血走气，药力颇强，为破血破气之品。既破血行气而止痛消癥，又行气消积而除胀止痛，主治血瘀、气滞、食积之重症
功　效	破血行气，消积止痛
主治病证	闭经腹痛，癥瘕积聚，胸痹心痛；积滞不化，脘腹胀痛
配　伍	莪术配三棱：二者均能破血行气、消积止痛，配伍同用后药力更著，凡血瘀及食积重症均可投用

（续表 1-12-4）

要　点	内　容
用法用量	内服：煎汤，3 ～ 9g；或入丸散。外用：适量，研末敷。醋制增强其止痛之功
使用注意	本品破血行气，故月经过多及孕妇忌服

表 1-12-5　丹　参

要　点	内　容
来　源	唇形科植物丹参的干燥根和根茎
性味归经	苦，微寒。归心、肝经
性能特点	本品苦能泄散，微寒能清，入心、肝经。主治血瘀、血热、热扰心神诸证，兼治热毒疮痈肿痛。古云“一味丹参散，功同四物汤”，实为祛瘀生新、凉血活血之品
功　效	活血祛瘀，通经止痛，清心除烦，凉血消痈
主治病证	月经不调，血滞闭经，产后瘀滞腹痛；胸痹心痛，脘腹疼痛，癥瘕积聚，肝脾肿大，热痹肿痛；热病高热烦躁，内热心烦，斑疹，心悸怔忡，失眠；疮痈肿痛
用法用量	内服：煎汤，10 ～ 15g；或入丸散。酒炒可增强其活血之功
使用注意	本品活血通经，故月经过多及孕妇慎服。反藜芦

表 1-12-6　虎　杖

要　点	内　容
来　源	蓼科植物虎杖的干燥根茎和根
性味归经	苦，微寒。归肝、胆、肺经
性能特点	本品苦能泄降，微寒能清。既治血瘀、湿热、热毒、肺热及肠道热结所致的多种病症，又治烫伤及毒蛇咬伤等
功　效	利湿退黄，清热解毒，活血祛瘀，化痰止咳，泻下通便
主治病证	湿热黄疸，淋浊，带下；水火烫伤，疮痈肿毒，毒蛇咬伤；闭经，痛经，癥瘕，跌打损伤，风湿痹痛；肺热咳嗽；热结便秘；肝胆及泌尿系结石症
用法用量	内服：煎汤，9 ～ 15g；或入丸散。外用：适量，研末调敷，制成煎液或油膏涂敷
使用注意	本品苦寒泄降，故孕妇慎服，脾虚便溏者忌服

表 1-12-7　益母草

要　点	内　容
来　源	唇形科植物益母草的干燥或新鲜地上部分
性味归经	辛、苦，微寒。归心、肝、膀胱经
性能特点	本品既活血化瘀，治瘀血诸病，尤善治瘀血经产诸病，为妇科调经良药，又利尿消肿、清热解毒，治水瘀互阻之水肿及热毒瘀结之疮疹。血热有瘀、水肿或疮肿兼瘀者皆宜

（续表 1-12-7）

要　点	内　容
功　效	活血祛瘀，利尿消肿，清热解毒
主治病证	月经不调，痛经，闭经，产后瘀阻腹痛，跌打伤痛；小便不利，水肿；疮痈肿毒，皮肤痒疹
用法用量	内服：煎汤，9 ～ 30g；或入丸散。外用：适量，鲜品捣烂外敷
使用注意	本品活血，故孕妇慎服

表 1-12-8　桃　仁

要　点	内　容
来　源	蔷薇科植物桃或山桃的干燥成熟种子
性味归经	苦、甘，平。归心、肝、肺、大肠经
性能特点	本品苦能泄降，甘润多脂，性平不偏。主入心、肝经，破血祛瘀而通经、生新血，为治血瘀诸证之要药；并入肺、大肠经，为治燥秘、肠痈、肺痈、咳喘所常用。因其活血力强，凡血瘀不论寒热新久皆宜，兼咳喘者尤佳。治咳喘、肠燥不论兼瘀与否、不论寒热皆可选用
功　效	活血祛瘀，润肠通便，止咳平喘
主治病证	血滞闭经、痛经，产后腹痛，癥瘕，跌打肿痛；肺痈，肠痈；肠燥便秘；咳喘
用法用量	内服：煎汤，5 ～ 10g，捣碎；或入丸散
使用注意	本品活血力强，故孕妇忌服

表 1-12-9　红　花

要　点	内　容
来　源	菊科植物红花的干燥花
性味归经	辛，温。归心、肝经
性能特点	本品善活血祛瘀而通经消肿、止痛，药力较强，治瘀血诸证皆可选用，兼寒者最宜
功　效	活血通经，祛瘀止痛
主治病证	血滞闭经、痛经，产后恶露不尽；胸痹心痛，癥瘕积聚，跌打肿痛；斑疹色暗（配清热凉血解毒药）
配　伍	红花配桃仁：两药相配，相得益彰，活血祛瘀力增强，凡瘀血证即可投用
用法用量	内服：煎汤，3 ～ 10g；或入丸散。小剂量活血通经，大剂量破血催产
使用注意	本品辛温行散而活血力强，故孕妇及月经过多者忌服

表 1-12-10　牛　膝

要　点	内　容
来　源	苋科植物牛膝的干燥根。习称怀牛膝

（续表 1-12-10）

要　点	内　容
性味归经	苦、甘、酸，平。归肝、肾经
性能特点	本品苦泄降，酸入肝，甘补渗利，善下行，入肝、肾经。生用味多苦，平偏凉，通利泄降，既逐瘀通经，治经产瘀血及痹痛拘挛，又利尿通淋，湿热下注常用；还引血引火下行，血热火逆及肝阳上亢每投。制用味多甘，平偏温，长于补虚，善补肝肾、强筋骨，为治腰膝酸软、筋骨无力之要药。此外，还引药下行，用药欲其下行者，常用本品作引经药
功　效	活血通经，利尿通淋，引血下行，补肝肾，强筋骨
主治病证	小便不利，淋证涩痛，湿热下注所致足膝肿痛；月经不调，痛经，闭经，难产，产后瘀阻腹痛，癥瘕，跌打伤痛；牙龈肿痛，口舌生疮，吐血，衄血；肝阳上亢所致头痛眩晕；肝肾亏虚所致腰膝酸痛、筋骨无力，筋脉拘挛，风湿痹痛，痿证
配　伍	牛膝配苍术、黄柏：三药相配，不但清热燥湿力强，而且善走下焦，故善治下焦湿热之足膝肿痛、痿软无力及湿疹、湿疮等
用法用量	内服：煎汤，5 ～ 12g；或入丸散。补肝肾、强筋骨当酒制用，余皆宜生用
使用注意	本品善下行逐瘀，故孕妇、月经过多及梦遗滑精者慎服

表 1-12-11　水　蛭

要　点	内　容
来　源	水蛭科动物蚂蟥、水蛭及柳叶蚂蟥的干燥体
性味归经	咸、苦，平。有小毒。归肝经
性能特点	本品咸入血，苦泄散，平不偏，有小毒，力较猛，专入肝。善破血逐瘀消癥，为破血逐瘀消癥之良药，血瘀重症每用
功　效	破血逐瘀，通经
主治病证	血滞闭经，癥瘕积聚，跌打损伤
用法用量	内服：煎汤，1 ～ 3g；或入丸散。焙干研末吞服，每次 0.3 ～ 0.5g
使用注意	本品有小毒，破血力强，故孕妇忌服

表 1-12-12　乳　香

要　点	内　容
来　源	橄榄科植物乳香树及同属植物树皮渗出的树脂
性味归经	辛、苦，温。归心、肝、脾经
性能特点	本品善活血，血活则痛止、筋伸、肿消、肌生，故能活血止痛、消肿生肌、伸筋。为外伤科要药，血瘀与疮肿皆宜。内服因行散而易耗伤正气，外用因生肌而不利于排脓，故治疮肿时：未溃可服，溃后勿服；无脓可敷，脓多勿敷
功　效	活血止痛，消肿生肌
主治病证	痛经，闭经，产后瘀阻腹痛，胸胁脘腹刺痛，跌打伤痛；肠痈，疮疡肿痛或溃久不收口；风湿痹痛、拘挛麻木

（续表 1-12-12）

要　点	内　容
使用注意	本品味苦活血，入煎剂常致汤液混浊，多服易致呕吐，故用量不宜过大，胃弱呕逆者慎服，孕妇及无血滞者不宜用；疮疡溃后勿服，脓多勿敷

表 1-12-13　没　药

要　点	内　容
来　源	橄榄科植物地丁树或哈地丁树的干燥树脂
性味归经	辛、苦，平。归心、肝、脾经
性能特点	本品为外伤科要药，治内外瘀滞诸痛及痈疽肿痛所常用。内服因行散而易耗伤正气，外用因生肌而不利于排脓，故治疮肿时：未溃可服，溃后勿服；无脓可敷，脓多勿敷
功　效	活血止痛，消肿生肌
主治病证	痛经，闭经，胸胁脘腹刺痛，跌打伤痛；风湿痹痛、拘挛；肠痈，疮疡肿痛或溃久不收口
用法用量	内服：煎汤，3 ～ 5g；或入丸散，宜炒去油用。外用：适量，研末敷
使用注意	本品味苦活血，入煎剂常致汤液混浊，胃弱者多服易致呕吐，故用量不宜过大，胃弱呕逆者慎服，孕妇及无血滞者不宜用，疮疡溃后勿服，脓多勿敷

表 1-12-14　姜　黄

要　点	内　容
来　源	姜科植物姜黄的干燥根茎
性味归经	辛、苦，温。归肝、脾经
性能特点	本品辛散苦泄温通，入肝、脾经。治血瘀气滞诸痛，兼寒者尤宜；治风湿肩臂痛，以寒凝阻络者最佳
功　效	破血行气，通经止痛
主治病证	气滞血瘀所致的胸胁刺痛、闭经、痛经；跌打瘀痛，风湿痹痛，肩臂痛；疮肿
用法用量	内服：煎汤，3 ～ 10g；或入丸散。外用：适量，研末敷
使用注意	本品破血力较强，故孕妇慎服

表 1-12-15　三　棱

要　点	内　容
来　源	黑三棱科植物黑三棱的干燥块茎
性味归经	苦、辛，平。归肝、脾经
性能特点	本品善破血行气而消癥止痛，能行气消积而除胀止痛，凡血瘀、气滞、食积重症可投
功　效	破血行气，消积止痛

（续表 1-12-15）

要　点	内　容
主治病证	闭经腹痛，癥瘕积聚，胸痹心痛；积滞不化，脘腹胀痛
用法用量	内服：煎汤，3 ～ 10g；或入丸散。醋制可增强其止痛之功
使用注意	本品破血力强，故孕妇及月经过多者忌服

表 1-12-16　鸡血藤

要　点	内　容
来　源	豆科植物密花豆的干燥藤茎
性味归经	苦、微甘，温。归肝、肾经
性能特点	本品苦泄温通，微甘能补，既活血通络而止痛，又补血舒筋而止痛，治血瘀血虚有寒诸证可投，血虚痹痛麻木者最宜
功　效	活血补血，调经止痛，舒筋活络
主治病证	月经不调，痛经，闭经，跌打损伤；血虚萎黄；手足麻木，肢体瘫痪，风湿痹痛
用法用量	内服：煎汤，9 ～ 15g，大剂量可用 30g；或入丸散，或浸酒服，或熬膏服
使用注意	本品活血通经，故孕妇及月经过多者慎服

表 1-12-17　川牛膝

要　点	内　容
来　源	苋科植物川牛膝的干燥根
性味归经	甘、微苦，平。归肝、肾经
性能特点	本品微苦泄降，甘渗利，平偏凉，善下行。入肝、肾经，通利泄降。既逐瘀通经、通利关节，治各科瘀血所致病证常用；又利尿通淋、引药、引血、引火下行，治湿热下注、血热上涌及肝阳上亢效良
功　效	逐瘀通经，通利关节，利尿通淋，引血下行
主治病证	月经不调，痛经，闭经，产后瘀阻，关节痹痛，跌打伤痛；小便不利，淋浊涩痛；吐血，衄血，尿血，牙龈肿痛，口舌生疮；肝阳上亢，头痛眩晕
使用注意	本品下行逐瘀，故孕妇慎服

表 1-12-18　苏　木

要　点	内　容
来　源	豆科植物苏木的干燥心材
性味归经	甘、咸、微辛，平。归心、肝、脾经
性能特点	本品咸走血，微辛能散，甘平偏凉。治瘀血经产诸证；又祛瘀止痛，疗胸腹刺痛与跌打伤痛
功　效	活血祛瘀，消肿止痛
主治病证	血滞闭经、痛经，产后瘀阻腹痛，胸腹刺痛；跌打损伤，瘀滞肿痛

（续表 1-12-18）

要　点	内　容
用法用量	内服：煎汤，3～9g；或入丸散。外用：适量，研末敷
使用注意	本品活血通经，故孕妇忌服

表 1-12-19　西红花

要　点	内　容
来　源	鸢尾科植物番红花的干燥柱头。又名藏红花
性味归经	甘，寒。归心、肝经
性能特点	本品质轻行散，甘寒清泄，入心、肝经。既活血祛瘀，治血瘀兼热最宜，又凉血解毒，治热入营血、温毒发斑常用；还解郁安神，治忧郁痞闷、惊悸发狂可投
功　效	活血祛瘀，凉血解毒，解郁安神
主治病证	血滞闭经、痛经，产后瘀阻腹痛，癥瘕积聚，跌打伤痛；热入营血，温毒发斑；忧郁痞闷，惊悸发狂
用法用量	内服：煎汤，1～3g；或沸水泡服，或入丸散。外用：适量，研末调敷
使用注意	本品活血通经，故孕妇慎服

表 1-12-20　五灵脂

要　点	内　容
来　源	鼯鼠科动物复齿鼯鼠的干燥粪便
性味归经	苦、甘，温。入肝、脾经
性能特点	本品苦泄温通，入肝、脾经。生用长于行散，善活血通脉而止痛，治瘀血诸痛。炒用行中有止，善化瘀行血而止血，治瘀阻崩漏下血。并解蛇虫毒，治蛇虫咬伤
功　效	活血止痛，化瘀止血，解蛇虫毒
主治病证	血滞痛经、闭经，产后瘀阻腹痛，胸胁脘腹刺痛；瘀滞崩漏；蛇虫咬伤
用法用量	内服：煎汤，3～10g，布包；或入丸散。外用：适量，研末调涂。活血止痛宜生用，化瘀止血宜炒用
使用注意	本品活血祛瘀，故孕妇慎服。人参畏五灵脂，故不宜与人参同用

表 1-12-21　土鳖虫

要　点	内　容
来　源	鳖蠊科昆虫地鳖或冀地鳖的雌虫干燥体
性味归经	咸，寒。有小毒。归肝经
性能特点	本品善破血逐瘀而消癥，治瘀血闭经、产后瘀阻及癥瘕痞块；又续筋接骨，疗跌打损伤、筋伤骨折
功　效	破血逐瘀，续筋接骨
主治病证	血瘀闭经，产后瘀阻腹痛，癥瘕痞块；跌打损伤，筋伤骨折

（续表 1-12-21）

要　点	内　容
用法用量	内服：煎汤，3 ～ 10g；研末，每次 1 ～ 1.5g；或入丸散
使用注意	本品破血力强，故孕妇忌服

表 1-12-22　血　竭

要　点	内　容
来　源	棕榈科植物麒麟竭果实的渗出树脂的加工品
性味归经	甘、咸，平。归心、肝经
性能特点	本品咸走血软坚，甘平性缓，行中有止，入心、肝经。既能活血散瘀而止痛，又能化瘀收敛而止血，还能生肌消肿而敛疮
功　效	活血定痛，化瘀止血，生肌敛疮
主治病证	瘀血闭经、痛经，产后瘀阻腹痛；跌打损伤，瘀血肿痛；癥瘕痞块，胸腹刺痛；外伤出血，溃疡不敛
用法用量	内服：研末，1 ～ 2g；或入丸散。外用：适量，研末撒或入膏药内贴敷
使用注意	本品活血散瘀，故孕妇及妇女月经期慎服

表 1-12-23　刘寄奴

要　点	内　容
来　源	菊科植物奇蒿的干燥全草
性味归经	苦、辛，温。归心、肝、脾经
性能特点	本品苦泄辛散，芳香温通。善破血化瘀而通经止痛，瘀血有寒者宜投。能醒脾开胃而消食化积，食积泻痢者宜用。血瘀有寒或兼食积者宜用
功　效	破血通经，散寒止痛，消食化积
主治病证	跌打损伤，创伤出血；闭经，产后腹痛，癥瘕；食积腹痛，赤白痢疾
使用注意	本品破血通经，多服令人吐利，故孕妇及气血亏虚无瘀滞者忌服，内服不宜过量

表 1-12-24　北刘寄奴

要　点	内　容
来　源	玄参科植物阴行草的干燥全草
性味归经	苦，凉。归脾、胃、肝、胆经
功　效	活血祛瘀，通经止痛，凉血止血，清热利湿
主治病证	跌打损伤，瘀血闭经，月经不调，产后瘀血腹痛，癥瘕积聚；湿热黄疸，水肿，白带过多；外伤出血，血痢，血淋
用法用量	内服：煎汤，6 ～ 9g；或入丸散。外用：适量，研末调敷
使用注意	本品活血通利，故孕妇及月经过多者慎服

表 1-12-25　穿山甲

要　点	内　容
来　源	鲮鲤科动物穿山甲的鳞甲
性味归经	咸，微寒。归肝、胃经
性能特点	本品咸软入血，微寒能清，走窜行散，内通脏腑，外透经络，直达病所，药力颇强。入肝、胃经，既善活血、通经、下乳，治闭经、癥瘕常用，治痹痛、瘫痪宜选，治外伤与乳汁不下可投。又善搜风、消肿、排脓，治疮肿未脓可消，已脓可溃，脓成将溃用之最宜。为妇科通经下乳之良药，外科消肿排脓之佳品
功　效	活血消癥，通经下乳，消肿排脓
主治病证	痹痛拘挛，中风瘫痪，麻木拘挛；瘀血闭经，癥瘕痞块，跌打肿痛；乳汁不下；痈肿疮毒，瘰疬痰核
用法用量	内服：煎汤，3 ～ 10g；研末，每次 1 ～ 1. 5g。多用炮制品
使用注意	本品走窜行散，善活血消肿排脓，故痈疽已溃及孕妇忌服

表 1-12-26　王不留行

要　点	内　容
来　源	石竹科植物麦蓝菜的干燥成熟种子
性味归经	苦，平。归肝、胃经
性能特点	本品既活血通经，治经产血瘀诸证；又下乳消肿，治乳汁不下及乳痈常用，为活血通经下乳之良药。兼利尿通淋，治淋证涩痛效佳。凡血瘀或乳少，无论寒热虚实皆宜，兼热或淋痛者尤佳
功　效	活血通经，下乳消肿，利尿通淋
主治病证	乳汁不下，乳痈肿痛；血瘀痛经、闭经，难产；淋证涩痛，小便不利
用法用量	内服：煎汤，5 ～ 10g；或入丸散。外用：适量，耳穴埋豆
使用注意	本品善活血通利，故孕妇慎服

表 1-12-27　月季花

要　点	内　容
来　源	蔷薇科植物月季的干燥花
性味归经	甘、微苦，温。归肝经
性能特点	本品甘温通利，芳香疏理，微苦泄散，专入肝经。既活血疏肝、解郁调经，又消肿、解毒。治肝郁血滞有寒者常用
功　效	活血调经，疏肝解郁
主治病证	月经不调，痛经，闭经；肝郁之胸胁胀痛
用法用量	内服：煎汤，3 ～ 6g；或入丸散。外用：适量，捣敷
使用注意	本品活血，多服久服可致溏泄，故孕妇及脾胃虚弱者慎服

表 1-12-28　干　漆

要　点	内　容
来　源	漆树科植物漆树树脂经加工后的干燥品
性味归经	辛、苦，温。有小毒。归肝、胃经
性能特点	本品辛散苦泄温通，有小毒而力强。入肝、胃经，善破血祛瘀，治血瘀闭经、癥瘕；善杀虫，治虫积腹痛
功　效	破血祛瘀，杀虫
主治病证	闭经，癥瘕积聚；虫积腹痛
用法用量	内服：煎汤，2 ～ 5g；入丸散，每次 0.06 ～ 0.1g。宜烧枯或炒至焦枯黑烟尽，以减其毒性
使用注意	本品破血力强，且有毒，故孕妇及对漆过敏者忌服。畏蟹，忌同用

表 1-12-29　自然铜

要　点	内　容
来　源	硫化物类矿物黄铁矿族黄铁矿，主含二硫化铁
性味归经	辛，平。归肝经
性能特点	既散瘀止痛，又续筋接骨，为接骨疗伤常用药
功　效	散瘀止痛，接骨疗伤
主治病证	跌打损伤，骨折肿痛
用法用量	内服：煎汤，3 ～ 9g，打碎先煎；或醋淬研细末入散剂，每次 0.3g。外用：适量，研末调敷
使用注意	本品为金石之品，故不宜久服，血虚无滞者慎服

第十二章

第十三章

化痰止咳平喘药

知识导图

化痰止咳平喘药 {化痰药, 止咳平喘药}

含义：凡以祛痰或消痰为主要功效的药物，称为化痰药；能减轻或制止咳嗽和喘息的药物，称为止咳平喘药。合之则称为化痰止咳平喘药。

功效：本类药或辛或苦，或温或寒，多入肺经，辛开宣散，苦燥降泄，温化寒清，主能宣降肺气、化痰止咳、降气平喘，部分药物分别兼有散寒、清热、散结、润肺等作用。

适用范围：本类药主要适用于外感或内伤所致的咳嗽、气喘、痰多，或痰饮喘息，或因痰所致的瘰疬瘿瘤、阴疽流注、癫痫惊厥等。

分类：按其性能功效与临床应用，常将本类药分化痰药和止咳平喘药两类。其中，化痰药因药性不同，又有温化寒痰与清化热痰之区别。

使用注意：温化寒痰药药性温燥，不宜用于热痰、燥痰；清化热痰药药性寒润，不宜用于寒痰、湿痰；刺激性较强的化痰药，不宜用于咳嗽兼有出血倾向者，以防出血加重；麻疹初起兼有表证之咳嗽，应以疏解清宣为主，不能单用止咳药，忌用温燥和具有收敛性的止咳药，以防影响麻疹透发；脾虚生痰者，应配健脾燥湿之品，达到标本兼治的目的。

第一节 化痰药

表 1-13-1 半 夏

要 点	内 容
来 源	天南星科植物半夏的干燥块茎
性味归经	辛，温。有毒。归脾、胃、肺经
性能特点	本品善祛脾胃湿痰。内服能燥湿化痰、降逆止呕、消痞散结，为治湿痰、寒痰、呕吐之要药，凡痰湿所致病证皆可选用，兼寒者最宜，兼热者当配苦寒之品。外用能攻毒散结而消肿，可治瘿瘤痰核及痈肿等
功 效	燥湿化痰，降逆止呕，消痞散结
主治病证	痰多咳喘，痰饮眩悸，风痰眩晕，痰厥头痛；胃气上逆，恶心呕吐；胸脘痞闷，梅核气，瘿瘤痰核，痈疽肿毒

（续表 1-13-1）

要　点	内　容
用法用量	内服：煎汤，5～9g；或入丸散。外用：取其生品适量并研末调敷。内服用制半夏，不同炮制品功效有差别。姜半夏长于降逆止呕；清半夏长于化痰；法半夏长于燥湿；竹沥半夏长于清热化痰。生半夏外用
使用注意	本品温燥，故阴虚燥咳、出血证忌服，热痰慎服。生品毒大，一般不作内服。反乌头，不宜与附子、川乌、制川乌、草乌、制草乌同用

表 1-13-2　天南星

要　点	内　容
来　源	天南星科植物天南星、异叶天南星或东北天南星的干燥块茎
性味归经	苦、辛，温。有毒。归肺、肝、脾经
性能特点	本品苦燥辛散，温化有毒，药力较强。湿痰、风痰皆宜，兼寒者尤佳，兼热者当配苦寒之品。生者外用攻毒、散结、消肿而止痛，治痈疽、瘰疬。功似半夏而力强，尤善祛经络风痰而止痉。治经络风痰，以天南星为主半夏辅之
功　效	燥湿化痰，祛风止痉，散结消肿
主治病证	顽痰咳嗽；风痰眩晕，中风口眼㖞斜，癫痫，破伤风；痈疽肿痛，瘰疬痰核
用法用量	内服：煎汤，5～9g；或入丸散。外用：适量，以生品研末调敷。内服燥湿化痰，祛风止痉宜制用，外用散结消肿宜生用
使用注意	本品温燥有毒，故阴虚燥咳忌服，孕妇慎服。生品毒大，一般不作内服

表 1-13-3　芥　子

要　点	内　容
来　源	十字花科植物白芥或芥的干燥成熟种子
性味归经	辛，温。归肺经
性能特点	本品辛散温通，气锐走窜，专入肺经。善治寒痰及痰饮诸证，尤以痰在皮里膜外（深筋膜）及经络者最宜
功　效	温肺祛痰，利气散结，通络止痛
主治病证	寒痰咳喘，悬饮胁痛；痰阻经络之肢体关节疼痛，阴疽流注
用法用量	内服：煎汤，3～9g；或入丸散。外用：适量，研末调敷
使用注意	外敷能刺激皮肤，引起发疱，故皮肤过敏者慎用

表 1-13-4　桔　梗

要　点	内　容
来　源	桔梗科植物桔梗的干燥根
性味归经	辛、苦，平。归肺经
性能特点	本品辛散苦泄，性平不偏，质轻上浮，专入肺经。善开宣肺气、祛痰利咽，排脓，主治咳嗽痰多、咽痛音哑及肺痈吐脓

（续表 1-13-4）

要　点	内　容
功　效	宣肺，利咽，祛痰，排脓
主治病证	咳嗽痰多、咯痰不爽，咽痛音哑；肺痈胸痛、咳吐脓血、痰黄腥臭
配　伍	桔梗配甘草：两药相配，既祛痰止咳，又利咽解毒，治咳嗽有痰，咽喉肿痛
用法用量	内服：煎汤，3 ～ 10g；或入丸散
使用注意	本品升散，用量过大易致恶心，故呕吐、眩晕等气机上逆之证及阴虚久咳、咳血者忌服

表 1-13-5　旋覆花

要　点	内　容
来　源	菊科植物旋覆花或欧亚旋覆花的干燥头状花序
性味归经	苦、辛、咸，微温。归肺、脾、胃、大肠经
性能特点	本品苦降辛散，微温咸软，既下气行水消痰，治痰涎壅肺之喘咳痰多、痰饮蓄结之胸膈痞满，又降胃气止呕哕，治噫气、呕吐。为治肺胃气逆之要药
功　效	消痰行水，降气止呕
主治病证	痰涎壅肺之喘咳痰多，痰饮蓄结之胸膈痞闷；噫气，呕吐
配　伍	旋覆花配赭石：两药相配，寒温并用，降肺胃之逆气力强，治气逆呕恶、喘息效佳
用法用量	内服：煎汤，3 ～ 9g，布包；或入丸散
使用注意	本品温散，故阴虚燥咳者忌服

表 1-13-6　瓜　蒌

要　点	内　容
来　源	葫芦科植物栝楼或双边栝楼的干燥成熟果实。果皮称瓜蒌皮，种子称瓜蒌仁，皮、仁合用称全瓜蒌
性味归经	甘，寒。归肺、胃、大肠经
性能特点	本品甘寒清泄滑润，清泄不苦燥，滑肠不峻下，甘润不滞气。既清肺润燥涤痰、利气宽胸开痹，又消肿散结、滑肠通便，善治肺热痰稠咳痰不易、胸痹结胸、乳痈、肺痈、肠痈，以及热结肠燥便秘
功　效	清肺润燥化痰，利气宽胸，消肿散结，润肠通便
主治病证	肺热咳嗽、痰稠不易咳出；胸痹，结胸；乳痈肿痛，肺痈，肠痈；肠燥便秘
用法用量	内服：煎汤，瓜蒌皮 6 ～ 12g，瓜蒌仁 9 ～ 15g，全瓜蒌 9 ～ 15g；或入丸散。瓜蒌皮长于清肺化痰，利气宽胸；瓜蒌仁长于润肺化痰，滑肠通便；全瓜蒌兼具两者功效
使用注意	本品寒凉滑润，故脾虚便溏及寒痰、湿痰者忌服。反乌头，不宜与附子、川乌、制川乌、草乌、制草乌同用

表 1-13-7　川贝母

要　点	内　容
来　源	百合科植物川贝母、暗紫贝母、甘肃贝母、梭砂贝母、太白贝母或瓦布贝母的干燥鳞茎
性味归经	苦、甘，微寒。归肺、心经
性能特点	本品甘润辛散，苦微寒清泄，为清泄润肺之品。善清肺化痰、润肺止咳，为肺热燥咳及虚劳咳嗽之要药；能开郁散结，治痰热或火郁胸闷、疮肿瘰疬
功　效	清热化痰，润肺止咳，散结消痈
主治病证	肺热咳喘，外感咳嗽；肺燥咳嗽，肺虚久咳，阴虚劳嗽；痰热或火郁胸闷，瘰疬，疮肿，乳痈，肺痈
用法用量	内服：煎汤，3 ～ 9g；研细粉，每次 1 ～ 1.5g；也可入丸剂
使用注意	反乌头，不宜与附子、川乌、制川乌、草乌、制草乌同用

表 1-13-8　浙贝母

要　点	内　容
来　源	百合科植物浙贝母的干燥鳞茎
性味归经	苦，寒。归肺、心经
性能特点	本品苦寒清泄，入肺、心经，为清热开泄之品。功似川贝母而长于清泄热邪、开郁散结，多用于痰热、风热咳嗽及瘰疬疮肿等
功　效	清热化痰，散结消肿
主治病证	肺热咳喘，风热咳嗽；瘰疬，疮肿，乳痈，肺痈
用法用量	内服：煎汤，3 ～ 9g；或入丸散
使用注意	本品苦寒，故风寒咳嗽或寒痰咳嗽忌服，脾胃虚寒者慎服。反乌头，不宜与附子、川乌、制川乌、草乌、制草乌同用

表 1-13-9　竹　茹

要　点	内　容
来　源	禾本科植物青秆竹、大头典竹或淡竹茎秆的干燥中间层
性味归经	甘，微寒。归肺、胃、胆经
性能特点	本品甘而微寒，清化凉泄，药力较缓。既清热化痰而止咳、除烦，是治痰热咳嗽及胆火挟痰之良药，又清胃而止呕，是治胃热呕吐之要药；还能清热而安胎，常用于治胎热胎动
功　效	清热化痰，除烦止呕，安胎
主治病证	肺热咳嗽、咳痰黄稠；痰火内扰之心烦失眠；胃热呕吐，妊娠恶阻；胎热胎动
用法用量	内服：煎汤，6 ～ 10g；或入丸散。化痰宜生用，止呕宜姜汁制
使用注意	本品甘凉，故寒痰咳喘、胃寒呕吐者慎服

表 1-13-10　白附子

要　点	内　容
来　源	天南星科植物独角莲的干燥块茎
性味归经	辛，温。有毒。归肝、胃经
性能特点	本品辛温燥散，有毒力强，能升能散，引药势上行，入肝、胃经。治风痰诸证常用；又解毒散结，治毒蛇咬伤、瘰疬痰核可选
功　效	燥湿化痰，祛风止痉，解毒散结
主治病证	中风痰壅，口眼㖞斜，破伤风，惊风癫痫，偏正头痛；毒蛇咬伤，瘰疬痰核
用法用量	内服：煎汤，3～6g；或入丸散。外用：适量。内服宜制用，生品毒性大，一般作外用
使用注意	本品温燥有毒，故孕妇慎服

表 1-13-11　竹　沥

要　点	内　容
来　源	禾本科植物新鲜青秆竹、淡竹等茎秆经火烤灼所流出的液汁
性味归经	甘，寒。归心、肺、胃经
性能特点	本品甘寒清泄，滑利透达，善清热滑痰，药力颇强。既为治痰热咳喘、痰稠胶结难出之要药，又为治痰热蒙蔽清窍之佳品
功　效	清热滑痰
主治病证	肺热痰壅咳喘；中风痰迷，惊痫癫狂
用法用量	内服：30～60g，冲服
使用注意	本品为液汁，不宜久藏。又因其性寒滑，故寒痰咳喘及便溏者慎服

表 1-13-12　白　前

要　点	内　容
来　源	萝藦科植物柳叶白前或芫花叶白前的干燥根茎及根
性味归经	苦、辛，微温。归肺经
性能特点	本品苦降多，辛散少，性微温，不燥热，入肺经。凡咳喘无论寒热皆可酌投，属寒者最宜
功　效	降气祛痰止咳
主治病证	肺气壅实之咳喘气逆、痰多
用法用量	内服：煎汤，3～9g，或入丸散
使用注意	本品苦降辛散，故肺虚干咳者慎服。对胃黏膜具有刺激性，故患胃病或有出血倾向者忌服

表 1-13-13　前　胡

要　点	内　容
来　源	伞形科植物白花前胡的干燥根
性味归经	苦、辛，微寒。归肺经
性能特点	本品苦泄辛散，微寒能清，专入肺经。善治外感风热或痰热阻肺之咳喘
功　效	降气祛痰，宣散风热
主治病证	肺气不降之喘咳痰稠；风热之咳嗽痰多
用法用量	内服：煎汤，3 ～ 10g；或入丸散
使用注意	本品苦泄辛散微寒，故阴虚咳嗽、寒饮咳喘者慎服

表 1-13-14　昆　布

要　点	内　容
来　源	海带科植物海带或翅藻科植物昆布的干燥叶状体
性味归经	咸，寒。归肝、胃、肾经
性能特点	本品咸软寒清，入肝、胃、肾经。善消痰软坚，治瘿瘤、瘰疬最宜；兼利水，治脚气、水肿与小便不利
功　效	消痰软坚，利水消肿
主治病证	瘰疬，瘿瘤；脚气浮肿，水肿，小便不利
用法用量	内服：煎汤，6 ～ 12g；或入丸散

表 1-13-15　海　藻

要　点	内　容
来　源	马尾藻科植物海蒿子或羊栖菜的干燥藻体
性味归经	咸，寒。归肝、胃、肾经
性能特点	本品咸软寒清，入肝、胃、肾经。善消痰软坚，为治瘰疬瘿瘤所常用，并多与昆布相须为用；兼利水，治脚气、水肿与小便不利可投
功　效	消痰软坚，利水消肿
主治病证	瘰疬，瘿瘤；脚气肿痛，水肿，小便不利
用法用量	内服：煎汤，6 ～ 12g；或入丸散
使用注意	反甘草

表 1-13-16　天竺黄

要　点	内　容
来　源	禾本科植物青皮竹或华思劳竹等秆内的分泌液经干燥凝结而成的块状物
性味归经	甘，寒。归心、肝经

（续表 1-13-16）

要　点	内　容
性能特点	本品甘寒清泄，入心、肝经。为治痰热惊痫与中风痰壅之要药
功　效	清热化痰，清心定惊
主治病证	痰热惊痫，中风痰壅
用法用量	内服：煎汤，3 ～ 9g；研粉吞服，每次 0.6 ～ 1g；或入丸剂
使用注意	本品性寒，故脾胃虚寒者慎服

表 1-13-17　黄药子

要　点	内　容
来　源	薯蓣科植物黄独的干燥块茎
性味归经	苦，寒。有小毒。归肺、肝经
性能特点	本品苦寒清泄，有小毒，力较强，入肺、肝经。为治瘿瘤要药；又清热毒、解蛇毒，治疮痈、咽痛、蛇咬伤；还清血热而止血，治血热出血
功　效	化痰软坚散结，清热解毒，凉血止血
主治病证	瘿瘤；疮痈肿毒，咽喉肿痛，毒蛇咬伤；血热之吐血、衄血、咯血
用法用量	内服：煎汤，5 ～ 15g；研末，1 ～ 2g，或入丸散。外用：适量，研末调敷，或鲜品捣敷
使用注意	本品苦寒有毒，多服久服可致吐泻腹痛，故不宜过量服用或久服，脾胃虚寒者慎服。对肝脏具有一定损害性，故肝病患者忌服，长期用药者应定期检查肝功能

表 1-13-18　瓦楞子

要　点	内　容
来　源	蚶科动物毛蚶、泥蚶或魁蚶的贝壳
性味归经	咸，平。归肺、胃、肝经
性能特点	本品咸软消散，性平不偏，入肺、胃、肝经。善治顽痰久咳、瘿瘤瘰疬、癥瘕痞块；煅用制酸而止痛，为胃痛泛酸所常用
功　效	消痰化瘀，软坚散结，制酸止痛
主治病证	顽痰久咳，瘰疬，瘿瘤；癥瘕痞块；胃痛泛酸
用法用量	内服：煎汤，9 ～ 15g，打碎先下；研末，1 ～ 3g。消痰化瘀、软坚散结宜生用，制酸止痛宜煅用

表 1-13-19　海蛤壳

要　点	内　容
来　源	帘蛤科动物文蛤、青蛤的贝壳
性味归经	苦、咸，寒。归肺、胃经

（续表 1-13-19）

要　点	内　容
性能特点	本品苦泄寒清，咸软重降，入肺、胃经。生用善治肺热或痰火郁结之喘嗽；煅用善治胃痛泛酸
功　效	清热化痰，软坚散结，利尿消肿，制酸止痛
主治病证	肺热、痰火咳喘；瘿瘤，瘰疬，痰核；水肿、小便不利；胃痛泛酸
用法用量	内服：煎汤，9 ～ 15g，打碎先下，蛤粉宜布包，入丸散，1 ～ 3g。化痰、软坚、利尿宜生用，制酸止痛宜煅用
使用注意	本品性寒，故肺虚有寒、中阳虚弱者慎服

表 1-13-20　海浮石

要　点	内　容
来　源	胞孔科动物脊突苔虫的干燥骨骼或火山喷出的岩浆形成的多孔状石块
性味归经	咸，寒。归肺经
性能特点	本品咸软寒清，质轻上浮。为治痰热咳喘之要药；能软坚散结，为治瘰疬结核所常用；兼通淋，可治淋证涩痛
功　效	清热化痰，软坚散结，通淋
主治病证	肺热咳喘；瘰疬结核；淋证
用法用量	内服：煎汤，6 ～ 9g，打碎先下；或入丸散
使用注意	本品甘寒，故虚寒咳嗽及脾胃虚寒者慎服

表 1-13-21　礞　石

要　点	内　容
来　源	变质岩类黑云母片岩与绿泥石化云母碳酸盐片岩，或蛭石片岩与水黑云母片岩。前两者习称青礞石，后两者习称金礞石
性味归经	甘、咸，平。归肺、心、肝经
性能特点	本品甘咸软化，质重坠降，性平偏凉。入肺经，善下气坠痰，为治顽痰咳喘之佳品。入肝经，能平肝镇惊，为治痰积惊痫之良药
功　效	消痰下气，平肝镇惊
主治病证	顽痰、老痰胶结之气逆咳喘；惊风抽搐，癫痫发狂
用法用量	内服：煎汤，10 ～ 15g，打碎布包，先下；入丸散，1.5 ～ 3g
使用注意	本品质重而善沉坠，故孕妇忌服

第二节 止咳平喘药

表 1-13-22　苦杏仁

要　点	内　容
来　源	蔷薇科植物山杏、西伯利亚杏、东北杏及杏的干燥成熟种子
性味归经	苦、微温。有小毒。归肺、大肠经
性能特点	本品苦泄降，富含脂，微温小毒，药力较强，入肺与大肠经。上能降肺气以止咳喘，下能润肠燥以通大便，并兼宣肺之功，善治多种咳喘与肠燥便秘
功　效	降气止咳平喘，润肠通便
主治病证	咳嗽气喘；肠燥便秘
配　伍	苦杏仁配紫苏：两药相配，具有发散表邪，宣肺止咳之功，治凉燥袭肺，肺失宣降之恶寒头痛、咳嗽痰稀
用法用量	内服：煎汤，5～10g，打碎；或入丸散
使用注意	本品有小毒，故用量不宜过大，婴儿慎服

表 1-13-23　百　部

要　点	内　容
来　源	百部科植物直立百部、蔓生百部或对叶百部的干燥块根
性味归经	甘、苦，平。归肺经
性能特点	本品甘润苦降，性平不偏，专入肺经。善润肺止咳，为治新久咳嗽之要药，最宜用于痨嗽及百日咳。善杀虫灭虱，为治头虱、体虱、蛲虫病之佳品
功　效	润肺止咳，杀虫灭虱
主治病证	新久咳嗽，百日咳，肺痨咳嗽；蛲虫病，头虱，体虱
用法用量	内服：煎汤，5～9g；或入丸散。外用：适量，煎汤熏洗，或研末撒。久咳虚喘宜蜜炙用，杀虫灭虱宜生用
使用注意	本品易伤胃滑肠，故脾虚食少便溏者慎服

表 1-13-24　紫苏子

要　点	内　容
来　源	唇形科植物紫苏的干燥成熟果实
性味归经	辛，温。归肺、大肠经
性能特点	本品辛温润降。善治痰壅咳喘与肠燥便秘
功　效	降气化痰，止咳平喘，润肠通便
用法用量	内服：煎汤，5～10g，打碎；或入丸散
主治病证	痰壅咳喘气逆；肠燥便秘
使用注意	本品耗气滑肠，故气虚久咳、阴虚喘逆及脾虚便溏者忌服

表 1-13-25　桑白皮

要　点	内　容
来　源	桑科植物桑的干燥根皮
性味归经	甘，寒。归肺经
性能特点	本品甘淡渗利寒清，专入肺经。既泻肺中之热邪，又行肺中之痰水。善泻肺平喘，治肺热咳喘痰多；能利水消肿，治浮肿尿少及小便不利
功　效	泻肺平喘，利水消肿
主治病证	肺热之咳喘痰多；浮肿尿少，小便不利
用法用量	内服：煎汤，6 ～ 12g；或入丸散。泻肺平喘宜蜜炙用，利水消肿宜生用
使用注意	本品性寒，故寒痰咳喘者忌服

表 1-13-26　葶苈子

要　点	内　容
来　源	十字花科植物播娘蒿或独行菜的干燥成熟种子
性味归经	苦、辛，大寒。归肺、膀胱经
性能特点	本品苦泄辛散，大寒清降，入肺与膀胱经，药力颇强。能泄肺气之壅闭而通调水道、消除痰饮，有泻肺平喘、利水消肿之功，善治痰壅肺实咳喘及浮肿尿少等
功　效	泻肺平喘，利水消肿
主治病证	痰壅肺实之咳喘；浮肿尿少，小便不利
用法用量	内服：煎汤，3 ～ 10g，布包；或入丸散
使用注意	本品泻肺力强，故肺虚喘促、脾虚肿满者忌服

表 1-13-27　紫　菀

要　点	内　容
来　源	菊科植物紫菀的干燥根及根茎
性味归经	辛、苦，温。归肺经
性能特点	本品辛散苦降，温润不燥，专入肺经。善润肺下气、化痰止咳，凡咳嗽无论外感、内伤皆可选用
功　效	润肺下气，化痰止咳
主治病证	外感咳嗽、咳痰不爽；肺虚久咳、痰中带血
用法用量	内服：煎汤，5 ～ 10g；或入丸散。外感暴咳宜生用，肺虚久咳宜蜜炙用
使用注意	本品辛散苦降温润，故温燥咳嗽或实热痰嗽不宜单用

表 1-13-28　款冬花

要　点	内　容
来　源	菊科植物款冬的干燥花蕾

（续表 1-13-28）

要　点	内　容
性味归经	辛、微苦，温。归肺经
性能特点	本品辛温而润，微苦而降，温润不燥，专入肺经。凡咳嗽无论外感、内伤皆可酌投，寒嗽最宜
功　效	润肺下气，止咳化痰
主治病证	多种咳嗽
用法用量	内服：煎汤，5～10g；或入丸散。外感暴咳宜生用，肺虚久咳宜蜜炙用
使用注意	本品辛温，易耗气助热，故咳血或肺痈咳吐脓血者慎服

表 1-13-29　枇杷叶

要　点	内　容
来　源	蔷薇科植物枇杷的干燥叶
性味归经	苦，微寒。归肺、胃经
性能特点	本品苦泄降，微寒清，入肺、胃经。治肺热咳喘、胃热呕哕皆宜
功　效	清肺止咳，降逆止呕
主治病证	肺热之咳喘痰稠；胃热之烦渴、呕哕
用法用量	内服：煎汤，6～10g；或入丸散。止咳宜蜜炙用，止呕宜生用
使用注意	本品微寒，故寒嗽及胃寒呕吐者慎服

表 1-13-30　马兜铃

要　点	内　容
来　源	马兜铃科植物北马兜铃或马兜铃的干燥果实
性味归经	苦、微辛，寒。归肺、大肠经
性能特点	本品苦寒清泄而降，微辛兼散。入肺经，能清肺化痰而止咳平喘，治肺热咳喘；入大肠经，能清肠泄热，治痔疮肿痛
功　效	清肺化痰，止咳平喘，清肠疗痔
主治病证	肺热咳嗽；肺虚有热之咳喘或痰中带血；痔疮肿痛、出血
用法用量	内服：煎汤，3～9g；或入丸散。肺虚有热咳喘宜蜜炙用，清肺化痰、清肠疗痔宜生用
使用注意	本品含马兜铃酸，可损害肾脏，故不宜大量使用或长期服用，儿童及老年人慎用，孕妇、婴幼儿及肾功能不全者禁用

表 1-13-31　白　果

要　点	内　容
来　源	银杏科植物银杏的干燥成熟种子
性味归经	甘、苦、涩，平。有毒。归肺、肾经

（续表 1-13-31）

要　点	内　容
性能特点	本品涩收敛，苦泄降，甘平偏凉，有毒力强。入肺、肾经。既敛肺化痰而平喘，又收涩除湿而止带缩尿，善治咳喘痰嗽、白浊带下、尿频遗尿
功　效	敛肺平喘，止带缩尿
主治病证	咳喘气逆痰多；白浊，带下，尿频遗尿
配　伍	白果配麻黄：两药相配，收散并用，既可防麻黄辛散耗气，又可增降气平喘之力，可治咳喘之证
用法用量	内服：煎汤，5 ～ 10g，打碎；或入丸散。生用毒性大，炒用毒性减弱。入药时须去除外层种皮及内层的薄皮和心芽
使用注意	本品敛涩有毒，故不可过量服用，咳痰不利者慎服，不宜直接生食

表 1-13-32　胖大海

要　点	内　容
来　源	梧桐科植物胖大海的干燥成熟种子
性味归经	甘，寒。归肺、大肠经
性能特点	本品甘寒质轻，清宣润降。上入肺经而能清宣肺气，治肺失清肃之咳嗽、声哑；下入大肠经而能清热通便，治燥热便秘。然因力缓，故多用于轻症
功　效	清宣肺气，清肠通便
主治病证	肺热声哑，痰热咳嗽；燥热便秘，肠热便血
用法用量	内服：煎汤，2 ～ 3 枚，或沸水泡
使用注意	本品性寒滑肠，故脾虚便溏者忌服

表 1-13-33　洋金花

要　点	内　容
来　源	茄科植物白花曼陀罗的干燥花
性味归经	辛，温。有毒。归肺、肝经
性能特点	本品辛温燥散，有毒力强，入肺、肝经。既平喘止咳，治咳喘无痰、喘息难平，内服、燃吸皆宜，又麻醉镇痛，治痛证，内服、外用皆可。兼止痉，治小儿慢惊
功　效	平喘止咳，解痉，定痛
主治病证	咳嗽哮喘；小儿慢惊；脘腹冷痛，风湿痹痛，外科麻醉
用法用量	内服：入丸散，0.3 ～ 0.6g；亦可作卷烟分次燃吸（一日量不超过 1.5g）。外用：适量，煎汤洗，或研末调涂
使用注意	本品有剧毒，应严格控制用量，痰热咳痰不利者不宜。因含有东莨菪碱及阿托品等，故孕妇、青光眼、高血压及心动过速者忌服

第十四章

安神药

知识导图

安神药 { 重镇安神药 / 养心安神药 }

含义：凡以安定神志为主要功效的药物，称为安神药。

功效：本类药或为金石贝壳类，或为植物类，多入心、肝经。金石贝壳类药，因其质重而具镇心祛怯、安神定志之功；而植物类药多能滋养而具养心安神之功。

适用范围：本类药主要适用于神志不安的病证，症见心悸、失眠、多梦、癫狂、惊痫等。

分类：按其性能功效及临床应用，常将本类药物分为重镇安神药和养心安神药两类。

使用注意：矿石类安神药易伤脾胃，不宜久服，或配伍健脾养胃药同用；用治失眠，应于临睡前服药。

第一节 重镇安神药

表 1-14-1　朱　砂

要　点	内　容
来　源	硫化物类辰砂族辰砂，主含硫化汞
性味归经	甘，寒。有毒。归心经
性能特点	本品甘寒清解，质重镇怯，力强有毒，专入心经。善重镇安神，为治心火亢盛诸证之要药；无论虚实皆宜；能清热解毒，为治热毒疮肿、咽痛、口疮所常用
功　效	镇心安神，清热解毒
主治病证	心火亢盛之心神不安、胸中烦热、惊悸不眠，癫痫，癫狂；疮疡，咽痛，口疮
用法用量	内服：研末冲，或入丸散，0.1 ～ 0.5g；不入煎剂。外用：适量，干掺，或调敷，或喷喉
使用注意	本品有毒，故内服不宜过量或久服，以免汞中毒；孕妇及肝肾功能不正常者慎服。火煅能析出水银而有大毒，故忌火煅

表 1-14-2　磁　石

要　点	内　容
来　源	氧化物类矿石尖晶石族磁铁矿的矿石，主含四氧化三铁
性味归经	咸，寒。归肝、心、肾经
性能特点	本品咸寒质重，沉降下行，补益和镇坠并举。入肝、心经，善镇惊安神、平肝潜阳，治心悸失眠、阳亢眩晕。入肾经，能益肾而耳聪目明、纳气平喘，可治肾虚耳鸣、耳聋、目昏、喘促
功　效	镇惊安神，平肝潜阳，聪耳明目，纳气平喘
主治病证	心神不宁，心悸失眠，惊风癫痫；肝阳上亢，头晕目眩；耳鸣，耳聋，目昏；肾虚喘促
配　伍	磁石配朱砂：两药相配，重镇安神力增，善治烦躁不安、心悸失眠等证
用法用量	内服：煎汤，9 ～ 30g，打碎先下；入丸散，每次 1 ～ 3g。潜阳安神宜生用，聪耳明目、纳气定喘宜醋淬后用
使用注意	本品为矿石类药物，服后不易消化，故脾胃虚弱者慎服

表 1-14-3　龙　骨

要　点	内　容
来　源	古代大型哺乳动物东方剑齿象、犀牛等的骨骼化石
性味归经	甘、涩，微寒。归心、肝经
性能特点	本品生用微寒质重镇潜，长于镇惊安神、平肝潜阳，常用于治心神不安、肝阳上亢。煅后平而涩敛，内服收敛固脱，治滑脱之证每投；外用能收湿敛疮，治湿疹、湿疮可选
功　效	镇惊安神，平肝潜阳，收敛固涩，收湿敛疮
主治病证	心神不安，心悸失眠，惊痫，癫狂；肝阳上亢之烦躁易怒、头晕目眩；自汗，盗汗，遗精，带下，崩漏；湿疮湿疹，疮疡溃后不敛
用法用量	内服：煎汤，15 ～ 30g，打碎先下。外用：适量，煅后研末干掺。镇惊安神、平肝潜阳宜生用，收敛固涩、收湿敛疮宜煅用
使用注意	本品性涩，故湿热积滞者忌服

表 1-14-4　琥　珀

要　点	内　容
来　源	古代松科植物等的树脂化石样物质
性味归经	甘，平。归心、肝、膀胱经
性能特点	本品重镇行散，甘淡渗利，平而偏凉。入心、肝经，善安神定惊、活血散瘀，既治惊悸失眠、惊风癫痫，又疗血滞闭经、癥瘕积聚；入膀胱经，能利尿通淋，治小便不利、癃闭诸证
功　效	安神定惊，活血散瘀，利尿通淋

（续表 1-14-4）

要　点	内　容
主治病证	惊悸失眠，惊风癫痫；小便不利，癃闭；血滞闭经，癥瘕
用法用量	内服：研末冲，或入丸散，1.5 ～ 3g；不入煎剂。外用：适量，研末干掺，或调敷
使用注意	本品渗利、行血，故阴虚内热及无瘀滞者慎服

表 1-14-5　珍　珠

要　点	内　容
来　源	珍珠贝科马氏珍珠贝、蚌科三角帆蚌或褶纹冠蚌等双壳类动物受刺激形成的珍珠
性味归经	甘、咸，寒。归心、肝经
性能特点	本品介类重镇兼涩，甘寒清解兼补，入心、肝经。既镇心而安神定惊，又清肝而明目除翳，还解毒敛疮、润肤祛斑，治喉痹口疮、溃疡不敛、皮肤色斑
功　效	安神定惊，明目除翳，解毒敛疮，润肤祛斑
主治病证	①心悸，失眠，癫痫，惊风 ②喉痹，口疮，溃疡不敛 ③目赤肿痛，翳障胬肉 ④皮肤色斑
用法用量	内服：研末冲，或入丸散，0.1 ～ 0.3g。外用：适量，研末掺，或水飞点眼、吹喉
使用注意	本品重坠，孕妇慎服

第二节　养心安神药

表 1-14-6　酸枣仁

要　点	内　容
来　源	鼠李科植物酸枣的干燥成熟种子
性味归经	甘、酸，平。归心、肝、胆经
性能特点	本品甘补酸敛，性平不偏，入心、肝、胆经。善养心、补肝、益胆而安神，为治阴血亏虚之心神不安、失眠多梦、惊悸怔忡之要药。兼能敛汗，治体虚多汗可选
功　效	养心安神，敛汗
主治病证	阴血亏虚的心神不安、失眠多梦、惊悸怔忡；自汗，盗汗
用法用量	内服：煎汤，9 ～ 15g；研末，每次 1 ～ 1.5g；或入丸散
使用注意	本品味酸性敛，故内有实邪郁火者慎服

表 1-14-7　远　志

要　点	内　容
来　源	远志科植物远志或卵叶远志的干燥根
性味归经	辛、苦，温。归心、肾、肺经
性能特点	本品辛散苦泄温通，入心、肺、肾经。善治心神不安或痰阻心窍诸证。还祛痰止咳、消散痈肿，治痰多咳嗽及疮痈肿痛
功　效	安神益智，祛痰开窍，消散痈肿
主治病证	心神不安，惊悸，失眠，健忘；痰阻心窍之癫痫发狂、神志恍惚；咳嗽痰多；痈疽肿痛，乳痈肿痛
用法用量	内服：煎汤，3 ～ 9g；或入丸散。外用：适量，研末调敷
使用注意	本品对胃有刺激性，故消化道溃疡病及胃炎患者慎服

表 1-14-8　柏子仁

要　点	内　容
来　源	柏科植物侧柏的干燥成熟种仁
性味归经	甘，平。归心、肾、大肠经
性能特点	本品甘能补，平偏凉，质滋润，为平补润燥之品。入心、肾经，善治阴血亏虚之虚烦不眠；入大肠经，可治阴血亏虚之肠燥便秘。此外，还能补阴血而止汗，治阴虚盗汗
功　效	养心安神，润肠通便，止汗
主治病证	虚烦不眠、心悸怔忡；肠燥便秘，阴虚盗汗
用法用量	内服：煎汤，3 ～ 10g；或入丸散
使用注意	本品质润滑肠，故大便溏薄者慎服

表 1-14-9　夜交藤

要　点	内　容
来　源	蓼科植物何首乌的干燥藤茎。又名首乌藤
性味归经	甘，平。归心、肝经
性能特点	本品甘补通散，平而不偏，入心、肝经，补行并兼。既养心血而安神，治血虚心烦失眠多梦，又祛风邪而通经络，治血虚身痛肢麻、风湿痹痛
功　效	养心安神，祛风通络
主治病证	虚烦失眠多梦；血虚身痛肢麻，风湿痹痛
用法用量	内服：煎汤，9 ～ 15g；或入丸散

表 1-14-10　合欢皮

要　点	内　容
来　源	豆科植物合欢的干燥树皮
性味归经	甘，平。归心、肝经
性能特点	本品甘和缓，苦能泄，性平和，入心、肝经。既善解肝郁而安神定志，治抑郁、失眠常用，又能活血散瘀，消散痈肿，治跌打骨折、疮痈、肺痈
功　效	解郁安神，活血消肿
主治病证	忿怒忧郁，烦躁不眠；跌打骨折，疮痈，肺痈

第十五章

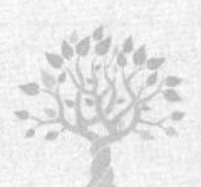

平肝息风药

微信扫扫，本章做题

知识导图

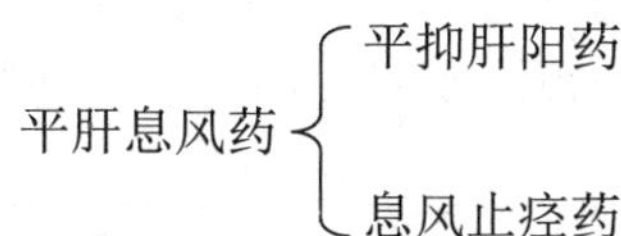

含义：凡以平抑肝阳、息风止痉为主要功效的药物，称为平肝息风药。

功效：本类药皆入肝经，多为介类或虫类药，古有介类潜阳、虫类搜风之说。具有平肝潜阳、息风止痉及镇惊安神等作用。

适用范围：本类药主要适用于肝阳上亢之头晕目眩、肝风内动、癫痫抽搐、小儿惊风、破伤风等证。

分类：按其性能功效及临床应用，常将本类药物分为两类：平抑肝阳药和息风止痉药。前者因质重而功主平肝潜阳，兼能镇惊安神。后者虽然质轻但却功主平抑肝阳，兼能清肝、明目，主治肝阳上亢之头晕目眩等证。

平抑肝阳药　性多寒凉，大多为矿石介类药，少数是植物类药。

息风止痉药　寒温不一，大多是虫类药，有毒性，功主息风止痉，兼能化痰解毒、通络止痛，主治肝风内动、癫痫抽搐及破伤风等证。

使用注意：药性寒凉之品，脾虚慢惊者忌用；药性温燥之品，阴虚血亏者慎用。

第一节　平抑肝阳药

表 1-15-1　石决明

要　点	内　容
来　源	鲍科动物杂色鲍、皱纹盘鲍、羊鲍、澳洲鲍、耳鲍或白鲍的贝壳
性味归经	咸，寒。归肝经
性能特点	本品介类质重镇潜，咸寒清泄兼补，专入肝经，略兼滋阴。为治肝阳上亢及肝热目疾之要药
功　效	平肝潜阳，清肝明目
主治病证	肝阳上亢之头晕目眩；肝火目赤翳障，肝虚目昏
用法用量	内服：煎汤，6～20g，打碎先下；或入丸散。平肝清肝宜生用，点眼应煅后水飞用

（续表 1-15-1）

要　点	内　容
使用注意	本品咸寒易伤脾胃，故脾胃虚寒、食少便溏者慎服

表 1-15-2　牡　蛎

要　点	内　容
来　源	牡蛎科动物长牡蛎、大连湾牡蛎或近江牡蛎的贝壳
性味归经	咸，微寒。归肝、肾经
性能特点	本品介类质重镇潜，咸软微寒兼补。生用质重镇潜，味咸软坚，善治阴虚阳亢之眩晕、阴虚动风，以及心悸失眠、瘰疬痰核诸证。煅用性涩收敛，善治滑脱诸证、胃痛泛酸
功　效	平肝潜阳，镇惊安神，软坚散结，收敛固涩，制酸止痛
主治病证	①阴虚阳亢之头晕目眩，阴虚动风 ②瘰疬痰核，癥瘕积聚；烦躁不安，心悸失眠 ③自汗，盗汗，遗精，带下，崩漏 ④胃痛泛酸
用法用量	内服：煎汤，15～30g，打碎先下；平肝潜阳、软坚散结宜生用；收敛固涩、制酸止痛宜煅用
使用注意	本品煅后收敛，故有湿热实邪者忌服

表 1-15-3　赭　石

要　点	内　容
来　源	氧化物类矿物刚玉族赤铁矿，主含三氧化二铁
性味归经	苦，寒。归肝、肺、胃、心经
性能特点	本品苦寒清降，质重镇潜。入肝经，善镇潜平肝，治肝阳上亢。入肺、胃经，善降肺胃之逆，治呕呃喘息。入心经，善凉血止血，治血热气逆之吐衄
功　效	平肝潜阳，重镇降逆，凉血止血
主治病证	①肝阳上亢之头晕目眩 ②嗳气，呃逆，呕吐，喘息 ③血热气逆之吐血、衄血、崩漏
用法用量	内服：煎汤，9～30g，打碎先下；或入丸散。平肝、降逆宜生用，止血宜煅用
使用注意	本品苦寒重坠，故寒证及孕妇慎服。又含微量砷，故不宜长期服

表 1-15-4　珍珠母

要　点	内　容
来　源	蚌科动物三角帆蚌、褶纹冠蚌和珍珠贝科动物马氏珍珠贝的贝壳
性味归经	咸，寒。归肝、心经

（续表 1-15-4）

要　点	内　容
性能特点	本品介类质重镇潜，咸寒清泄兼补。生用善镇潜肝阳、清肝明目、安神定惊。治阳亢头痛眩晕、肝火目赤肿痛、惊悸失眠；煅用能收湿敛疮，治湿疮、湿疹
功　效	平肝潜阳，清肝明目，安神定惊，收湿敛疮
主治病证	肝阳上亢的头晕目眩，惊悸失眠；肝热目赤，肝虚目昏；湿疹，湿疮
用法用量	①内服：煎汤，15～30g，打碎先下；或入丸散 ②外用：适量，研末掺，或调敷 ③平肝潜阳、清肝明目、安神定惊宜生用，收湿敛疮宜煅用

表 1-15-5　蒺　藜

要　点	内　容
来　源	蒺藜科植物蒺藜的干燥果实
性味归经	苦、辛，平。有小毒。归肝经
性能特点	本品苦泄辛散，平而偏凉，有小毒，力较强。专入肝经。既善平抑肝阳、疏泄肝郁，治阳亢眩晕、肝郁胁痛，又善祛风明目、散风止痒，治风热目赤、风疹瘙痒
功　效	平肝，疏肝，祛风明目，散风止痒
主治病证	肝阳上亢之头晕目眩；肝气郁结之胸胁不舒、乳闭不通；风热之目赤翳障；风疹瘙痒
用法用量	内服：煎汤，6～10g；或入丸散

表 1-15-6　罗布麻叶

要　点	内　容
来　源	夹竹桃科植物罗布麻的干燥叶
性味归经	甘、苦，凉。归肝、肾经
性能特点	本品苦泄降，甘淡渗利，入肝、肾经。既平肝清热，治肝阳上亢，又降压利水，治水肿及高血压属肝阳上亢者
功　效	平肝清热，降血压，利水
主治病证	肝阳上亢之头晕目眩；高血压属肝阳上亢者，水肿，小便不利
用法用量	内服：煎汤，6～12g；或开水浸泡

第二节　息风止痉药

表 1-15-7　羚羊角

要　点	内　容
来　源	牛科动物赛加羚羊的角

（续表 1-15-7）

要　点	内　容
性味归经	咸，寒。归肝、心经
性能特点	本品咸入血，寒清解，质重潜降，入肝、心经。既平肝清肝，治肝阳、肝风及肝火诸证，又凉血解毒，治温热病之壮热神昏、谵语狂躁或抽搐，温毒发斑，疮痈肿毒等
功　效	平肝息风，清肝明目，凉血解毒
主治病证	①肝热急惊，癫痫抽搐 ②肝阳上亢之头晕目眩 ③肝火炽盛之目赤头痛 ④温热病之壮热神昏、谵语狂躁或抽搐，温毒发斑，疮痈肿毒
配　伍	羚羊角配钩藤：两药相配，共奏平肝息风、清热凉肝之功，治肝热动风或肝阳上亢之证
用法用量	内服：煎汤，1～3g，宜另煎 2 小时以上，与煎好的药液合兑；磨汁或锉末，每次 0.3～0.6g；也可入丸散
使用注意	本品性寒，脾虚慢惊者忌服，脾胃虚寒者慎服

表 1-15-8　钩　藤

要　点	内　容
来　源	茜草科植物钩藤、大叶钩藤、毛钩藤、华钩藤或无柄果钩藤的干燥带钩茎枝
性味归经	甘，凉。归肝、心包经
性能特点	本品甘缓平和，微寒清泄，质轻疏透，主入肝经，兼入心包经。善平肝息风、清肝热。主治阳亢头晕目眩、肝热头痛头胀及惊痫抽搐
功　效	息风止痉，清热平肝
主治病证	①肝风内动，惊痫抽搐 ②肝经有热之头胀、头痛 ③肝阳上亢之头晕目眩
用法用量	内服：煎汤，3～12g，后下；或入丸散

表 1-15-9　天　麻

要　点	内　容
来　源	兰科植物天麻的干燥块茎
性味归经	甘，平。归肝经
性能特点	本品甘缓质重，柔润不燥，性平不偏，专归于肝。善息风止痉、平抑肝阳，治肝阳、肝风诸证，无论寒热虚实皆宜。尚能祛风通络，治痹痛肢麻与手足不遂
功　效	息风止痉，平抑肝阳，祛风通络
主治病证	①肝阳上亢之头痛眩晕 ②虚风内动，急惊风、慢惊风，癫痫抽搐，破伤风 ③风湿痹痛，肢体麻木，手足不遂

（续表 1-15-9）

要　点	内　容
配　伍	天麻配钩藤：两药相配，平肝阳、息肝风之力显增，治肝阳亢或肝风动之证
用法用量	内服：煎汤，3 ～ 10g；研末，每次 1 ～ 1.5g；也可入丸散

表 1-15-10　全　蝎

要　点	内　容
来　源	钳蝎科动物东亚钳蝎的干燥体
性味归经	辛，平。有毒。归肝经
性能特点	本品辛散平而有毒，专入肝经，走窜搜剔。既善息风止痉，治惊痫抽搐、破伤风及中风面瘫或半身不遂，又善攻毒散结，治疮毒瘰疬；还善通络止痛，治头痛及风湿顽痹
功　效	息风止痉，攻毒散结，通络止痛
主治病证	急、慢惊风，癫痫抽搐，破伤风；疮疡肿毒，瘰疬痰核；中风面瘫，半身不遂；偏正头痛，风湿顽痹
配　伍	全蝎配蜈蚣：两药相配，相须为用，共奏息风止痉、通络止痛之功，尤增止痛之力，善治肝风抽搐、中风瘫痪、偏正头痛、风湿顽痹
用法用量	内服：煎汤，3 ～ 6g，研末，每次 0.6 ～ 1g；也可入丸散。外用：适量，研末外敷
使用注意	本品有毒，辛散走窜，故用量不宜过大，孕妇禁用，血虚生风者慎服

表 1-15-11　蜈　蚣

要　点	内　容
来　源	蜈蚣科动物少棘巨蜈蚣的干燥体
性味归经	辛，温。有毒。归肝经
性能特点	本品辛散温而有毒，走窜搜剔，专入肝经。功同全蝎而药力更胜，并常与全蝎相须为用，以增药力
功　效	息风止痉，攻毒散结，通络止痛
主治病证	急、慢惊风，癫痫抽搐，破伤风；疮疡肿毒，瘰疬痰核；中风面瘫，半身不遂；偏正头痛，风湿顽痹
用法用量	内服：煎汤，3 ～ 5g；研末，每次 0.6 ～ 1g；也可入丸散。外用：适量，研末调敷
使用注意	本品有毒，辛温走窜，故内服用量不宜过大，孕妇禁用，血虚生风者慎服

表 1-15-12　地　龙

要　点	内　容
来　源	钜蚓科动物参环毛蚓、通俗环毛蚓、威廉环毛蚓或栉盲环毛蚓的新鲜或干燥体
性味归经	咸，寒。归肝、肺、膀胱经

（续表 1-15-12）

要　点	内　容
性能特点	本品咸寒清泄，通利走窜。入肝经，能清热息风而止痉；入肺经，能清肺泄热而平喘；走经络，能通络治痹；入膀胱经，能利尿通闭
功　效	清热息风，平喘，通络，利尿
主治病证	高热神昏狂躁，急惊风，癫痫抽搐；肺热喘哮；痹痛肢麻，半身不遂；小便不利，尿闭不通
用法用量	内服：煎汤，干品 5 ～ 10g，鲜品，9 ～ 20g；研末，每次 1 ～ 2g。外用：适量，鲜品捣敷
使用注意	本品性寒，故脾胃虚寒或内无实热者慎服

表 1-15-13　僵　蚕

要　点	内　容
来　源	蚕蛾科动物家蚕 4 ～ 5 龄的幼虫感染（或人工接种）白僵菌而致死的干燥体
性味归经	咸、辛，平。归肝、肺经
性能特点	本品咸软辛散，平而偏凉，入肝、肺经。善息风化痰止痉，可治肝风或痰热之惊痫抽搐；能祛风而止痛、止痒，治风热或肝热之头痛目赤、咽痛和风疹瘙痒；还能化痰散结消肿，治痄腮、瘰疬痰核
功　效	息风止痉，祛风止痛，化痰散结
主治病证	急、慢惊风，癫痫，中风面瘫；风热或肝热头痛目赤，咽喉肿痛；风疹瘙痒；瘰疬痰核，痄腮
用法用量	内服：煎汤，5 ～ 9g；研末，每次 1 ～ 1. 5g。散风热宜生用，余皆炒用

第十六章

开窍药

含义：凡具辛香走窜之性，以开窍醒神为主要功效的药物，称为开窍药。

功效：本类药辛香行散，性善走窜，主入心经，功能通闭开窍、苏醒神志。

适用范围：本类药主要适用于热陷心包或痰浊阻蔽所致的神昏谵语，以及惊痫、中风等病出现的突然昏厥之证。

分类：按其性能功效和临床应用的不同，常将本类药物分为温开药与凉开药两类。

温开药　皆性温或热，寒闭证用之为宜。

凉开药　皆性寒或凉，热闭证用之为宜。

配伍方法：神志昏迷分虚实，实者就是闭证，治当开窍醒神；虚者就是脱证，治当回阳救逆、益气固脱。闭证有寒热之分，寒闭者面青身凉、苔白脉迟，当选温开药配伍温里散寒药同用；热闭者面赤身热、苔黄脉数，当选凉开药配伍清热解毒药同用。如是神昏闭证又兼惊痫抽搐者，则须配息风止痉药等同用。

使用注意：本类药只适用于神昏闭证，一般不用于神昏脱证，多为救急、治标之品，只宜暂用，不宜久服，以免耗泄元气；大多辛香，易于挥发，故内服多入丸散，仅个别能入煎剂。

表 1-16-1　麝　香

要　点	内　容
来　源	鹿科动物林麝、马麝或原麝等成熟雄体香囊中的干燥分泌物
性味归经	辛，温。归心、脾经
性能特点	本品芳香走窜，辛散温通，入心、脾经，善开通窍闭。既是开窍醒神之良药，又是活血通经、止痛之佳品。对于瘀血诸证，无论新久皆可治。取其活血通经之功，还常用于疮肿、死胎及胞衣不下等
功　效	开窍醒神，活血通经，消肿止痛
主治病证	热病神昏，中风痰厥，气郁暴厥，中恶神昏；胸痹心痛，心腹暴痛，痹痛麻木，跌打损伤；闭经，癥瘕，难产死胎；疮肿，瘰疬，咽喉肿痛
用法用量	内服：入丸散，0.03～0.1g，不入煎剂。外用：适量，调敷或敷贴
使用注意	本品走窜力强，妇女月经期及孕妇忌用

表 1-16-2　冰　片

要　点	内　容
来　源	龙脑香科植物龙脑香树脂加工品或其树干木屑经蒸馏冷却所得的结晶，习称“龙脑冰片”。现多用樟脑等合成，又名“合成龙脑”，习称“机制冰片”

（续表 1-16-2）

要　点	内　容
性味归经	辛、苦，微寒。归心、脾、肺经
性能特点	本品辛散苦泄，芳香走窜，微寒清凉。与麝香同功，为凉开之品。内服开窍醒神，为治神昏窍闭之要药；外用清热止痛、消肿生肌，为治热毒肿痛之良药
功　效	开窍醒神，清热止痛
主治病证	热病神昏，中风痰厥，中恶神昏，胸痹心痛；疮疡肿毒，咽喉肿痛，口舌生疮，目赤肿痛，耳道流脓
用法用量	内服：入丸散，0.15～0.3g，不入煎剂。外用：适量，研末干掺或调敷
使用注意	本品辛香走窜，故孕妇禁用

表 1-16-3　石菖蒲

要　点	内　容
来　源	天南星科植物石菖蒲的新鲜或干燥根茎
性味归经	辛、苦，温。归心、胃经
性能特点	本品辛散香窜，苦燥温化，归心、胃经。既善化痰湿、开窍闭，治痰湿蒙蔽心窍诸证，又能宁心神、和胃气，治心气亏虚之心悸失眠、健忘恍惚，以及湿浊中阻与噤口痢等证
功　效	开窍宁神，化湿和胃
主治病证	痰湿蒙蔽心窍之神昏，癫痫，耳聋，耳鸣；心气不足之心悸失眠、健忘恍惚；湿浊中阻之脘腹痞胀，噤口痢
使用注意	辛温香散，易伤阴耗气，故阴亏血虚及精滑多汗者慎服

表 1-16-4　苏合香

要　点	内　容
来　源	金缕梅科植物苏合香树的树干渗出的香树脂，经加工精制而成
性味归经	辛，温。归心、脾经
性能特点	本品芳香辛散，温通开郁，入心、脾经。既善辟秽开窍，治寒闭神昏，又能温散止痛，治胸痹腹痛
功　效	开窍辟秽，止痛
主治病证	寒闭神昏；胸痹心痛，胸闷腹痛
用法用量	内服：入丸散，0.3～1g，不入煎剂
使用注意	辛香温燥，故阴虚火旺者慎服

表 1-16-5　安息香

要　点	内　容
来　源	安息香科植物白花树的干燥树脂
性味归经	辛、苦，平。归心、脾经
性能特点	本品辛散苦泄，芳香走窜，入心、脾经。既通闭开窍、辟秽醒神，治闭证神昏，无论寒热皆宜，又行气活血而祛瘀止痛，治气滞血瘀之心腹诸痛，兼寒兼热皆可
功　效	开窍辟秽，行气活血，止痛
主治病证	闭证神昏；心腹疼痛；产后血晕，痹痛日久
用法用量	内服：入丸散，0.6～1.5g，不入煎剂
使用注意	本品辛香苦燥，故阴虚火旺者慎服

第十七章

补虚药

知识导图

补虚药
- 补气药
- 补阳药
- 补血药
- 补阴药

含义：凡能补充人体物质亏损、增强人体功能活动，以提高抗病能力、消除虚弱证候为主要功效的药物，称为补虚药，习称补益药或补养药。

功效：本类药能补充人体气血阴阳的亏损而治各种虚证。补气和补阳类药的药性大多甘温，有振奋衰弱的功能，改善或消除机体衰弱之畏寒肢冷、形衰乏力等症；补血和补阴类药药性甘温或甘寒不一，能补充人体阴血之不足及体内被耗损物质，改善和消除津液精血不足的证候。

适用范围：本类药主要适用于各种虚证，而虚证有气虚、阳虚、血虚、阴虚之别。

主治病证为：脾气虚之神疲乏力、食少便溏、脱肛，以及肺气虚之久咳虚喘、少言懒语、易出虚汗等气虚证；肾阳不足之畏寒肢冷、阳痿遗精、宫冷不孕、夜尿频多，以及脾肾阳虚之泄泻、肺肾两虚之喘嗽等阳虚证；心血虚或肝血不足所致的面色萎黄、头晕眼花、唇甲苍白、心慌心悸，以及妇女月经不调等血虚证；肺阴虚之咽干喉燥、干咳少痰，胃阴虚之口干舌燥、胃中嘈杂、大便秘结、舌红少苔，心阴虚之心烦不眠，以及肝肾阴虚之腰膝酸痛、手足心热、眼目干涩、遗精滑精、潮热盗汗等阴虚证。

分类：根据本章药物的性能功效和临床应用，常将本类药物分为以下四类：补气药、补阳药、补血药、补阴药。

补气药　主治气虚诸证，功主补气以增强脏腑功能活动。

补阳药　主治阳虚诸证，功主温补人体之阳气。

补血药　主治血虚、阴血亏虚等证，功主养血，兼能滋阴。

补阴药　主治阴液亏虚诸证，功主滋阴补液，兼能润燥。

配伍方法：补气药和补阳药，补血药和补阴药，往往相须为用。若气阴两虚，宜补气药配补阴药；气血双亏，宜补气药配补血药；阴阳两虚，当并用补阳补阴药。

使用注意：本类药为虚证而设，身体健康而无虚证者不宜投用；对于邪实而正气不虚者，不宜乱投补虚药，以防“闭门留寇”；补气药多甘壅滞气，故湿盛中满者忌用，补阳药温燥而能伤阴助火，阴虚火旺者不宜投用；补血与补阴药，大多药性滋腻，易伤脾胃，故脾虚便溏及湿阻中焦者慎用。使用补虚药时，应兼顾脾胃功能，以使补虚药能更好地发挥作用。

第一节　补气药

表 1-17-1　人　参

要　点	内　容
来　源	五加科植物人参的干燥根和根茎
性味归经	甘、微苦，微温。归脾、肺经
性能特点	本品甘补微温，微苦不泄，药力强大，是补气强身的要药。善大补元气，可治气虚欲脱；又善补脾肺之气，可治脾肺气虚诸证；而且能补气而安神、生津、益智，治消渴、津伤口渴、惊悸健忘、心神不安等
功　效	大补元气，补脾益肺，生津止渴，安神益智
主治病证	气虚欲脱证；脾气虚弱的食欲不振、呕吐泄泻；肺气虚弱之气短喘促、脉虚自汗；热病津伤之口渴，消渴证；心神不安，失眠多梦，惊悸健忘
配　伍	①人参配附子：二者相合，大补大温，益气回阳，治亡阳气脱效果好 ②人参配蛤蚧：二者相合，补肺益肾而定喘嗽，治肺肾两虚，动辄气喘效果很好 ③人参配麦冬、五味子：三者相合，益气养阴、生津止渴，常用于治气阴两虚之口渴、多汗，以及消渴 ④人参配鹿茸：两药相配，壮阳益精，补气扶正，治肾阳亏虚、精血不足之证 ⑤人参配核桃仁：两药相配，功善补益肺肾，纳气平喘，治肺肾两虚之喘咳证
用法用量	内服：煎汤，3 ～ 9g，大补元气可用 15 ～ 30g，文火另煎，与煎好的药液合兑，或频频灌之；研粉，一次 1g，一日 2 次；或入丸散，野生人参效最佳，多用于挽救虚脱；生晒人参性较平和，对于气阴不足者适用，红参药性偏温，多用于气阳两虚者
使用注意	为保证人参的补气药效，服用人参时不宜饮茶水和吃白萝卜。因属补虚之品，邪实而正不虚者忌服。反藜芦，畏五灵脂，恶莱菔子、皂荚

表 1-17-2　党　参

要　点	内　容
来　源	桔梗科植物党参、素花党参或川党参的干燥根
性味归经	甘，平。归脾、肺经
性能特点	本品甘补而平，不燥不腻，入脾、肺经。补气不及人参，多用于脾肺气虚之轻症。又兼生津、养血，可治津亏、血虚等证
功　效	补中益气，生津养血
主治病证	脾气亏虚的食欲不振、呕吐泄泻；肺气亏虚之气短喘促、脉虚自汗；气津两伤的气短口渴；血虚萎黄，头晕心慌
用法用量	内服：煎汤，9 ～ 30g；或入丸散
使用注意	本品虽性平，但甘补，故实热证不宜服

表 1-17-3 黄 芪

要 点	内 容
来 源	豆科植物蒙古黄芪或膜荚黄芪的干燥根
性味归经	甘，微温。归脾、肺经
性能特点	本品甘温补升，甘淡渗利；生用微温，蜜炙性温，入脾、肺经，主以扶正气，兼能除水邪。既善补中气、升举清阳，又善补肺气、益卫固表，治脾肺气虚、中气下陷、气不摄血、自汗盗汗等，还能托疮毒、利水消肿，治气血不足之疮痈不溃或久溃不敛，以及气虚水肿、小便不利 此外，还治血虚萎黄、气不摄血之崩漏便血、气津两伤之消渴、气虚血滞之痹痛麻木和半身不遂等
功 效	补气升阳，益卫固表，托毒生肌，利水消肿
主治病证	脾肺气虚，脾胃气虚，中气下陷，气不摄血，气虚发热；气血不足所致溃久不敛或疮痈不溃；盗汗，自汗；小便不利、气虚水肿；血虚萎黄，气血双亏，半身不遂，血痹肢麻，消渴
配 伍	黄芪配柴胡、升麻：三药相配，功能补中益气、升阳举陷，为治中气下陷诸证所常用
用法用量	内服：煎汤，6 ～ 30g；或入丸散。补气升阳宜蜜炙用，其他宜生用
使用注意	本品甘温升补止汗，易于助火敛邪，故表实邪盛、气滞湿阻、食积内停、阴虚阳亢、疮痈毒盛者，均不宜服

表 1-17-4 白 术

要 点	内 容
来 源	菊科植物白术的干燥根茎
性味归经	甘、苦，温。归脾、胃经
性能特点	本品甘温苦燥，入脾、胃经，主以温补扶正，兼能祛除水湿。善补气健脾、燥湿利水、止汗、安胎，治脾胃气虚、脾虚水肿、痰饮、表虚自汗及胎动不安
功 效	补气健脾，燥湿利水，止汗，安胎
主治病证	脾胃气虚之食少便溏、倦怠乏力；脾虚水肿，痰饮；表虚自汗；脾虚气弱之胎动不安
用法用量	内服：煎汤，6 ～ 12g；或入丸散。补气健脾宜炒用，健脾止泻宜炒焦用，燥湿利水，宜生用
使用注意	本品苦燥伤阴，故津亏燥渴、阴虚内热者不宜服

表 1-17-5 山 药

要 点	内 容
来 源	薯蓣科植物薯蓣的干燥根茎
性味归经	甘，平。归脾、肺、肾经

（续表 1-17-5）

要　点	内　容
性能特点	本品甘补兼涩，性平不偏，归脾、肺、肾经，药力虽平和，但兼涩敛之性。是治气虚或气阴两虚的佳品。又能滋阴益气而生津，常用于治消渴及肾阴虚。还能固精止带，是治肾虚不固的要药
功　效	益气养阴，补脾肺肾，固精止带
主治病证	①脾虚气弱之食少便溏或泄泻 ②肺虚或肺肾两虚之喘咳 ③肾阴虚证，消渴证；肾虚遗精、尿频、带下
用法用量	内服：煎汤，9～30g；或入丸散。健脾止泻宜炒用，补阴宜生用
使用注意	本品养阴收敛助湿，故湿盛中满者不宜服

表 1-17-6　甘　草

要　点	内　容
来　源	豆科植物甘草、胀果甘草或光果甘草的干燥根及根茎
性味归经	甘，平。归脾、胃、肺、心经
性能特点	本品甘补润缓，生平偏凉，炙平偏温，主入脾、肺经，兼入胃、心经。既益气补中，又缓急止痛、缓和药性，还祛痰止咳、解毒。蜜炙补气缓急力强；生用能泻火解毒
功　效	益气补中，祛痰止咳，解毒，缓急止痛，缓和药性
主治病证	心气虚的心动悸、脉结代；脾虚乏力、食少便溏；咳嗽气喘；疮痈肿毒，食物或药物中毒；脘腹或四肢挛急疼痛；调和诸药
配　伍	甘草配白芍：两药相配，缓急止痛力强，治脘腹或四肢拘急疼痛
用法用量	内服：煎汤，2～10g；或入丸散。泻火解毒宜生用，补气缓急宜炙用
使用注意	本品味甘，易助湿壅气，故湿盛中满者不宜服。反大戟、芫花、甘遂、海藻，均忌同用。大剂量服用甘草，易引起浮肿，故不宜大量久服

表 1-17-7　西洋参

要　点	内　容
来　源	五加科植物西洋参的干燥根
性味归经	苦、微甘，凉。归心、肺、肾经
性能特点	本品苦凉清泄，微甘能补，入心、肺、肾经，为凉补之品。主治气阴两虚或阴虚津伤诸证，兼热者尤宜
功　效	补气养阴，清热生津
主治病证	阴虚热盛之咳嗽痰血；热病气阴两伤之烦倦；津液不足之口干舌燥，内热消渴
用法用量	内服：煎汤，3～6g，另煎，与煎好的药液合兑；或入丸散
使用注意	本品性寒，能伤阳助湿，故阳虚内寒及寒湿者慎服

表 1-17-8 太子参

要 点	内 容
来 源	石竹科植物孩儿参的干燥块根
性味归经	甘、微苦，平。归脾、肺经
性能特点	本品平而偏凉，甘补微苦能泄，入脾、肺经，补中略兼清泄。多用于气津两伤之轻症，或兼热者更宜
功 效	补气生津
主治病证	脾虚食少倦怠，气津两伤口渴；肺虚咳嗽；心悸，失眠，多汗
用法用量	内服：煎汤，9 ～ 30g；或入丸散
使用注意	本品味甘补虚，故邪实者慎服

表 1-17-9 刺五加

要 点	内 容
来 源	五加科植物刺五加的干燥根和根茎或茎
性味归经	甘、辛、微苦，温。归脾、肾、心经
性能特点	本品甘补辛散温通，微苦而泄。入脾经善补气健脾，治脾虚乏力、气虚浮肿；入肾经善益肾强腰，治肾虚腰膝酸软，小儿行迟；入心经善养心安神，治心悸失眠；走脉络善活血通络，治胸痹心痛，痹痛，跌打伤痛。
功 效	补气健脾，益肾强腰，养心安神，活血通络
主治病证	脾虚乏力，食欲不振，气虚浮肿；心悸气短，失眠多梦，健忘；肾虚腰膝酸软，小儿行迟；胸痹心痛，痹痛日久，跌打肿痛
用法用量	内服：煎汤，9 ～ 20g；或浸酒，或入丸散
使用注意	本品甘苦辛温，能伤阴助火，故阴虚火旺者慎服

表 1-17-10 大 枣

要 点	内 容
来 源	鼠李科植物枣的干燥成熟果实
性味归经	甘，温。归脾、胃经
性能特点	本品甘温，能补能缓，入脾、胃经。既补中益气，又养血安神，为气血双补之品，善治脾虚和血虚诸证。与峻烈之品同用，能调和药性、健脾护胃
功 效	补中益气，养血安神，缓和药性
主治病证	脾虚乏力，食少便溏；血虚萎黄，血虚脏躁；缓和峻烈药的药性
用法用量	内服：煎汤，6 ～ 15g；或入丸散。入丸剂当去皮、核，捣烂
使用注意	本品甘温，易助湿生热，令人中满，故湿盛中满、食积、虫积、龋齿作痛及痰热咳嗽者忌服

表 1-17-11　白扁豆

要　点	内　容
来　源	豆科植物扁豆的干燥成熟种子
性味归经	甘，微温。归脾、胃经
性能特点	本品甘补解毒，微温化湿，入脾、胃经。既能健脾化湿，治脾虚夹湿，又能化湿和中而消暑，治暑湿吐泻；还能解酒毒，治食物中毒等
功　效	健脾化湿，消暑解毒
主治病证	脾虚夹湿之食少便溏或泄泻，妇女带下；暑湿吐泻；食物中毒
用法用量	内服：煎汤，9 ～ 15g；或入丸散。健脾化湿宜炒用，消暑解毒宜生用

表 1-17-12　蜂　蜜

要　点	内　容
来　源	蜜蜂科动物中华蜜蜂或意大利蜜蜂所酿的蜜
性味归经	甘，平。归脾、肺、大肠经
性能特点	本品甘补润缓，生平偏凉，熟平偏温。既补中缓急，治脾胃虚弱、脘腹疼痛，又润肺止咳，治肺虚咳嗽、燥咳；还润肠、解乌头类药物毒，治肠燥便秘、乌头类药中毒、外治疮疡不敛、水火烫伤
功　效	补中缓急，润肺止咳，滑肠通便，解毒
主治病证	脾胃虚弱之食少倦怠、脘腹疼痛；燥咳少痰，肺虚久咳；肠燥便秘；乌头类药中毒；疮疡不敛、水火烫伤（外用）
用法用量	内服：15 ～ 30g。冲服；或入丸剂、膏剂。外用：适量，局部外涂。内服宜用熟蜜，外涂宜用新鲜生蜜
使用注意	本品甘润滑腻，易助湿滞气，令人中满，故湿盛中满、痰多咳嗽及大便稀溏者忌服

表 1-17-13　饴　糖

要　点	内　容
来　源	米、麦、粟或玉粟黍等粮食经发酵糖化而成
性味归经	甘，温。归脾、胃、肺经
性能特点	本品温补甘缓，质润不燥，入脾、胃、肺经。善补脾益气、缓急止痛，治脾虚乏力、虚寒腹痛。能润肺燥、止咳嗽，治肺虚咳嗽
功　效	补脾益气，缓急止痛，润肺止咳
主治病证	劳倦伤脾，气短乏力；虚寒腹痛；肺虚咳嗽，干咳无痰
用法用量	内服：入汤剂，30 ～ 60g，分次烊化冲服；或入丸散
使用注意	本品甘温，易助热生湿，故湿阻中满、湿热内蕴及痰湿甚者忌服

表 1-17-14　红景天

要　点	内　容
来　源	景天科植物大花红景天的干燥根和根茎
性味归经	甘、苦，平。归肺、心经
性能特点	本品甘补苦泄，补兼行散，入肺、心经。善治气虚体倦、久咳虚喘，以及气虚血瘀、血脉不畅所致诸证，兼热者尤宜
功　效	益气，平喘，活血通脉
主治病证	气虚体倦；久咳虚喘；气虚血瘀之胸痹心痛、中风偏瘫
用法用量	内服：煎汤，3 ～ 6g；或入丸散

表 1-17-15　绞股蓝

要　点	内　容
来　源	葫芦科植物绞股蓝的干燥全草
性味归经	甘、苦，寒。归脾、肺、肾经
性能特点	本品甘补苦泄，寒能清解，入脾、肺、肾经。治气虚兼热、痰热咳喘、热毒疮痈、癌肿
功　效	健脾益气，祛痰止咳，清热解毒
主治病证	气虚乏力，气津两虚；痰热咳喘，燥痰劳嗽；热毒疮痈，癌肿
用法用量	内服：煎汤，15 ～ 30g；研末吞，3 ～ 6g；亦可沸水浸泡代茶饮
使用注意	少数患者服药后有恶心、呕吐、腹胀、腹泻或便秘、头晕等不良反应，应加以注意

第二节　补阳药

表 1-17-16　鹿　茸

要　点	内　容
来　源	鹿科动物梅花鹿或马鹿的雄鹿未骨化密生茸毛的幼角
性味归经	甘、咸，温。归肝、肾经
性能特点	本品甘温峻补，咸入肾走血，入肝、肾经，为血肉有情之品。既峻补元阳，大补精血，为治肾阳不足、精血亏虚证之首选，又强筋健骨、调理冲任，治冲任虚寒之崩漏带下，还能通过温补而托疮毒，治阴疽内陷
功　效	壮肾阳，益精血，强筋骨，调冲任，托疮毒
主治病证	肾阳不足之宫冷不孕、阳痿滑精；精血虚亏之神疲羸瘦、筋骨无力、小儿骨软行迟、囟门不合；妇女带脉不固之崩漏、冲任虚寒、带下过多；疮疡久溃不敛，阴疽内陷
用法用量	内服：研末冲服，1 ～ 2g，或入丸散

（续表 1-17-16）

要　点	内　容
使用注意	本品温热峻烈，故阴虚阳亢、实热、痰火内盛、血热出血及外感热病者忌服。宜从小剂量开始，逐渐加量，以免伤阴动血

表 1-17-17　肉苁蓉

要　点	内　容
来　源	列当科植物肉苁蓉或管花肉苁蓉的干燥带鳞叶的肉质茎
性味归经	甘、咸，温。归肾、大肠经
性能特点	本品味咸入肾，甘温补润。药力较缓，不甚燥热。入肾经，能补肾阳、益精血；入大肠经，能润肠燥、缓通便
功　效	补肾阳，益精血，润肠通便
主治病证	肾虚阳痿、不孕；精血亏虚之腰膝痿弱、筋骨无力；肠燥便秘
用法用量	内服：煎汤，6 ～ 10g；或入丸散
使用注意	本品助阳滑肠，故阴虚火旺、大便溏薄或实热便秘者忌服

表 1-17-18　淫羊藿

要　点	内　容
来　源	小檗科植物淫羊藿、箭叶淫羊藿、柔毛淫羊藿或朝鲜淫羊藿的干燥叶
性味归经	辛、甘，温。归肝、肾经
性能特点	本品辛散甘补温燥，入肝、肾经，作用较强。既补肾阳而强筋骨，又祛风湿而蠲痹痛。为肾虚阳痿、风寒湿痹所常用。其功力较强而灵验，故又名仙灵脾
功　效	补肾阳，强筋骨，祛风湿
主治病证	肾虚之阳痿、不孕、尿频、筋骨痿软；风寒湿痹或肢体麻木
使用注意	本品辛甘温燥，伤阴助火，故阴虚火旺及湿热痹痛者忌服

表 1-17-19　杜　仲

要　点	内　容
来　源	杜仲科植物杜仲的干燥树皮
性味归经	甘，温。归肝、肾经
性能特点	本品甘温而补，入肝、肾经，药力颇强。既为治肾虚腰膝酸痛或筋骨无力之要药，又为治肝肾亏虚胎漏或胎动之佳品
功　效	补肝肾，强筋骨，安胎
主治病证	肝肾不足的腰膝酸痛、筋骨无力；肝肾亏虚之胎动不安、胎漏下血；高血压属肝肾亏虚者
用法用量	内服：煎汤，6 ～ 10g；或入丸散。炒用疗效较生用为佳
使用注意	本品性温，故阴虚火旺者慎服

表 1-17-20　续　断

要　点	内　容
来　源	川续断科植物川续断的干燥根
性味归经	苦、甘、辛，微温。归肝、肾经
性能特点	本品甘补微温，苦泄辛散，补中有行，补而不滞。入肝、肾经，既补肝肾，又行血脉，还续筋骨，为内科补肝肾、妇科止崩漏、伤科疗折伤之要药
功　效	补肝肾，行血脉，续筋骨
主治病证	肝肾不足的腰痛脚弱、遗精；肝肾亏虚之崩漏经多，胎漏下血，胎动欲坠；跌仆损伤，金疮，痈疽肿痛
用法用量	内服：煎汤，9 ～ 15g；或入丸散。外用：适量，研末敷。补肝肾宜盐水炒，行血脉、续筋骨宜酒炒
使用注意	本品苦燥微温，故风湿热痹者忌服

表 1-17-21　补骨脂

要　点	内　容
来　源	豆科植物补骨脂的干燥成熟果实
性味归经	辛、苦，温。归肾、脾经
性能特点	本品苦辛温燥，温补涩纳。既补肾壮阳、固精缩尿、纳气平喘，治肾虚阳痿、遗精滑精、肾虚气喘，又温脾止泻，为脾肾阳虚泄泻之要药
功　效	补肾壮阳，固精缩尿，温脾止泻，纳气平喘
主治病证	肾阳不足之阳痿、腰膝冷痛；肾虚不固之滑精、遗尿、尿频；脾肾阳虚之泄泻；肾虚作喘。此外，还可外治白癜风
用法用量	内服：煎汤，6 ～ 10g；或入丸散。外用：适量，可制成 20% ～ 30% 酊剂涂患处
使用注意	本品温燥，易伤阴助火，故阴虚内热及大便秘结者忌服

表 1-17-22　益智仁

要　点	内　容
来　源	姜科植物益智的干燥成熟果实
性味归经	辛，温。归脾、肾经
性能特点	本品辛温香燥，温补固涩，入脾、肾经。既暖肾固精缩尿，又温脾止泻、开胃摄唾，治脾寒泄泻腹痛或多涎唾
功　效	暖肾固精缩尿，温脾止泻摄唾
主治病证	肾气虚寒的遗精滑精、遗尿、夜尿频多；脾寒泄泻，腹中冷痛，脾虚口中多涎唾
用法用量	内服：煎汤，3 ～ 10g；或入丸散
使用注意	本品温燥而易伤阴，故阴虚火旺及有湿热者忌服

第十七章

表 1-17-23　蛤　蚧

要　点	内　容
来　源	壁虎科动物蛤蚧除去内脏的干燥体
性味归经	咸，平。归肺、肾经
性能特点	本品咸平补虚偏温，药力平和，入肺、肾经。既补肺益肾，又补肾阳、益精血，治肾阳不足及精血亏虚
功　效	补肺气，定喘嗽，助肾阳，益精血
主治病证	肺虚咳嗽，肾虚喘促；肾虚阳痿，精血亏虚
用法用量	内服：煎汤，3～6g；研末，每次1～2g；浸酒，每次1～2对
使用注意	本品滋补助阳，故风寒、实热及痰湿喘咳者忌服

表 1-17-24　菟丝子

要　点	内　容
来　源	旋花科植物南方菟丝子或菟丝子的干燥成熟种子
性味归经	辛、甘，平。归肾、肝、脾经
性能特点	本品甘补辛润，性平偏温，平补阴阳，并兼固涩。入肾经，善固精缩尿、补阳益阴；入肝、脾经，善补脾止泻、养肝明目。另外，还能通过补益肝肾而安固胎元，通过调补阴阳而生津止渴
功　效	补阳益阴，固精缩尿，明目止泻，安胎，生津
主治病证	肾虚腰膝酸痛、阳痿、滑精、尿频、白带过多；肝肾不足的目暗不明；脾虚便溏或泄泻；肾虚胎漏、胎动不安；阴阳两虚的消渴
用法用量	内服：煎汤，6～12g；或入丸散
使用注意	本品虽曰平补阴阳，但仍偏补阳，且带涩性，故阴虚火旺而见大便燥结、小便短赤者忌服

表 1-17-25　巴戟天

要　点	内　容
来　源	茜草科植物巴戟天的干燥根
性味归经	甘、辛，微温。归肝、肾经
性能特点	本品甘补辛散，微温不烈。入肝、肾经，为治肾阳虚衰或兼风湿之要药
功　效	补肾阳，强筋骨，祛风湿
主治病证	①肾虚阳痿、不孕、尿频 ②肾虚兼风湿的腰膝疼痛或软弱无力
用法用量	内服：煎汤，3～10g；或入丸散
使用注意	本品辛甘微温助火，故阴虚火旺或有湿热者忌服

表 1-17-26　锁　阳

要　点	内　容
来　源	锁阳科植物锁阳的干燥肉质茎
性味归经	甘，温。归肝、肾、大肠经
性能特点	本品甘温质润，入肝、肾、大肠经。功似肉苁蓉，亦补肾阳、益精血、润肠燥。既治肾虚阳痿、精血亏虚，又疗肠燥便秘
功　效	补肾阳，益精血，润肠通便
主治病证	肾虚阳痿、不孕；精血亏虚之腰膝痿弱、筋骨无力；肠燥便秘
使用注意	本品甘温助火滑肠，故阴虚火旺、实热便秘及肠滑泄泻者忌服

表 1-17-27　骨碎补

要　点	内　容
来　源	水龙骨科植物槲蕨的干燥根茎
性味归经	甘，苦，温。归肝、肾经
性能特点	本品苦泄温通，补虚兼行散，入肝、肾经。既补肾，治肾虚诸证，又活血续伤，治跌打伤痛等
功　效	补肾，活血，止痛，续伤
主治病证	①肾虚之腰痛、脚弱、耳鸣、耳聋、牙痛、久泻 ②跌仆闪挫，筋伤骨折
用法用量	①内服：煎汤，3 ～ 9g；或入丸散 ②外用：适量，研末敷或浸酒外涂
使用注意	本品苦温燥散助火，故阴虚内热及无瘀血者忌服

表 1-17-28　冬虫夏草

要　点	内　容
来　源	麦角菌科真菌冬虫夏草菌寄生在蝙蝠蛾科昆虫幼虫上的子座和幼虫尸体的干燥复合体
性味归经	甘，平。归肾、肺经
性能特点	本品甘平补虚，入肺、肾经。既补肾助阳、益精起痿，又补益肺阴、止血化痰，为治肺肾亏虚之要药
功　效	益肾补肺，止血化痰
主治病证	肾虚阳痿、腰膝酸痛；肺肾两虚的久咳虚喘，肺阴不足的劳嗽痰血
用法用量	内服：煎汤，3 ～ 9g，或与鸡、鸭、猪肉等炖服；或入丸散
使用注意	本品甘平补虚，故表邪未尽者慎服

表 1-17-29　核桃仁

要　点	内　容
来　源	胡桃科植物胡桃的干燥成熟种子
性味归经	甘，温。归肾、肺、大肠经
性能特点	本品甘温补益，多脂润滑。入肾、肺经，能补肺肾而定喘嗽。入大肠经，能润肠燥而通大便
功　效	补肾，温肺，润肠
主治病证	肾虚腰痛脚弱、阳痿遗精；肺肾两虚咳喘；肠燥便秘
用法用量	内服：煎汤，6～9g；或入丸散。定喘止咳宜连皮用，润肠通便宜去皮用
使用注意	本品性温滑润，故阴虚火旺、痰热咳喘及大便稀溏者慎服

表 1-17-30　紫河车

要　点	内　容
来　源	健康人的干燥胎盘
性味归经	甘、咸，温。归肺、肝、肾经
性能特点	本品甘咸温补而不燥热，入肺、肝、肾经，为平补气血精阳之品。善治肺肾亏虚、精血不足、气血两亏等证
功　效	温肾补精，养血益气
主治病证	肾虚精亏的不孕、阳痿、遗精、腰酸；气血两亏的面色萎黄、消瘦乏力、产后少乳；肺肾两虚的气喘咳嗽；癫痫久发，气血亏虚
用法用量	内服：研末，2～3g；或装入胶囊；或入丸散。如用鲜品，每次半个至一个，水煮食
使用注意	本品温热，故阴虚火旺者不宜单独应用

表 1-17-31　沙苑子

要　点	内　容
来　源	豆科植物扁茎黄芪的干燥成熟种子
性味归经	甘，温。归肝、肾经
性能特点	本品甘温补涩，不燥不烈，功似菟丝子而固涩力较强。入肾经，善补肾固精而止遗，入肝经，善养肝血而明目
功　效	补肾固精，养肝明目
主治病证	肾虚腰痛，阳痿遗精，遗尿尿频，白带过多；肝肾虚亏的目暗不明、头昏眼花
用法用量	内服：煎汤，9～15g；或入丸散
使用注意	本品温补固涩，故阴虚火旺及小便不利者忌服

表 1-17-32 仙 茅

要 点	内 容
来 源	石蒜科植物仙茅的干燥根茎
性味归经	辛，热。有毒。归肾、肝、脾经
性能特点	本品辛热燥散，入肾、肝、脾经，力强有毒。善温肾壮阳，能强筋健骨、祛寒除湿，疗寒湿久痹、阳虚冷泻
功 效	补肾壮阳，强筋健骨，祛寒除湿
主治病证	肾虚阳痿精冷；肾虚筋骨冷痛，寒湿久痹；阳虚冷泻
使用注意	本品辛热燥散，易伤阴助火，故阴虚火旺者忌服

表 1-17-33 狗 脊

要 点	内 容
来 源	蚌壳蕨科植物金毛狗脊的干燥根茎
性味归经	苦、甘，温。归肝、肾经
性能特点	本品甘温而补，苦能燥泄，入肝、肾经，主以扶正，兼以祛邪。善治肾虚或风寒湿所致的腰脊强痛、难以俯仰，还治肾虚下元不固诸证
功 效	补肝肾，强腰膝，祛风湿
主治病证	肾虚之腰痛脊强，足膝痿软；小便不禁，白带过多；风湿痹痛
使用注意	本品温补固摄，故肾虚有热、小便不利或短涩黄少、口苦舌干者忌服

表 1-17-34 海 马

要 点	内 容
来 源	海龙科动物线纹海马、刺海马、大海马、三斑海马或小海马（海蛆）的干燥体
性味归经	甘、咸，温。归肾、肝经
性能特点	本品甘咸温补行散。入肾经，能补肾助阳，治肾阳亏虚诸证；入肝经，能活血止痛，消肿散结，治癥瘕积聚、跌打损伤及痈肿疔疮
功 效	补肾助阳，活血散结，消肿止痛
主治病证	肾阳虚亏之阳痿精少，尿频遗尿；癥瘕积聚，跌打损伤；痈肿疔疮（外用）
用法用量	内服：煎汤，3～9g；研末，每次 1～1.5g。外用：适量，研末敷
使用注意	本品甘咸温补行散，故孕妇及阴虚阳亢者忌服

第三节 补血药

表 1-17-35 当 归

要 点	内 容
来 源	伞形科植物当归的干燥根

（续表 1-17-35）

要　点	内　容
性味归经	甘、辛，温。归肝、心、脾经
性能特点	本品辛温行散，甘能补润，主入肝、心经，兼入脾经。血虚、血瘀有寒之证皆宜，兼肠燥便秘者尤佳，不但是妇科调经之要药，还是内科补血之佳品，亦常用于外科、伤科消肿疗伤
功　效	补血活血，调经止痛，润肠通便
主治病证	血虚萎黄、眩晕心悸；月经不调，闭经，痛经；虚寒腹痛，瘀血作痛，跌打损伤，痹痛麻木；痈疽疮疡；血虚肠燥便秘
配　伍	当归配黄芪：两药相配，益气生血力强，治血虚或气血双亏每投
用法用量	内服：煎汤，6 ～ 12g；或入丸散。当归身补血，当归尾破血，全当归和血。一般宜生用，活血通经宜酒炒
使用注意	本品甘温补润，故湿盛中满、大便泄泻者忌服

表 1-17-36　熟地黄

要　点	内　容
来　源	玄参科植物生地黄的加工炮制品
性味归经	甘，微温。归肝、肾经
性能特点	本品质润黏腻，甘补微温，药力颇强，入肝、肾经。善养血滋阴、补精益髓，为治血虚精亏或阴液不足之要药。唯能腻膈碍胃，脾胃不健者服之宜慎
功　效	补血滋阴，补精益髓
主治病证	血虚萎黄、眩晕、心悸、月经不调、崩漏；肾阴不足的潮热、盗汗、遗精，消渴；精血亏虚的腰酸脚软、头晕眼花、耳聋耳鸣、须发早白
用法用量	内服：煎汤，9 ～ 15g；或入丸散。宜与健脾胃药如砂仁、陈皮等同用
使用注意	本品质黏滋腻，易碍消化，故脾胃气滞、痰湿内阻的脘腹胀满、食少便溏者忌服

表 1-17-37　何首乌

要　点	内　容
来　源	蓼科植物何首乌的干燥块根
性味归经	苦、甘、涩，微温。归肝、肾经
性能特点	本品入肝、肾经。制用、生用性效有别。制用微温，善补肝肾、益精血、乌须发，为滋补良药。生用平而偏凉，能解毒、截疟、润肠燥
功　效	补益精血，解毒，截疟，润肠通便
主治病证	精血不足的头晕眼花、须发早白、腰酸脚软、遗精、崩漏、带下；疮肿，瘰疬；体虚久疟；肠燥便秘
用法用量	内服：煎汤，制何首乌 6 ～ 12g，生何首乌 3 ～ 6g；或入丸散。补益精血宜制用，解毒，截疟、润肠通便宜生用
使用注意	本品生用能滑肠，故脾虚便溏者慎服

第十七章

表 1-17-38　白　芍

要　点	内　容
来　源	毛茛科植物芍药的干燥根
性味归经	酸、甘、苦，微寒。归肝、脾经
性能特点	本品甘补酸敛，苦微寒清泄，入肝、脾经。主治阴血亏虚、肝脾不和、肝阳上亢诸证，兼治体虚多汗等证
功　效	养血调经，敛阴止汗，柔肝止痛，平抑肝阳
主治病证	①血虚萎黄，月经不调，痛经，崩漏 ②阴虚盗汗，表虚自汗 ③肝脾不和之胸胁脘腹疼痛，或四肢拘急作痛 ④肝阳上亢之头痛眩晕
用法用量	内服：煎汤，5 ～ 15g；或入丸散。养血调经多炒用，平肝敛阴多生用
使用注意	反藜芦

表 1-17-39　阿　胶

要　点	内　容
来　源	马科动物驴的干燥皮或鲜皮经煎煮、浓缩制成的固体胶
性味归经	甘，平。归肺、肝、肾经
性能特点	本品质黏滋润，甘补性平，入肺、肝、肾经，为血肉有情之品。为治血虚、阴虚诸证之要药
功　效	补血止血，滋阴润燥
主治病证	①血虚眩晕、心悸 ②吐血，衄血，便血，崩漏，妊娠胎漏 ③阴虚燥咳或虚劳喘咳；阴虚心烦、失眠
用法用量	内服：3 ～ 9g，用开水或黄酒化开；入汤剂应烊化后再与煎好的药液合兑；或入丸散，止血宜蒲黄炒，润肺宜蛤粉炒
使用注意	本品滋腻黏滞，故脾胃不健、纳食不佳、消化不良及大便溏泄者忌服

表 1-17-40　龙眼肉

要　点	内　容
来　源	无患子科植物龙眼的假种皮
性味归经	甘，温。归心、脾经
性能特点	本品甘温润补，性不滋腻，入心、脾经。能补心脾、益气血、安心神，为治心脾两虚或气血不足之良药
功　效	补心脾，益气血，安心神
主治病证	①心脾两虚之心悸怔忡、失眠健忘 ②气血不足证
使用注意	本品虽甘温无毒，但易助热生火，故内有实火、痰热、湿热者忌服

第四节　补阴药

表 1-17-41　南沙参

要　点	内　容
来　源	桔梗科植物轮叶沙参或沙参的新鲜或干燥根。新鲜者名鲜沙参
性味归经	甘、微苦，微寒。归肺、胃经
性能特点	本品味甘能补，微苦微寒清泄，入肺、胃经，为凉补之品。善治肺胃阴虚有热诸证，兼气虚或夹痰者尤宜
功　效	清肺养阴，祛痰，益气
主治病证	肺热燥咳有痰，阴虚劳嗽咳血；气阴两伤的舌干口渴
用法用量	内服：煎汤，干品 9 ～ 15g，鲜品 15 ～ 30g；或入丸散。鲜用清热养阴生津力较好
使用注意	本品甘寒，故虚寒证忌服。反藜芦

表 1-17-42　北沙参

要　点	内　容
来　源	伞形科植物珊瑚菜的干燥根
性味归经	甘，微寒。归肺、胃经
性能特点	本品味甘能补，微寒清泄，入肺、胃经，为凉补之品。治肺胃阴虚有热诸证
功　效	养阴清肺，益胃生津
主治病证	①肺热燥咳，阴虚劳嗽咳血 ②阴伤津亏的舌干口渴
使用注意	本品甘寒，故虚寒证忌服

表 1-17-43　麦　冬

要　点	内　容
来　源	百合科植物麦冬的干燥块根
性味归经	甘、微苦，微寒。归肺、心、胃经
性能特点	本品甘补质润，微苦微寒而清泄，入肺、心、胃经，为滋养清润之品。既养阴生津而润肺益胃，又清养心神而除烦安神，还滋润肠燥而通便
功　效	润肺养阴，益胃生津，清心除烦，润肠通便
主治病证	①肺热燥咳痰黏，阴虚劳嗽咳血 ②津伤口渴，内热消渴 ③心阴虚、心火旺的心烦失眠 ④肠燥便秘
使用注意	本品微寒滋润，故风寒或痰饮咳嗽、脾虚便溏者忌服

第十七章

表 1-17-44　石　斛

要　点	内　容
来　源	兰科植物金钗石斛、霍山石斛、鼓槌石斛或流苏石斛的栽培品及其同属植物近似种的新鲜或干燥茎
性味归经	甘，微寒。归胃、肾经
性能特点	本品甘能滋养，微寒清泄，以清滋为用。入胃经，能养胃阴、生津液，治津伤或胃阴不足之口渴；入肾经，能滋肾阴、清虚热，治阴虚虚热不退。此外，通过滋阴清热，还能明目、强腰。鲜用药力较强
功　效	养胃生津，滋阴除热，明目，强腰
主治病证	热病伤津或胃阴不足的舌干口燥，内热消渴；阴虚虚热不退；肾虚视物不清、腰膝软弱
用法用量	内服：煎汤，干品 6 ～ 12g，鲜品 15 ～ 30g；或入丸散。干品入汤剂宜先下
使用注意	本品甘补敛邪，故温热病不宜早用。又能助湿，故湿温尚未化燥者忌服

表 1-17-45　黄　精

要　点	内　容
来　源	百合科植物滇黄精、黄精或多花黄精的干燥根茎
性味归经	甘，平。归脾、肺、肾经
性能特点	本品质润甘补，平而不偏，作用缓和，入脾、肺、肾经，为平补气阴之品。既滋阴润肺，又补肾益精，还补脾益气，为滋补良药，善治肺肾两虚、气阴两虚诸证
功　效	滋阴润肺，补脾益气
主治病证	①肺虚燥咳，劳嗽久咳 ②肾虚精亏的腰膝酸软、须发早白、头晕乏力 ③气虚倦怠乏力，阴虚口干便燥 ④气阴两虚，内热消渴
使用注意	本品易助湿邪，故脾虚有湿、咳嗽痰多及中寒便溏者忌服

表 1-17-46　枸杞子

要　点	内　容
来　源	茄科植物宁夏枸杞的干燥成熟果实
性味归经	甘，平。归肝、肾、肺经
性能特点	本品质润甘补，平而偏温，归肝、肾、肺经。善滋补肝肾而明目，治肝肾阴虚、视力减退；能滋润肺阴而止咳，治阴虚咳嗽
功　效	滋补肝肾，明目，润肺
主治病证	肝肾阴虚的头晕目眩、视力减退、腰膝酸软、遗精；消渴；阴虚咳嗽
使用注意	本品滋阴润燥，故大便溏薄者慎服

表 1-17-47　龟　甲

要　点	内　容
来　源	龟科动物乌龟的背甲及腹甲
性味归经	甘、咸，寒。归肝、肾、心经
性能特点	本品甘咸滋补，质重镇潜，寒能清泄，入肝、肾、心经。既滋肾阴、清虚热，又补肝肾、潜肝阳，善治阴虚阳亢、虚风内动、阴虚发热诸证，还益肾健骨、养血补心、凉血止血，治肾虚腰膝痿弱、筋骨不健，以及心悸失眠、血热崩漏等
功　效	滋阴潜阳，益肾健骨，养血补心，凉血止血
主治病证	阴虚阳亢之头晕目眩，热病伤阴之虚风内动；阴虚发热；肾虚腰膝痿弱、筋骨不健、小儿囟门不合；心血不足之心悸、失眠、健忘；血热崩漏、月经过多
用法用量	内服：煎汤，9～30g，打碎先下；或入丸散
使用注意	本品甘寒，故脾胃虚寒者忌服。又据古籍记载，能软坚祛瘀治难产，故孕妇慎服

表 1-17-48　鳖　甲

要　点	内　容
来　源	鳖科动物鳖的背甲
性味归经	咸，寒。归肝、肾经
性能特点	本品味咸软坚，质重镇潜，寒可清泄，入肝、肾经，善治阴虚阳亢、虚风内动、阴虚发热、久疟疟母及癥瘕等
功　效	滋阴潜阳，退热除蒸，软坚散结
主治病证	阴虚阳亢之头晕目眩，热病伤阴之虚风内动；阴虚发热；久疟疟母，癥瘕
用法用量	内服：煎汤，9～30g，打碎先下；或入丸散。滋阴潜阳宜生用，软坚散结宜醋炙用
使用注意	本品性寒质重，故脾胃虚寒之食少便溏者及孕妇慎服

表 1-17-49　天　冬

要　点	内　容
来　源	百合科植物天冬的干燥块根
性味归经	甘、苦，寒。归肺、肾经
性能特点	本品甘润补，苦泄降，寒能清，入肺、肾经，为清滋滑润之品，善治阴虚火旺诸证
功　效	滋阴降火，清肺润燥，润肠通便
主治病证	肺热燥咳，顿咳痰黏，劳嗽咳血；骨蒸潮热，津伤口渴，阴虚消渴；肠燥便秘
使用注意	本品大寒滋润，故脾胃虚寒、食少便溏者慎服

表 1-17-50　玉　竹

要　点	内　容
来　源	百合科植物玉竹的干燥根茎

（续表 1-17-50）

要　点	内　容
性味归经	甘，平。归肺、胃经
性能特点	本品柔润甘补，平而少偏，入肺经，能滋肺阴而润肺止咳；入胃经，能养胃阴而生津止渴。古名“葳蕤”，不滋腻恋邪，与解表药同用，可收滋阴解表之功
功　效	滋阴润肺，生津养胃
主治病证	肺燥咳嗽，阴虚劳嗽，阴虚外感；胃阴耗伤之舌干口燥，消渴
使用注意	本品柔润多液，故脾虚有痰湿者忌服

表 1-17-51　百　合

要　点	内　容
来　源	百合科植物卷丹、百合或细叶百合的干燥肉质鳞叶
性味归经	甘，微寒。归肺、心经
性能特点	本品甘润而补，微寒清泄。入肺经，治虚咳劳嗽；入心经，治虚烦惊悸、失眠多梦及精神恍惚
功　效	养阴润肺，清心安神
主治病证	肺虚久咳，阴虚燥咳，劳嗽咳血；虚烦惊悸，失眠多梦，精神恍惚
使用注意	本品寒润，故风寒咳嗽或中寒便溏者忌服

表 1-17-52　墨旱莲

要　点	内　容
来　源	菊科植物鳢肠的干燥地上部分
性味归经	甘、酸，寒。归肝、肾经
性能特点	本品甘酸滋补，寒能清泄，为寒补之品。入肝、肾经，治肝肾阴虚证。入血分，治阴虚血热之诸出血证
功　效	滋阴益肾，凉血止血
主治病证	肝肾阴虚之头晕目眩、须发早白；阴虚血热之吐血、衄血、尿血、便血、崩漏
使用注意	本品性寒，故虚寒腹泻者忌服

表 1-17-53　女贞子

要　点	内　容
来　源	木犀科植物女贞的干燥成熟果实
性味归经	甘、苦，凉。归肝、肾经
性能特点	本品甘补凉清，苦泄不腻，入肝、肾经，为凉补之品。善滋补肝肾之阴，并以此而清虚热，明目
功　效	滋肾补肝，清虚热，明目乌发

（续表 1-17-53）

要　点	内　容
主治病证	肝肾阴虚之头晕目眩、腰膝酸软、须发早白；阴虚发热；肝肾虚亏之目暗不明，视力减退
配　伍	女贞子配墨旱莲：两药相配，滋补肝肾之阴力增，治肝肾阴虚证常用
使用注意	本品虽补而不腻，但性凉，故脾胃虚寒泄泻及肾阳虚者忌服

表 1-17-54　桑　椹

要　点	内　容
来　源	桑科植物桑的干燥或新鲜成熟果穗
性味归经	甘，寒。归心、肝、肾经
性能特点	本品甘寒清补，质润滑利，入心、肝、肾经。善滋补阴血，能养阴兼清热而生津，兼润肠通便
功　效	滋阴补血，生津，润肠
主治病证	阴虚血亏之眩晕、目暗、耳鸣、失眠、须发早白；津伤口渴，消渴；肠燥便秘
用法用量	内服：煎汤，9～15g，鲜品加倍；或入膏滋剂
使用注意	性寒润滑，故脾胃虚寒溏泄者忌服

表 1-17-55　哈蟆油

要　点	内　容
来　源	蛙科动物中国林蛙雌蛙的干燥输卵管
性味归经	甘、咸，平。归肺、肾经
性能特点	本品甘补虚，咸入肾。善补肾益精扶虚，养阴润肺，治病后体虚，劳嗽咳血
功　效	补肾益精，养阴润肺
主治病证	病后体弱，神疲乏力，盗汗；劳嗽咳血
用法用量	内服：5～15g，炖服；或作丸剂
使用注意	本品甘咸滋腻，故外有表邪、内有痰湿者慎服

表 1-17-56　楮实子

要　点	内　容
来　源	桑科植物构树的干燥成熟果实
性味归经	甘，寒。归肝、肾经
性能特点	本品甘补渗利寒清，入肝、肾经。善滋阴益肾、清肝明目，又兼利尿
功　效	滋阴益肾，清肝明目，利尿
主治病证	肝肾不足，腰膝酸软，虚劳骨蒸；头晕目昏，目生翳膜；水肿胀满
使用注意	本品甘寒滋腻，故脾胃虚寒、大便溏泄者慎服

第十八章

收涩药

含义：凡以收敛固涩为主要功效的药物，称为收涩药。亦称收敛药或固涩药。

功效：本类药味多酸涩，主入肺、大肠、脾、肾经，虽能收涩固脱，但药性寒温不一，分别具有固表止汗、敛肺止咳、涩肠止泻、固精缩尿止带、收敛止血等作用。

适用范围：本类药适用于久病体虚、正气不固所致的自汗、盗汗、久泻、久痢、遗精、滑精、遗尿、尿频、久咳、虚喘，以及崩带不止等滑脱不禁之证。

使用注意：本类药涩而敛邪，凡表邪未解，湿热所致的泻痢、血热出血，以及郁热未清者不宜应用，以免“闭门留寇”。

表 1-18-1　五味子

要　点	内　容
来　源	木兰科植物五味子的干燥成熟果实，习称北五味子
性味归经	酸，温。归肺、肾、心经
性能特点	本品酸敛质润温补，敛、补兼备，入肺、肾、心经。上能敛肺止咳平喘，下能滋肾涩精止泻，内能生津宁心安神，外能固表收敛止汗。药力较强，为补虚强壮收涩之要药
功　效	收敛固涩，益气生津，滋肾宁心
主治病证	肺虚久咳或肺肾不足的咳喘；表虚自汗，阴虚盗汗；津伤口渴，消渴；肾虚遗精、滑精；脾肾两虚的五更泄泻；虚烦心悸，失眠多梦
用法用量	内服：煎汤，2～6g；或入丸散
使用注意	本品酸温涩敛，故表邪未解、内有实热、咳嗽初起及麻疹初发慎服

表 1-18-2　乌　梅

要　点	内　容
来　源	蔷薇科植物梅的干燥近成熟果实
性味归经	酸，平。归肝、脾、肺、大肠经
性能特点	本品酸敛生津，性平不偏，既入肝、脾经，又入肺与大肠经。上敛肺气以止咳，下涩大肠以止泻，并能收敛以止血。又因酸味独重，还善安蛔、生津
功　效	敛肺，涩肠，生津，安蛔，止血
主治病证	肺虚久咳；久泻久痢；虚热消渴；蛔厥腹痛；崩漏，便血
用法用量	内服：煎汤，6～12g；或入丸散。外用：适量。止泻止血宜炒炭，生津安蛔当生用
使用注意	本品酸涩收敛，故表邪未解及实热积滞者慎服

表 1-18-3　椿　皮

要　点	内　容
来　源	苦木科植物臭椿的干燥根皮或干皮
性味归经	苦、涩，寒。归大肠、胃、肝经
性能特点	本品苦寒清燥，涩能收敛，既入大肠经，又入胃、肝经，为燥泄与涩敛兼能之品。善清热燥湿、涩肠而止泻、止带，能凉血收敛而止血，并兼杀虫
功　效	清热燥湿，涩肠，止血，止带，杀虫
主治病证	久泻久痢，湿热泻痢，便血；崩漏，赤白带下；蛔虫病；疮癣作痒
用法用量	内服：煎汤，6～9g；或入丸散。外用：适量，煎汤洗，或熬膏涂
使用注意	本品味苦性寒，故脾胃虚寒者慎服

表 1-18-4　赤石脂

要　点	内　容
来　源	硅酸盐类矿物多水高岭石族多水高岭石，主含四水硅酸铝
性味归经	甘、酸、涩，温。归大肠、胃经
性能特点	本品甘温调中，酸涩收敛，质重走下，主入大肠经，功专收敛，最善固涩下焦滑脱。内服能涩肠止泻、止血、止带；外用能收湿敛疮、生肌
功　效	涩肠止泻，止血，止带；外用收湿敛疮生肌
主治病证	泻痢不止，便血脱肛；崩漏，赤白带下；湿疮流水，溃疡不敛，外伤出血
用法用量	内服：煎汤，9～12g，打碎先下；或入丸散。外用：适量，研末调敷
使用注意	《别录》有治“难产胞衣不出”的记载，故孕妇慎服

表 1-18-5　莲子肉

要　点	内　容
来　源	睡莲科植物莲的去胚的干燥成熟种子
性味归经	甘、涩，平。归脾、肾、心经
性能特点	本品甘补涩敛，平而不偏，入脾、肾、心经，补虚与固涩兼具，为药食两用之品。善治心、脾、肾诸虚证，以及滑脱证
功　效	补脾止泻，益肾固精，止带，养心安神
主治病证	脾虚久泻、食欲不振；肾虚遗精、滑精，脾肾两虚之带下；心肾不交的虚烦、惊悸失眠
使用注意	本品甘涩，故大便秘结者慎服

表 1-18-6　山茱萸

要　点	内　容
来　源	山茱萸科植物山茱萸的干燥成熟果肉

（续表 1-18-6）

要　点	内　容
性味归经	酸、甘，微温。归肝、肾经
性能特点	本品酸涩收敛，温补固涩，既补肾阳，又补肾精，阴阳并补。主治肝肾亏虚、肾虚、虚汗不止及崩漏经多诸证
功　效	补益肝肾，收敛固脱
主治病证	肝肾亏虚的头晕目眩、腰膝酸软、阳痿；肾虚遗精滑精，小便不禁，虚汗不止；妇女崩漏及月经过多
使用注意	本品温补固涩，故命门火炽、素有湿热及小便不利者慎服

表 1-18-7　桑螵蛸

要　点	内　容
来　源	螳螂科昆虫大刀螂和小刀螂或巨斧螳螂的干燥卵鞘
性味归经	甘、咸，平。归肝、肾经
性能特点	本品甘能补，咸入肾，平偏温，兼涩敛，入肝、肾经，为治肾阳亏虚、精滑不固之要药
功　效	固精缩尿，补肾助阳
主治病证	肾阳亏虚的遗精滑精，遗尿尿频，小便白浊，带下；阳痿不育
使用注意	本品助阳固涩，故阴虚火旺之遗精及湿热尿频者忌服

表 1-18-8　海螵蛸

要　点	内　容
来　源	乌贼科动物曼氏无针乌贼或金乌贼的干燥内壳
性味归经	咸、涩，温。归肝、脾、肾经
性能特点	本品质燥涩敛，咸能走血，性温和血，入肝、脾、肾经。尤善止血止带，治崩漏带下效佳，堪称妇科之良药。此外，内服又善制酸止痛，外用又能收湿敛疮
功　效	收敛止血，固精止带，制酸止痛，收湿敛疮
主治病证	崩漏下血，肺胃出血，创伤出血；肾虚遗精，赤白带下；胃痛吞酸；湿疮湿疹，溃疡不敛
用法用量	内服：煎汤，5 ～ 10g；研末，每次 1.5 ～ 3g。外用：适量，研末敷
使用注意	本品能伤阴助热，故阴虚多热者忌服，大便秘结者慎服

表 1-18-9　诃　子

要　点	内　容
来　源	使君子科植物诃子或绒毛诃子的干燥成熟果实
性味归经	酸、涩、苦，平。归肺、大肠经
性能特点	本品苦能泄降，酸涩收敛，苦多于酸，入肺与大肠经，生用、煨用性能有别。煨用平偏温，善涩肠下气而消胀止泻，久泻久痢有寒兼腹胀者宜用。生用平偏凉，善敛

（续表 1-18-9）

要　点	内　容
性能特点	肺下气降火而止咳逆、利咽、开音，咳逆兼咽痛音哑者宜用。与乌梅相比，虽均敛肺涩肠，但生用平偏凉，善苦降而降火下气、利咽开音
功　效	涩肠，敛肺，下气，利咽
主治病证	久泻，久痢，便血脱肛；肺虚久咳，咽痛，失音
用法用量	内服：煎汤，3 ～ 10g；或入丸散。敛肺清火开音宜生用，涩肠止泻宜煨用
使用注意	本品收涩，故外有表邪、内有湿热积滞者忌服

表 1-18-10　肉豆蔻

要　点	内　容
来　源	肉豆蔻科植物肉豆蔻的干燥种仁
性味归经	辛，温。归脾、胃、大肠经
性能特点	本品温而涩敛，辛香燥散，入脾、胃、大肠经。既善温中涩肠，治阳虚久泻，又能温中行气，治虚寒气滞，实为标本兼顾之品
功　效	涩肠止泻，温中行气
主治病证	久泻不止；虚寒气滞的脘腹胀痛、食少呕吐
配　伍	肉豆蔻配补骨脂：两药相配，温肾暖脾止泻之功显著，治脾肾两虚泄泻每用
用法用量	内服：煎汤，3 ～ 10g；入丸散，每次 1.5 ～ 3g。温中止泻宜煨用

表 1-18-11　芡　实

要　点	内　容
来　源	睡莲科植物芡的干燥成熟种仁
性味归经	甘、涩，平。归脾、肾经
性能特点	本品甘补涩敛，平而不偏，入脾、肾经，药力平和。主治脾虚久泻及肾虚下元不固诸证
功　效	补脾祛湿，益肾固精
主治病证	脾虚久泻不止；肾虚遗精，小便不禁，白带过多
配　伍	芡实配金樱子：两药相配，具有补肾固涩止遗之功，治肾虚遗精、带下

表 1-18-12　覆盆子

要　点	内　容
来　源	蔷薇科植物华东覆盆子的干燥果实
性味归经	甘、酸，微温。归肝、肾、膀胱经
性能特点	本品酸敛甘补，微温质润，入肝、肾、膀胱经。既收敛固涩，又滋养肝肾，且略兼助阳，为涩敛兼补阴阳之品。善治滑脱诸证、肾虚阳痿及肝肾不足之目暗不明
功　效	益肾，固精，缩尿，明目，养肝

（续表 1-18-12）

要　点	内　容
主治病证	肾虚不固之遗精滑精、遗尿尿频；肾虚阳痿；肝肾不足之目暗不明
使用注意	本品性温固涩，故肾虚有火之小便短涩者忌服

表 1-18-13　浮小麦

要　点	内　容
来　源	禾本科植物小麦的干燥未成熟颖果
性味归经	甘，凉。归心经
性能特点	善益气除热而止汗，既治阳虚自汗，阴虚盗汗，又疗骨蒸劳热，汗出不止尤为多用
功　效	益气，除热止汗
主治病证	气虚自汗，阴虚盗汗；骨蒸劳热

表 1-18-14　金樱子

要　点	内　容
来　源	蔷薇科植物金樱子的干燥成熟果实
性味归经	酸、涩，平。归肾、膀胱、大肠经
性能特点	本品酸涩收敛，平而少偏，功专固涩下焦，善治下焦滑脱不禁诸证
功　效	固精缩尿，涩肠止泻，固崩止带
主治病证	遗精滑精，尿频遗尿；久泻久痢；崩漏带下
使用注意	本品功专收敛，凡有实火、实邪者忌服

表 1-18-15　五倍子

要　点	内　容
来　源	漆树科植物盐肤木、青麸杨或红麸杨叶上的虫瘿
性味归经	酸、涩，寒。归肺、大肠、肾经
性能特点	本品酸涩收敛，寒能清泄，既入肺、肾经，又入大肠经，适用于多种滑脱之证，兼热者尤宜
功　效	敛肺降火，涩肠固精，敛汗止血，收湿敛疮
主治病证	肺虚久咳；久泻久痢，遗精滑精；自汗盗汗，崩漏，便血痔血，外伤出血；疮肿，湿疮
用法用量	内服：煎汤，3 ～ 6g；或入丸散。外用：适量，煎汤熏洗，或研末敷
使用注意	本品酸涩收敛，故外感咳嗽、湿热泻痢者忌服

表 1-18-16　麻黄根

要　点	内　容
来　源	麻黄科植物草麻黄或中麻黄的干燥根及根茎
性味归经	甘、涩，平。归肺经

（续表 1-18-16）

要　点	内　容
性能特点	本品甘涩收敛，性平不偏，唯入肺经。功专收敛止汗，治自汗、盗汗，既可内服，亦可研粉外扑
功　效	收敛止汗
主治病证	自汗，盗汗
使用注意	本品功专收敛，故表邪未尽者忌服

表 1-18-17　糯稻根

要　点	内　容
来　源	禾本科植物糯稻的干燥根及根茎
性味归经	甘，平。归肺、胃、肾经
性能特点	本品甘平偏凉清敛，入肺、胃、肾经。既治自汗、盗汗，又治虚热不退、骨蒸潮热
功　效	止汗退热，益胃生津
主治病证	自汗、盗汗；虚热不退，骨蒸潮热

表 1-18-18　罂粟壳

要　点	内　容
来　源	罂粟科植物罂粟的干燥成熟果壳
性味归经	酸、涩，平。有毒。归肺、大肠、肾经
性能特点	本品酸涩收敛，平而偏温，有毒力强，既入肺、肾经，又入大肠经。为治痛证要药。然有毒易成瘾，故内服宜谨慎
功　效	敛肺，涩肠，止痛
主治病证	肺虚久咳；久泻久痢；心腹筋骨诸痛
用法用量	内服：煎汤，3～6g；或入丸散。止咳宜蜜炙用，止泻、止痛宜醋炒用
使用注意	本品酸涩收敛，故咳嗽与泻痢初起者忌服。有毒并易成瘾，不宜大量服用或久服。孕妇及儿童禁用。运动员慎服

表 1-18-19　石榴皮

要　点	内　容
来　源	石榴科植物石榴的干燥果皮
性味归经	酸、涩，温。有小毒。归胃、大肠经
性能特点	本品酸涩收敛，温有小毒，药力较强，入胃与大肠经。善涩肠止泻，治久泻久痢；能杀虫，治虫积腹痛
功　效	涩肠止泻，止血，杀虫
主治病证	久泻久痢；便血，崩漏；虫积腹痛
使用注意	本品收涩，所含石榴皮碱有毒，故用量不宜过大，泻痢初起者忌服

第十九章

涌吐药

含义：凡以促使呕吐为主要功效的药物，称为涌吐药。

功效：本类药味苦性寒，药势升浮上涌，功能涌吐毒物、宿食及痰涎。

适用范围：本类药适用于误食毒物，停留胃中，未被吸收；或宿食停滞不化，尚未入肠，脘部胀痛；或痰涎壅盛，阻碍呼吸，以及癫痫发狂等。

使用注意：本类药作用强烈，且有毒，只宜用于正气未衰而邪盛者，妇女胎前产后、老人、体质虚弱者均应忌用；用法用量需严格控制，一般宜从小量渐增，防中毒或涌吐太过；服药后宜多饮开水以助药力，或利用他物探喉助吐；涌吐药应中病即止，只可暂投，不可连服或久服。呕吐不止者，当及时解救；吐后应待胃气恢复后，再进流质或易消化的食物，以养胃气，不宜马上进食。

表 1-19-1　常　山

要　点	内　容
来　源	虎耳草科植物常山的干燥根
性味归经	苦、辛，寒。有毒。归肺、心、肝经
性能特点	本品苦泄寒清，辛能开宣，毒烈上涌力猛，入肺、心、肝经，升散涌泄峻猛。既涌吐痰饮，为治胸中痰饮所常用，又攻毒行痰而截疟，为治疟疾寒热之要药
功　效	涌吐痰饮，截疟
主治病证	胸中痰饮、疟疾
用法用量	内服：煎汤，5 ～ 9g；或入丸散。涌吐宜生用，截疟宜酒炒用
使用注意	本品有毒而涌吐，易损伤正气，故用量不宜过大，孕妇及体虚者忌服

表 1-19-2　瓜　蒂

要　点	内　容
来　源	葫芦科植物甜瓜的干燥果蒂
性味归经	苦，寒。有毒。归胃经
性能特点	本品苦泄寒清，毒烈上涌力猛，唯入胃经。内服可涌吐热痰宿食，外用吹鼻能引去湿热
功　效	内服涌吐热痰、宿食；外用研末吹鼻，引去湿热
主治病证	热痰，宿食；湿热黄疸，湿家头痛
用法用量	内服：煎汤，2 ～ 5g；入丸散，0.3 ～ 1g。服后含咽砂糖能增药力 外用：小量，研末吹鼻，待鼻中流出黄水即停药

（续表 1-19-2）

要　点	内　容
使用注意	本品作用强烈，易损伤正气，故孕妇、体虚、失血及上部无实邪者忌服。若呕吐不止，用麝香 0.01 ～ 0.015g，开水冲服可解

表 1-19-3　藜　芦

要　点	内　容
来　源	百合科植物黑藜芦的干燥根及根茎
性味归经	辛、苦，寒。有毒。归肺、胃、肝经
性能特点	本品辛散苦泄寒清，毒烈上涌力猛，入肺、胃、肝经。既涌吐风痰，善治风痰所致的癫痫、中风、喉痹，又杀虫疗癣，外用治疥癣秃疮
功　效	涌吐风痰，杀虫疗癣
主治病证	中风，癫痫，喉痹；疥癣秃疮
用法用量	内服：入丸散，0.3 ～ 0.9g 外用：适量，研末油调敷
使用注意	本品有毒，内服宜慎。孕妇及体弱者忌服。不宜与细辛、赤芍、白芍、人参、丹参、玄参、沙参、苦参同用

第二十章

杀虫燥湿止痒药

含义：凡以攻毒杀虫、燥湿止痒为主要功效的药物，称为杀虫燥湿止痒药。

功效：本类药寒温不一，大多有毒，以外用为主，兼可内服。具有攻毒杀虫、燥湿止痒等作用，部分药物兼有截疟、壮阳等作用。

适用范围：本类药适用于疥癣、湿疹、痈肿疮毒、麻风、梅毒及毒蛇咬伤等，部分药物兼治疟疾、肾阳虚弱等证。

使用注意：

1. 本类药有毒者居多，其中毒性剧烈者，外用时尤当慎重，既不能过量，也不能大面积涂敷，还不宜在头面及五官使用，以防吸收中毒。

2. 严格遵守炮制方法、控制剂量、注意使用方法与宜忌，以避免因局部过强刺激而引起严重反应。

3. 可内服的有毒之品，更应严格遵守炮制方法、控制剂量、注意使用方法与宜忌，并宜制成丸剂，以缓解其毒性。

4. 避免持续服用，以防蓄积中毒。

表 1-20-1　雄　黄

要　点	内　容
来　源	硫化物类矿物雄黄族雄黄，主含二硫化二砷
性味归经	辛、苦，温。有毒。归肝、大肠、胃、肺经
性能特点	本品辛散苦燥，温毒峻烈，多作外用，少作内服。既治疮肿、疥癣、蛇伤及虫积，又治哮喘、疟疾及惊痫
功　效	解毒，杀虫，燥湿祛痰，截疟定惊
主治病证	痈疽疔疮，疥癣，虫蛇咬伤；虫积腹痛；哮喘，疟疾，惊痫
配　伍	雄黄配白矾：两药相配，寒温并用，研末外用可增解毒收湿止痒之功，可治湿疹、疥癣瘙痒等证
用法用量	外用：适量，研末敷，或调涂。内服：入丸散，0.05～0.1g
使用注意	本品有毒，故外用不可大面积或长期涂敷；内服宜慎，不可久用，孕妇禁用。煅后生成三氧化二砷而使其毒性剧增，故入药忌火煅

表 1-20-2　硫　黄

要　点	内　容
来　源	自然元素类矿物硫族自然硫，采挖后，加热熔化，除去杂质；或用含硫矿物经加工制得

（续表 1-20-2）

要　点	内　容
性味归经	酸，温。有毒。归肾、脾、大肠经
性能特点	本品外用治疥癣湿疹瘙痒，内服治肾阳不足诸证
功　效	外用解毒杀虫止痒，内服补火助阳通便
主治病证	疥癣，湿疹，秃疮，阴疽恶疮；肾阳不足之阳痿、小便频数，肾虚喘促；虚冷便秘
配　伍	硫黄配大黄：两药相配，外用善清热杀虫、燥湿止痒，治酒皶鼻、粉刺
用法用量	内服：炮制后入丸散，1.5～3g。外用：适量，涂搽，或烧烟熏
使用注意	本品性温有毒，故孕妇慎用，阴虚火旺者忌服。不宜与芒硝、玄明粉同用

表 1-20-3　轻　粉

要　点	内　容
来　源	水银、白矾、食盐等经升华法制成的氯化亚汞
性味归经	辛，寒。有毒。归肾、肝、大肠经
性能特点	本品辛寒燥烈，毒大力强，既入肾、肝经，又入大肠经。外用治疥癣梅毒、疮疡溃烂；内服治痰涎积滞、水肿鼓胀
功　效	外用杀虫、攻毒、敛疮；内服祛痰消积，逐水通便
主治病证	疥癣，梅毒，疮疡溃烂；痰涎积滞，水肿鼓胀兼二便不利
用法用量	外用：适量，研末掺敷患处 内服：入丸剂或装胶囊，每次 0.1～0.2g，每日 1～2 次
使用注意	本品有毒，外用不可大面积或长久涂敷；内服不可过量或久服，孕妇及肝肾功能不全者忌服；服后要及时漱口，以免口腔糜烂

表 1-20-4　白　矾

要　点	内　容
来　源	硫酸盐类矿石明矾石的加工提炼品，主含含水硫酸铝钾。煅后名枯矾
性味归经	酸，寒。归肺、肝、脾、大肠经
性能特点	本品酸涩收敛，寒清质燥，药力较强，应用广泛。外用解毒杀虫、燥湿止痒，内服止血止泻、清热消痰。还能祛湿热而退黄疸
功　效	外用解毒杀虫，燥湿止痒；内服止血止泻，清热消痰
主治病证	疮疡，疥癣，湿疹瘙痒，阴痒带下；吐衄下血，泻痢不止；风痰痫病，痰热癫狂；湿热黄疸
用法用量	内服：入丸散，0.6～1.5g。外用：适量，研末敷，或化水洗患处
使用注意	本品酸寒收敛性强，故体虚胃弱及无湿热痰火者忌服

表 1-20-5　蛇床子

要　点	内　容
来　源	伞形科植物蛇床的干燥成熟果实
性味归经	辛、苦，温。有小毒。归肾经
性能特点	本品辛散苦燥温补，专入肾经，主以祛邪，兼以扶正。治阴部湿痒、湿疮、湿疹、疥癣、寒湿带下及湿痹腰痛；又能治肾虚阳痿、宫冷不孕
功　效	燥湿祛风，杀虫止痒，温肾壮阳
主治病证	阴部湿痒，湿疹，湿疮，疥癣；寒湿带下，湿痹腰痛；肾虚阳痿，宫冷不孕
用法用量	内服：煎汤，3 ～ 10g；或入丸散。外用：15 ～ 30g，煎汤熏洗，或研末敷
使用注意	本品性温，故阴虚火旺及下焦湿热者忌服

表 1-20-6　露蜂房

要　点	内　容
来　源	胡蜂科昆虫果马蜂、日本长脚胡蜂或异腹胡蜂的巢
性味归经	甘，平。有毒。归肝、胃经
性能特点	本品甘解性平，质轻有毒，入肝、胃经。治疮痈、瘰疬、顽癣常用。治牙痛、风湿痹痛可投
功　效	攻毒杀虫，祛风止痛
主治病证	疮疡肿毒，乳痈，瘰疬；顽癣，鹅掌风；牙痛，风湿痹痛
用法用量	内服：煎汤，3 ～ 5g；或入丸散。外用：适量，研末调敷，或煎水漱口或洗患处
使用注意	本品有毒而无补虚之功，故气血虚弱者忌服

表 1-20-7　铅　丹

要　点	内　容
来　源	纯铅加工制成的四氧化三铅
性味归经	辛、微涩，微寒。有毒。归心、肝经
性能特点	本品辛散涩敛，微寒能清，质重镇坠，有毒力强，入心、肝经。外用善拔毒收湿而止痒、生肌敛疮，内服虽能坠痰镇惊、攻毒截疟，但因毒大，现较少用
功　效	外用拔毒止痒，敛疮生肌；内服坠痰镇惊，攻毒截疟
主治病证	疮疡溃烂，黄水湿疮；惊痫癫狂；疟疾
用法用量	外用：适量，研末撒敷或调敷。内服：入丸散，每次 0.3 ～ 0.6g
使用注意	本品有毒，故外用不宜大面积或长期涂敷，内服宜慎，不可过量或持续内服，以防蓄积中毒。孕妇忌服

第二十章

表 1-20-8　土荆皮

要　点	内　容
来　源	松科植物金钱松的干燥根皮或近根树皮
性味归经	辛，温。有毒。归肺、脾经
性能特点	本品辛温燥散有毒，专供外用，不作内服。善杀虫止痒，为治癣痒之要药
功　效	杀虫，疗癣，止痒
主治病证	体癣，手足癣，头癣
用法用量	外用适量，醋或酒浸涂擦，或研末涂擦患处
使用注意	本品有毒，一般不作内服

第二十一章

拔毒消肿敛疮药

含义：凡以拔毒化腐、消肿敛疮为主要功效的药物，称为拔毒消肿敛疮药。

功效：本类药寒温不一，大多有毒，以外用为主，兼可内服。主要具有拔毒化腐、消肿敛疮等作用，部分药物兼有止痛、开窍、破血等作用。

适用范围：本类药适用于痈疽疮疖肿痛或脓成不溃、腐肉不尽或久溃不敛等证。部分药物兼治各种疼痛、痧胀吐泻昏厥、闭经、癥瘕、痹痛拘挛等。

使用注意：

1. 本类药有毒者居多，其中毒性剧烈者，外用时尤当慎重，既不能过量，也不能大面积涂敷，还不宜在头面及五官使用，以防吸收中毒。

2. 严格遵守炮制方法、控制剂量、注意使用方法与宜忌，以避免因局部过强刺激而引起严重反应。

3. 可内服的有毒之品，更应严格遵守炮制、控制剂量、注意使用方法与宜忌，并宜制成丸剂，以缓解其毒性。

4. 避免持续服用，以防蓄积中毒。

表 1-21-1　斑　蝥

要　点	内　容
来　源	芫青科昆虫南方大斑蝥或黄黑小斑蝥的干燥体
性味归经	辛，热。有大毒。归肝、胃、肾经
性能特点	本品辛热散泄，毒剧力猛，入肝、胃、肾经。外用攻毒发泡蚀疮，治痈疽、顽癣、瘰疬；内服除攻毒外，又破血逐瘀、散结消癥，可治闭经、癥瘕
功　效	攻毒蚀疮，破血逐瘀，散结消癥
主治病证	①痈疽不溃，恶疮死肌，顽癣，瘰疬 ②血瘀闭经，癥瘕
用法用量	外用：适量，研末，或浸酒、醋，或制油膏涂敷患处。内服：炮制后入丸散，0.03～0.06g
使用注意	本品外涂皮肤，即能发赤起疱，对皮肤有较强的刺激性，故只宜小面积暂用。又有大毒，内服宜慎，孕妇禁用，体弱者忌服

表 1-21-2　蟾　酥

要　点	内　容
来　源	蟾蜍科动物中华大蟾蜍或黑眶蟾蜍的干燥分泌物

（续表 1-21-2）

要　点	内　容
性味归经	辛，温。有毒。归心经
性能特点	本品辛散温通，香开辟秽，毒大力强，专入心经。外用解毒消肿、止痛；内服除止痛外，又辟秽开窍而醒神
功　效	解毒消肿，止痛，开窍醒神
主治病证	痈疽疔疮，咽喉肿痛，龋齿作痛；痧胀腹痛吐泻，甚则昏厥
用法用量	外用：适量，研末调敷或入膏药。内服：入丸散，0.015～0.03g
使用注意	本品毒大，发疱腐蚀性强，故外用不可入目。孕妇慎用

表 1-21-3　马钱子

要　点	内　容
来　源	马钱科植物马钱的干燥成熟种子
性味归经	苦，温。有大毒。归肝、脾经
性能特点	本品苦泄温通，毒大力猛，入肝、脾经。治痈肿、跌打、顽痹、拘挛，外用、内服均可
功　效	散结消肿，通络止痛
主治病证	痈疽肿痛，跌打伤痛；风湿痹痛，拘挛麻木
用法用量	内服：炮制后入丸散，0.3～0.6g。外用：适量，研末调敷
使用注意	孕妇禁用，运动员慎用。本品有毒，服用过量可致惊厥、肢体颤动、呼吸困难，甚则昏迷，有毒成分还能经皮肤吸收，故应严格炮制后内服，不能生用及多服、持久服用，外用不宜大面积或长期涂敷

表 1-21-4　升　药

要　点	内　容
来　源	水银、火硝、明矾各等分混合升华而成，主含氧化汞
性味归经	辛，热。有大毒。归肺、脾经
性能特点	本品辛热燥烈，毒大力猛，虽入肺、脾经，但多作外用。为治疮疡溃烂、腐肉不去之要药
功　效	拔毒去腐
主治病证	痈疽溃后，脓出不畅；痈疽溃烂，腐肉不去，新肉难生
用法用量	多与煅石膏研末同用，不用纯品
使用注意	本品不作内服。其拔毒去腐力强，故不宜长期或大面积涂敷，腐肉已去或脓水已净者忌用

表 1-21-5　炉甘石

要　点	内　容
来　源	碳酸盐类矿物方解石族菱锌矿石，主含碳酸锌
性味归经	甘，平。归肝、脾经
性能特点	本品甘能解毒，平和涩敛，入肝、脾经，极少内服，多供外用。能明目退翳，为眼科要药；善生肌敛疮、收湿止痒，为外科疮疹湿痒常用
功　效	明目去翳，收湿生肌
主治病证	目赤翳障，烂弦风眼；疮疡溃烂不敛，湿疹湿疮
用法用量	外用：适量，研末撒或调敷，水飞点眼

表 1-21-6　儿　茶

要　点	内　容
来　源	豆科植物儿茶去皮枝、干的干燥煎膏
性味归经	涩、苦，微寒。归肺、心经
性能特点	本品涩敛苦泄，微寒能清，入肺、心经。既治湿疮、湿疹、疮疡不敛，又治跌仆损伤、肺热咳嗽
功　效	收湿敛疮，生肌止血，活血止痛，清肺化痰
主治病证	湿疮，湿疹，疮疡不敛；吐血，衄血，外伤出血；跌仆伤痛；肺热咳嗽
用法用量	内服：煎汤，1～3g，布包；或入丸散。外用：适量，研末撒或调敷

表 1-21-7　砒　石

要　点	内　容
来　源	天然含砷矿物砷华等矿石的加工品，主含三氧化二砷
性味归经	辛，大热。有大毒。归肺、肝经
性能特点	本品辛热燥烈，毒剧力猛，入肺、肝经，多作外用。外用治疮疡腐肉不脱及疥癣瘰疬；内服治寒痰喘哮及疟疾
功　效	外用蚀疮去腐；内服劫痰平喘，截疟
主治病证	疮疡腐肉不脱，疥癣，瘰疬，牙疳；寒痰哮喘；疟疾
用法用量	外用：适量，研末撒或调敷、入膏药。内服：入丸散，每次 0.002～0.004g
使用注意	本品有大毒，故外用不宜过量或长时间大面积涂敷，疮疡腐肉已净者忌用，头面及疮疡见血者忌用。内服不能浸酒，不可超量或持续使用。孕妇忌用

表 1-21-8　硼　砂

要　点	内　容
来　源	天然硼砂矿石的精制结晶体，主含四硼酸钠

（续表 1-21-8）

要　点	内　容
性味归经	甘、咸，凉。归肺、胃经
性能特点	本品甘能解毒，咸能软坚，凉可清热，入肺、胃经。外用治喉肿、口疮、目疾，内服治肺热痰黄、咳吐不利
功　效	外用清热解毒，内服清肺化痰
主治病证	咽喉肿痛，口舌生疮，目赤翳障；肺热痰咳
用法用量	外用：适量，研极细末，干撒或调涂；或沸水溶解，待温，冲洗创面。内服：入丸散，每次 1 ～ 3g
使用注意	本品多作外用，内服宜慎

表 1-21-9　大　蒜

要　点	内　容
来　源	百合科植物大蒜的鳞茎
性味归经	辛，温。归脾、胃、肺经
性能特点	本品辛温行散解毒，入脾、胃、肺经，为药食两用之品。外用或内服，均能解毒、消肿、杀虫。还可预防流感，温暖脾胃，增进食欲
功　效	解毒，消肿，杀虫，止痢
主治病证	疮痈，疥癣；肺痨，顿咳；痢疾，泄泻；钩虫病，蛲虫病。此外，还可用于食鱼蟹中毒、防治流感等
使用注意	本品外敷能引赤发疱，故不可久敷。又性温辛辣，故阴虚火旺及有目、口齿、喉舌诸疾者不宜服用。孕妇不宜以其汁灌肠

表 1-21-10　猫爪草

要　点	内　容
来　源	毛茛科植物小毛茛的干燥块根
性味归经	甘、辛，温。归肝、肺经
性能特点	本品甘解辛温行散，入肝、肺经。善化痰散结、解毒消肿，治瘰疬痰核、疔疮肿毒、蛇虫咬伤；既可外用，亦可内服。若内外并用，则奏效更捷
功　效	化痰散结，解毒消肿
主治病证	瘰疬结核；疔疮肿毒，蛇虫咬伤
使用注意	外用能刺激皮肤黏膜，引赤发疱，外敷时间不宜过长，皮肤过敏者慎用

表 1-21-11　毛　茛

要　点	内　容
来　源	毛茛科植物毛茛的新鲜全草
性味归经	辛，温。有毒

（续表 1-21-11）

要　点	内　容
性能特点	本品辛散燥烈，毒大温灼，只作外用，功能发泡止痛、攻毒杀虫，外治多种痛症，以及疮痈、疟疾、癣癞等
功　效	发疱止痛，攻毒杀虫
主治病证	风湿痹痛，外伤疼痛，头痛，胃脘痛；痈肿疮毒，瘰疬；疟疾，喘咳；癣癞
使用注意	本品有毒，一般只作外用。外敷皮肤有刺激性，不宜久敷，皮肤过敏者禁用。孕妇、小儿及体弱者不宜用

第二部分
常用中成药

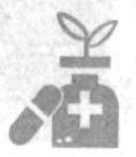

第二十二章

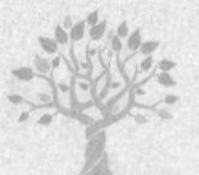

内科常用中成药

知识导图

内科常用中成药
- 解表剂、祛暑剂、表里双解剂
- 泻下剂、清热剂、温里剂
- 祛痰剂、止咳平喘剂、开窍剂
- 固涩剂、补虚剂、安神剂
- 和解剂、理气剂、活血剂
- 止血剂、消导剂、治风剂
- 祛湿剂、蠲痹剂

第一节 解表剂

含义：凡以疏散表邪，治疗表邪所致的各种表证为主要作用的中药制剂，称为解表剂。

本类中成药主要具有疏散表邪之功，兼有清热、祛风胜湿、止咳平喘、解暑等作用，适用于外感六淫等引发的病证。

分类：按其功效与适用范围，本类中成药又可分为辛温解表剂、辛凉解表剂、解表胜湿剂、祛暑解表剂、扶正解表剂等五类。其中：

辛温解表剂 主要具有发汗解表、祛风散寒的作用，主治外感风寒所致的感冒，症见恶寒发热、鼻塞、流清涕、头项强痛、肢体疼痛，舌淡苔白、脉浮等。

辛凉解表剂 主要具有疏风解表、清热解毒的作用，主治外感风热或温病初起，症见发热、头痛、微恶风寒、有汗或汗出不畅、口渴咽干、咳嗽，舌边尖红、苔薄黄，脉浮数等。

解表胜湿剂 主要具有祛风解表、散寒除湿的作用，主治外感风寒挟湿所致的感冒，症见恶寒、发热、头痛、头重、肢体酸痛，或伴见胸脘满闷，舌淡、苔白或腻，脉浮等。

祛暑解表剂 主要具有解表、化湿、和中的作用，主治外感风寒、内伤湿滞或夏伤暑湿所致的感冒，症见发热、头痛昏重、胸膈痞闷、脘腹胀痛、呕吐泄泻，舌淡、苔腻，脉濡等。

扶正解表剂 主要具有益气解表的作用，主治体虚感冒，症见恶寒发热、头痛、鼻塞、咳嗽、倦怠无力、气短懒言、舌淡苔白、脉弱等。

使用注意：本类中成药大多辛香发散，有伤阳耗气伤津之弊，故体虚多汗及热病后期津液亏耗者慎用；对久患疮痈、淋病及大失血者，也应慎用。

一、辛温解表剂

表 2-22-1　桂枝合剂

要　点	内　容
药物组成	桂枝、白芍、生姜、大枣、甘草
功　能	解肌发表，调和营卫
主　治	感冒风寒表虚证，症见头痛发热、汗出恶风、鼻塞干呕
方义简释	方中桂枝辛温发散，甘温助阳，善散风寒、助阳而解肌发表，故为君药 白芍甘补酸敛，微寒兼清，善益阴血、敛固外泄之营阴。与桂枝同用，散收并举，调和营卫，故为臣药 生姜辛微温发散，既发表散寒，又温胃止呕；大枣甘温补缓，既补中益气，又养血益营。两药相合，既助桂芍解肌发表、调和营卫，又温胃止呕，故为佐药 甘草甘补和缓，平而偏凉，既益气和中，合桂枝以解肌，合芍药以益营，又调和诸药，故为佐使药 全方配伍，辛甘发散，酸甘和营，散收并举，共奏解肌发表、调和营卫之功，故善治感冒风寒表虚所致的头痛发热、汗出恶风、鼻塞干呕
用法用量	口服。一次 10 ～ 15ml，一日 3 次
注意事项	表实无汗或温病内热口渴者慎用。服药期间，忌食生冷、油腻之物。服药后多饮热开水或热粥，覆被保暖，取微汗为度

表 2-22-2　表实感冒颗粒

要　点	内　容
药物组成	麻黄、桂枝、防风、白芷、紫苏叶、葛根、生姜、陈皮、桔梗、苦杏仁（炒）、甘草
功　能	发汗解表，祛风散寒
主　治	感冒风寒表实证，症见恶寒重、发热轻、无汗、头项强痛、鼻流清涕、咳嗽、痰白稀
用法用量	口服。一次 1 ～ 2 袋。一日 3 次；小儿酌减
注意事项	风热感冒及寒郁化热明显者忌用。服药期间，忌食辛辣、油腻食物。可食用热粥，以助汗出。因含麻黄，故高血压、心脏病患者慎用

表 2-22-3　感冒清热颗粒（口服液、胶囊）

要　点	内　容
功　能	疏风散寒，解表清热
主　治	风寒感冒，头痛发热，恶寒身痛，鼻流清涕，咳嗽，咽干
用法用量	口服。颗粒剂：一次 1 袋，开水冲服，一日 2 次。口服液：一次 10ml，一日 2 次。胶囊：一次 3 粒，一日 2 次
注意事项	服药期间，忌食辛辣、生冷、油腻食物。不宜在服药期间同时服用滋补性中药。糖尿病患者及有高血压、心脏病、肝病、肾病等慢性病严重者应在医师指导下服用。

（续表 2-22-3）

要　点	内　容
注意事项	儿童、孕妇、哺乳期妇女、年老体弱者应在医师指导下服用。体温超过 38.5℃的患者，应去医院就诊。对本品过敏者禁用，过敏体质者慎用。儿童必须在成人监护下使用

表 2-22-4　正柴胡饮颗粒

要　点	内　容
功　能	发散风寒，解热止痛
主　治	外感风寒所致的感冒，症见发热恶寒、无汗、头痛、鼻塞、喷嚏、咽痒咳嗽、四肢酸痛；流感初起、轻度上呼吸道感染见上述证候者
用法用量	口服。含蔗糖者一次 10g，不含蔗糖者一次 3g，开水冲服，一日 3 次。小儿酌减或遵医嘱
注意事项	风热感冒慎用。服药期间，忌食辛辣、油腻食物

二、辛凉解表剂

表 2-22-5　银翘解毒丸（颗粒、片、胶囊、软胶囊）

要　点	内　容
药物组成	金银花、连翘、薄荷、荆芥、淡豆豉、牛蒡子（炒）、淡竹叶、桔梗、甘草
功　能	疏风解表，清热解毒
主　治	风热感冒，症见发热、头痛、咳嗽、口干、咽喉疼痛
方义简释	方中金银花甘寒质轻，芳香清解；连翘苦微寒而清泄轻疏，相须同用，既疏散风热、清热解毒，又散结、辟秽，切中温热病邪易蕴结成毒及多夹秽浊之病机，故为君药 薄荷芳香辛凉清疏，善疏散风热、清利头目而利咽；炒牛蒡子辛散苦泄，寒清滑利，善散风清热、宣肺祛痰、解毒消肿、利咽；荆芥辛香发散微温，善散风发表；淡豆豉辛凉宣散，善疏散表邪。四药相合，助君药清热解毒、疏风解表，还能消肿利咽、宣肺止咳，故为臣药 淡竹叶甘寒清心降火；桔梗苦泄辛散而平，善宣肺祛痰、止咳利咽；甘草生用甘平而偏凉，可泻火解毒、调和诸药。三药合用，能增强君臣药的清热解毒利咽之效，还能宣肺止咳祛痰，并能调和诸药，故为佐使药
用法用量	口服。丸剂：以芦根汤或温开水送服，一次 1 丸，一日 2 ～ 3 次。颗粒剂：开水冲服，一次 15g 或 5g（含乳糖），一日 3 次；重症者加服 1 次。片剂：一次 4 片，一日 2 ～ 3 次。胶囊剂：一次 4 粒，一日 2 ～ 3 次。软胶囊剂：一次 2 粒，一日 3 次。
注意事项	孕妇及风寒感冒者慎用

表 2-22-6　桑菊感冒片（颗粒、丸、合剂）

要　点	内　容
药物组成	桑叶、菊花、薄荷素油、苦杏仁、桔梗、连翘、芦根、甘草
功　能	疏风清热，宣肺止咳
主　治	风热感冒初起，头痛，咳嗽，口干，咽痛
方义简释	方中桑叶苦寒清泄，甘益质轻，善疏散上焦风热，清润肺气而止咳嗽；菊花甘益润，香疏苦泄，微寒清，善疏散风热、清热解毒。相须为用，疏散风热、清解热毒、润肺止咳，故为君药 薄荷素油辛香凉散，能散热、疏风、止痛。桔梗辛散苦泄，质轻而平，善止咳利咽、宣肺祛痰；苦杏仁苦微温而润降，略兼解肌，善降气止咳平喘，兼解肌表之邪。三药相合，疏散与宣降并施，既助君药疏散上焦风热，又复肺之宣降功能而止咳，故为臣药 连翘苦能泄散，微寒能清，质轻上浮，善清热解毒、疏散风热、散结利尿；芦根甘寒质轻，清泄透利，善清热生津利尿，兼透散表邪。两药相合，既助君臣药清透上焦热邪，又防热伤津液，还能导热邪从小便出，故为佐药 甘草甘和缓，平偏凉，伍桔梗能宣肺祛痰、清利咽喉，并调和诸药，故为使药 全方配伍，主以辛凉清散，兼以辛苦宣降，共奏疏风清热、宣肺止咳之功，故善治风热感冒初起，症见头痛、咳嗽、口干、咽痛者
用法用量	口服。片剂：一次 4 ～ 8 片，一日 2 ～ 3 次。颗粒剂：一次 11 ～ 22g，开水冲服，一日 2 ～ 3 次。合剂：15 ～ 20ml，一日 3 次，用时摇匀。丸剂：一次 25 ～ 30 丸，一日 2 ～ 3 次
注意事项	风寒外感者慎用。服药期间，忌食辛辣、油腻食物

表 2-22-7　双黄连合剂（口服液、颗粒、片、胶囊）

要　点	内　容
药物组成	金银花、黄芩、连翘
功　能	疏风解表，清热解毒
主　治	外感风热所致的感冒，症见发热、咳嗽、咽痛
注意事项	风寒感冒禁用。对本品及所含成分过敏者禁用。过敏体质者慎用。服药期间，忌服滋补性中药，饮食宜清淡，忌食辛辣食物

表 2-22-8　羚羊感冒胶囊（片）

要　点	内　容
功　能	清热解表
主　治	流行性感冒，症见发热恶风、头痛头晕、咳嗽、胸闷、咽喉肿痛
用法用量	口服。胶囊剂：一次 2 粒，一日 2 ～ 3 次。片剂：一次 4 ～ 6 片，一日 2 次
注意事项	风寒外感者慎用。服药期间，忌食辛辣、油腻食物

表 2-22-9　连花清瘟胶囊（颗粒）

要　点	内　容
功　能	清瘟解毒，宣肺泄热
主　治	流行性感冒属热毒袭肺证，症见发热、恶寒、肌肉酸痛、鼻塞流涕、咳嗽、头痛、咽干咽痛、舌偏红、苔黄或黄腻
用法用量	口服。胶囊剂：一次 4 粒，一日 3 次。颗粒剂：一次 1 袋，一日 3 次。
注意事项	风寒感冒者慎用。服药期间，忌食辛辣、油腻食物

三、解表胜湿剂

表 2-22-10　九味羌活丸（颗粒、口服液）

要　点	内　容
药物组成	羌活、防风、苍术、细辛、川芎、白芷、黄芩、甘草、地黄
功　能	疏风解表，散寒除湿
主　治	外感风寒挟湿所致的感冒，症见恶寒、发热、无汗、头重而痛、肢体酸痛
方义简释	方中羌活辛散苦燥，温通升散，善除在表之风寒湿邪而解表通痹止痛，故为君药 防风辛微温发散，甘缓不峻，善胜湿止痛、祛风发表；苍术辛散苦燥，芳香温化，善解表、祛风湿。二药合用，既助君药散风寒湿、解表之力，又通痹止痛，故为臣药 细辛香烈走窜，善通窍止痛、祛风散寒；川芎辛香行散温通，善活血理气，祛风止痛；白芷辛散温燥，芳香开窍，善通窍止痛、散风寒发表；黄芩苦寒清泄而燥，善清热燥湿；地黄质润甘滋，苦寒清泄，善滋阴生津、清热凉血。将五药合用，既助君臣药散风寒湿而通痹止痛，又清热生津而除口渴、口苦，并防辛温苦燥伤津，故共为佐药 甘草甘和缓，平偏凉。善调和诸药，故为使药 全方配伍，辛温燥散，兼清热邪，主疏风解表、散寒除湿，兼清里热，故善治外感风寒挟湿所致的感冒，或原患风湿痹痛又感风寒，并兼里热者
用法用量	口服。水丸剂：姜葱汤或温开水送服，一次 6 ～ 9g，一日 2 ～ 3 次。颗粒剂：姜葱汤或温开水冲服，一次 1 袋，一日 2 ～ 3 次。口服液：20ml，一日 2 ～ 3 次
注意事项	风热感冒或湿热证慎用。服药期间，忌食辛辣、生冷、油腻食物

表 2-22-11　荆防颗粒（合剂）

要　点	内　容
功　能	解表散寒，祛风胜湿
主　治	外感风寒挟湿所致的感冒，症见头身疼痛、恶寒无汗、鼻塞流涕、咳嗽
用法用量	口服。颗粒剂：开水冲服，一次 15g，一日 3 次。合剂：一次 10 ～ 20ml，一日 3 次，用时摇匀

表 2-22-12　午时茶颗粒

要　点	内　容
药物组成	广藿香、紫苏叶、苍术、陈皮、厚朴、白芷、川芎、羌活、防风、山楂、麦芽（炒）、六神曲（炒）、枳实、柴胡、连翘、桔梗、前胡、红茶、甘草
功　能	祛风解表，化湿和中
主　治	外感风寒、内伤食积证，症见恶寒发热、头痛身楚、胸脘满闷、恶心呕吐、腹痛腹泻
用法用量	口服。开水冲服，一次 1 袋，一日 1 ～ 2 次
注意事项	孕妇及风热感冒者慎用。服药期间，忌烟酒及辛辣、生冷、油腻食物

四、祛暑解表剂

表 2-22-13　藿香正气水（滴丸、口服液、软胶囊）

要　点	内　容
药物组成	广藿香油、苍术、陈皮、厚朴（姜制）、白芷、茯苓、大腹皮、生半夏、甘草浸膏、紫苏叶油。藿香正气水为酊剂又含乙醇
功　能	解表化湿，理气和中
主　治	外感风寒，内伤湿滞或夏伤暑湿所致的感冒，症见头痛昏重、胸膈痞闷、脘腹胀痛、呕吐泄泻；胃肠型感冒见上述证候者
方义简释	方中广藿香油为广藿香的主要药用成分，性能功效与广藿香相似，其辛散芳化，微温除寒，既解表化湿，又理气和中，故为君药 苍术苦燥辛散，芳香温化，善燥湿而健脾，又散风寒而除痹发表；姜厚朴苦燥辛散，芳香温化，善燥湿、下气；生半夏辛散温燥，善降逆止呕、燥湿化痰；陈皮辛香行散，苦燥温化，善燥湿化痰、理气运脾；茯苓甘淡渗利兼补，平而不偏，善健脾利湿；大腹皮辛微温行散，善除满消胀、行气燥湿。六药相合，既燥湿利湿，又行气和中而运化除湿，以助君药内化湿浊而止吐泻，故为臣药 紫苏叶油为紫苏叶的主要药用成分，性能功效与紫苏叶相似，其辛微温发散，善行气宽中、发表散寒；白芷辛香行散，苦燥温化，善燥湿、散风解表。两药相合，助君臣药内除湿理气而和中、外散风寒而解表，故为佐药 甘草浸膏性能功效与甘草相同，其甘和缓，平偏凉，既和中，又调和诸药；藿香止气水含乙醇，其苦辛泄散，甘缓温助，善散寒通脉、行药势，均为使药 全方配伍，辛香温燥，共奏理气和中、解表化湿之功，故善治外感风寒，夏伤暑湿或内伤湿滞所致的感冒，症见头痛昏重、胸膈痞闷、脘腹胀痛、呕吐泄泻；也可用于胃肠型感冒见上述证候者
用法用量	口服。水（酊剂）：一次 5 ～ 10ml，一日 2 次，用时摇匀。滴丸剂：一次 2.5 ～ 5g，一日 2 次。口服液：一次 5 ～ 10ml，一日 2 次，用时摇匀。软胶囊剂：一次 2 ～ 4 粒，一日 2 次
注意事项	孕妇及风热感冒者慎用。服药期间，饮食宜清淡，忌服滋补性中药 服藿香正气水后不得驾驶机、车、船，从事高空作业、机械作业及操作精密仪器；对藿香正气水及乙醇过敏者禁用，过敏体质者慎用

表 2-22-14　保济丸（口服液）

要　点	内　容
功　能	解表，祛湿，和中
主　治	暑湿感冒，症见发热头痛、腹痛腹泻、恶心呕吐、肠胃不适；亦可用于晕车晕船
用法用量	口服。丸剂：一次 1.85 ～ 3.7g，一日 3 次。口服液：一次 10 ～ 20ml，一日 3 次
注意事项	孕妇禁用。外感燥热者不宜服用。服药期间，忌食辛辣、油腻食物

五、扶正解表剂

表 2-22-15　参苏丸（胶囊）

要　点	内　容
功　能	益气解表，疏风散寒，祛痰止咳
主　治	身体虚弱，感受风寒所致的感冒，症见恶寒发热、头痛鼻塞、咳嗽痰多、胸闷呕逆、乏力气短
用法用量	口服。丸剂：一次 6 ～ 9g，一日 2 ～ 3 次。胶囊剂：一次 4 粒，一日 2 次
注意事项	风热感冒者及孕妇慎用。服药期间，忌烟酒及辛辣、生冷、油腻食物

第二节　祛暑剂

含义：凡以祛除暑邪，治疗暑邪所致的暑病为主要作用的中药制剂，称为祛暑剂。

分类：按其功效与适用范围，本类中成药又可分为祛暑除湿剂、祛暑辟秽剂、祛暑和中剂、清暑益气剂等四类。其中：

祛暑除湿剂　主要具有清暑、利湿的作用，主治暑邪挟湿所致的暑湿，症见身热肢酸、口渴、胸闷腹胀、咽痛、尿赤或身目发黄，舌淡、苔黄腻或厚腻、脉濡数或脉滑数等。

祛暑辟秽剂　主要具有清暑、辟瘟解毒的作用，主治感受暑热秽浊之邪，气机闭塞，升降失常所致的脘腹胀痛、胸闷、恶心、呕吐或暴泻，甚则神昏瞀闷，舌红、苔黄腻、脉濡数或滑数等。

祛暑和中剂　主要具有清暑、化湿和中的作用，主治内伤湿滞，复感外寒所致的感冒，症见腹泻、腹痛、胸闷、恶心呕吐、不思饮食、恶寒发热，头痛，舌淡、苔腻、脉濡数。

清暑益气剂　主要具有清暑、生津、益气的作用，主治感受暑湿，暑热伤气所致的气津两伤，中暑发热，症见身热、头晕、微恶风、头昏重胀痛、汗出不畅、四肢倦怠、自汗、心烦、口渴、咽干、口中黏腻、胸闷、小便短赤，脉虚数、舌苔薄白微黄。

使用注意：临证须根据各类及各成药的功效与主治，辨证合理选用。

一、祛暑除湿剂

表 2-22-16　六一散

要　点	内　容
药物组成	滑石粉、甘草

（续表 2-22-16）

要　点	内　容
功　能	清暑利湿
主　治	感受暑湿所致的发热、身倦、口渴、泄泻、小便黄少；外用治痱子
方义简释	方中滑石粉甘寒滑利，既可清解暑热，以治暑热烦渴，又可通利水道，使三焦湿热从小便而泄，以疗暑湿所致的小便不利及泄泻，故为君药 甘草生用，甘和缓，平偏凉，既能清热和中，又伍滑石成甘寒生津之用，使小便利而津液不伤。还可防滑石之寒滑重坠以伐胃，故为臣药 全方配伍，甘寒渗利清解，清心利湿，共奏清暑利湿之功，故善治感受暑湿所致的暑湿证
用法用量	调服或包煎服。一次 6 ～ 9g，一日 1 ～ 2 次。外用，扑撒患处
注意事项	孕妇及小便清长者慎用。服药期间忌食辛辣食物

表 2-22-17　甘露消毒丸

要　点	内　容
功　能	芳香化湿，清热解毒
主　治	暑湿蕴结，身热肢酸、胸闷腹胀、尿赤黄疸
用法用量	口服。一次 6 ～ 9g，一日 2 次
注意事项	孕妇禁用。寒湿内阻者慎用。服药期间，忌食辛辣、生冷、油腻食物

二、祛暑辟秽剂

表 2-22-18　紫金锭（散）

要　点	内　容
功　能	辟瘟解毒，消肿止痛
主　治	中暑，脘腹胀痛，恶心呕吐，痢疾泄泻，小儿痰厥；外治疔疮疖肿，痄腮，丹毒，喉风
用法用量	锭剂：口服，一次 0.6 ～ 1.5g，一日 2 次；外用，醋磨调敷患处。散剂：口服，一次 1.5g，一日 2 次；外用，醋调敷患处
注意事项	因其含雄黄、朱砂等峻烈有毒之品，故不宜过量使用、久用，孕妇忌用，气血虚弱及肝肾功能不全者慎用

三、祛暑和中剂

表 2-22-19　六合定中丸

要　点	内　容
功　能	祛暑除湿，和中消食
主　治	夏伤暑湿，宿食停滞，寒热头痛，胸闷恶心，吐泻腹痛
用法用量	口服。一次 3 ～ 6g，一日 2 ～ 3 次

第二十二章

（续表 2-22-19）

要　点	内　容
注意事项	湿热泄泻、实热积滞胃痛者慎用。服药期间，饮食宜清淡，忌食辛辣油腻食物。肠炎脱水严重者应配合适当补液

表 2-22-20　十滴水（软胶囊）

要　点	内　容
功　能	健胃，祛暑
主　治	中暑，症见头晕、恶心、腹痛、胃肠不适
用法用量	口服。酊剂：一次 2 ～ 5ml；儿童酌减。软胶囊剂：一次 1 ～ 2 粒；儿童酌减
注意事项	孕妇忌服。驾驶员及高空作业者慎用。服药期间，忌食辛辣、油腻食物

四、清暑益气剂

表 2-22-21　清暑益气丸

要　点	内　容
功　能	祛暑利湿，补气生津
主　治	中暑受热，气津两伤，症见头晕身热、四肢倦怠、自汗心烦、咽干口渴
用法用量	姜汤或温开水送服。一次 1 丸，一日 2 次
注意事项	孕妇慎用。服药期间，忌食辛辣油腻食物

第三节　表里双解剂

含义：凡以表里同治，治疗表里同病所致的各种病证为主要作用的中药制剂，称为表里双解剂。

分类：按其功效与适用范围，本类中成药又可分为解表清里剂、解表攻里剂等两类。其中：

解表清里剂　主要具有发散表邪、清除里热之功，适用于外感表证未解，又见里热，症见恶寒发热、口渴、头痛、咳嗽、痰黄、舌红、苔黄或黄白苔相兼，脉浮数或浮滑；或身热、便黄而黏、泄泻腹痛、肛门灼热，苔黄脉数等。

解表攻里剂　主要具有疏风解表、泻热通便之功，适用于表热里实，症见恶寒壮热、头痛咽干、小便短赤、大便秘结，舌红、苔黄厚，脉浮紧或弦数。

使用注意：临证须根据各类及各成药的功效与主治，辨证合理选用。

本类中成药大多辛散兼清热，或兼温燥，或兼攻下，有耗气伤津之弊，故气虚津伤者慎用。

一、解表清里剂

表 2-22-22　葛根芩连丸（微丸、片）

要　点	内　容
药物组成	葛根、黄芩、黄连、炙甘草

（续表 2-22-22）

要　点	内　容
功　能	解肌透表，清热解毒，利湿止泻
主　治	湿热蕴结所致的泄泻腹痛、便黄而黏、肛门灼热；以及风热感冒所致的发热恶风、头痛身痛
方义简释	方中葛根甘辛轻扬升散，平偏凉能清，入脾、胃经，既解表清热，又升发脾胃清阳之气而治泄泻，故为君药 黄芩、黄连均苦寒清泄而燥，善清热解毒、燥湿止泻，二者相须为用，助君药清热解毒而止泄泻，故为臣药 炙甘草甘补和缓，平而偏温，既解毒、缓急和中，又调和诸药，为佐使药 全方配伍，外疏内清，表里同治，共奏解肌透表、清热解毒、利湿止泻之功，故善治湿热蕴结所致的泄泻腹痛、便黄而黏、肛门灼热；以及风热感冒所致的发热恶风、头痛身痛
用法用量	口服。丸剂：一次 3 袋；小儿一次 1 袋，一日 3 次；或遵医嘱。片剂：一次 3 ～ 4 片，一日 3 次
注意事项	脾胃虚寒腹泻、慢性虚寒性痢疾慎用。服药期间，忌食辛辣、油腻食物。不可过量，久用。严重脱水者，应采取相应的治疗措施

表 2-22-23　双清口服液

要　点	内　容
功　能	疏透表邪，清热解毒
主　治	风温肺热，卫气同病，症见发热、微恶风寒、咳嗽、痰黄、头痛、口渴、舌红、苔黄或黄白苔相兼，脉浮滑或浮数；急性支气管炎见上述证候者
用法用量	口服。一次 20ml，一日 3 次
注意事项	孕妇及风寒感冒、脾胃虚寒者慎用。服药期间，忌烟酒及辛辣、生冷、油腻食物

二、解表攻里剂

表 2-22-24　防风通圣丸（颗粒）

要　点	内　容
药物组成	麻黄、荆芥穗、防风、薄荷、大黄、芒硝、滑石、栀子、石膏、黄芩、连翘、桔梗、当归、白芍、川芎、白术（炒）、甘草
功　能	解表通里，清热解毒
主　治	外寒内热，表里俱实，恶寒壮热，头痛咽干，小便短赤，大便秘结，瘰疬初起，风疹湿疮
用法用量	口服。水丸：一次 6g，一日 2 次；浓缩丸：一次 8 丸，一日 2 次；颗粒剂：一次 1 袋，一日 2 次
注意事项	孕妇及虚寒证者慎用。服药期间，忌烟酒及辛辣、生冷、油腻食物

第四节 泻下剂

含义：凡以通导大便，治疗里实所致的各种病证为主要作用的中药制剂，称为泻下剂。

本类中成药主要具有通便之功，兼有泻热、攻积、逐水等作用，适用于肠胃积滞、实热壅盛、肠燥津亏或肾虚津亏、水饮停聚等引发的病证。

分类：按其功效与适用范围，本类中成药又可分为寒下通便剂、润肠通便剂、峻下通便剂、通腑降浊剂等四类。其中：

寒下通便剂　主要具有泻下、清热的作用，主治邪热蕴结于肠胃所致的大便秘结，症见大便秘结、腹痛拒按、腹胀纳呆、口干口苦、牙龈肿痛、小便短赤、舌红苔黄、脉弦滑数等。

润肠通便剂　主要具有润肠通便的作用，主治年老体虚或肠燥津亏所致的大便秘结，症见大便干结难下、兼见口唇干燥、口渴咽干、身热、腹胀满、心烦、小便短赤，或兼见面色㿠白、周身倦怠，舌红苔黄，或舌淡苔少，或舌红少津、脉细数或滑数。

峻下通便剂　主要具有攻逐水饮的作用，主治脾、肺、肾等功能失调，水液代谢失常所致的水饮壅盛于里之实证，症见四肢浮肿、蓄水腹胀、胸腹胀满、大便秘结、小便短少、饮停喘急，舌淡红或边红、苔黄腻或白滑、脉滑数或沉数。

通腑降浊剂　主要具有通腑降浊、活血化瘀的作用，主治脾肾亏损，湿浊内停，瘀血阻滞所致的少气乏力、腰膝酸软、恶心呕吐、肢体浮肿、面色萎黄、舌淡苔腻、脉弱或弦。

使用注意：本类中成药大多苦寒降泄，能伤正气及脾胃，或有滑胎之弊，故久病体弱脾胃虚弱者慎用，孕妇慎用或禁用。

一、寒下剂

表 2-22-25　通便宁片

要　点	内　容
功　能	宽中理气，泻下通便
主　治	肠胃实热积滞所致的便秘，症见大便秘结、腹痛拒按、腹胀纳呆、口干苦、小便短赤、舌红苔黄、脉弦滑数
用法用量	口服。一次 4 片，一日 1 次；如服药 8 小时后不排便再服一次，或遵医嘱
注意事项	孕妇、哺乳期、月经期妇女禁用。冷秘者慎用。体虚者不宜长期服用。服药期间，忌食辛辣、油腻食物

表 2-22-26　当归龙荟丸

要　点	内　容
功　能	泻火通便
主　治	肝胆火旺所致的心烦不宁、头晕目眩、耳鸣耳聋、胁肋疼痛、脘腹胀痛、大便秘结
用法用量	口服。一次 6g，一日 2 次
注意事项	孕妇禁用。冷积、冷秘、素体脾虚及年迈体弱者慎用。服药期间，忌食辛辣、油腻食物

表 2-22-27　九制大黄丸

要　点	内　容
功　能	泻下导滞
主　治	胃肠积滞所致的便秘、湿热下痢、口渴不休、停食停水、胸热心烦、小便赤黄
用法用量	口服。一次 6g，一日 1 次
注意事项	孕妇禁服。冷积、冷秘、久病、体弱者慎用。服药期间，忌食生冷、辛辣、油腻食物

二、润下剂

表 2-22-28　麻仁胶囊（软胶囊、丸）

要　点	内　容
药物组成	火麻仁、大黄、苦杏仁、白芍（炒）、枳实（炒）、厚朴（姜制）
功　能	润肠通便
主　治	肠热津亏所致的便秘，症见大便干结难下、腹部胀满不舒；习惯性便秘见上述证候者
方义简释	方中火麻仁甘平油润，善润肠通便，故重用为君药 大黄苦寒沉降，清泄通利，善通便泻热；苦杏仁苦泄降，善降气润肠通便；炒白芍甘补酸敛，苦微寒兼清，善养血敛阴、缓急止痛。三药相合，可增君药润肠通便之功，故为臣药 炒枳实苦泄降，辛行散，微寒趋平，善破气消积、除痞；姜厚朴苦温燥降，辛能行散，善行气消积除满。二药相合，善行胃肠滞气，促进津液输布，以增润肠通便之力，故为佐药 全方配伍，甘润苦降兼清泄，共奏润肠通便之功，故善治肠热津亏所致的便秘
用法用量	口服。胶囊剂：每次 2 ～ 4 粒，早、晚各一次，或睡前服用。软胶囊剂：一次 3 ～ 4 粒，早、晚各一次；小儿服用减半，并搅拌溶解在开水中加适量蜂蜜后服用。丸剂：水蜜丸一次 6g，小蜜丸一次 9g，大蜜丸一次 1 丸，一日 1 ～ 2 次
注意事项	孕妇及虚寒性便秘慎用。忌食辛辣香燥刺激性食物

表 2-22-29　增液口服液

要　点	内　容
药物组成	玄参、生地黄、山麦冬
功　能	养阴生津，增液润燥
主　治	高热后，阴津亏损所致的便秘，症见大便秘结，兼见口渴咽干、口唇干燥、小便短赤、舌红少津
用法用量	口服。一次 20ml，一日 3 次，或遵医嘱
注意事项	服药期间，忌食辛辣刺激性食物

表 2-22-30　通便灵胶囊

要　点	内　容
功　能	泻热导滞，润肠通便
主　治	热结便秘，长期卧床便秘，一时性腹胀便秘，老年习惯性便秘
用法用量	口服。一次 5 ～ 6 粒，一日 1 次
注意事项	孕妇及哺乳期、月经期妇女禁用。脾胃虚寒者慎用。忌食辛辣、油腻食物

表 2-22-31　苁蓉通便口服液

要　点	内　容
功　能	滋阴补肾，润肠通便
主　治	中老年人、病后产后等虚性便秘及习惯性便秘
用法用量	口服。一次 10 ～ 20ml，一日 1 次。睡前或清晨服用
注意事项	孕妇及实热积滞致大便燥结者慎用

三、峻下剂

表 2-22-32　舟车丸

要　点	内　容
功　能	行气逐水
主　治	水停气滞所致的水肿，症见蓄水腹胀、四肢浮肿、胸腹胀满、停饮喘急、大便秘结、小便短少
用法用量	口服。一次 3g，一日 1 次
注意事项	孕妇及水肿属阴水者禁用。所含甘遂、大戟、芫花及轻粉均有毒，故不可过量服用、久服。服药期间饮食宜清淡、低盐。服药应从小剂量开始，逐渐加量

四、通腑降浊剂

表 2-22-33　尿毒清颗粒

要　点	内　容
功　能	通腑降浊，健脾利湿，活血化瘀
主　治	脾肾亏损，湿浊内停，瘀血阻滞所致的少气乏力、腰膝酸软、恶心呕吐、肢体浮肿、面色萎黄；以及慢性肾功能衰竭（氮质血症期或尿毒症早期）见上述证候者
用法用量	温开水冲服。一日 4 次：6、12、18 时各服 1 袋；22 时服 2 袋。每日最大服用量为 8 袋；也可另定服药时间，但两次服药间隔勿超过 8 小时
注意事项	肝肾阴虚证慎用。服药后每日大便超过 2 次者可酌情减量，以免营养吸收不良和脱水。24 小时尿量＜ 1500ml 的患者，服药时应监测血钾。慢性肾功能衰竭尿毒症晚期不宜用本品。勿与肠道吸附剂同用。忌食肥肉、动物内脏、豆类及坚果果实等高蛋白食物。应低盐饮食，并严格控制入水量

第五节 清热剂

含义：以清除里热，治疗里热所致的各种病证为主要作用的中药制剂，称为清热剂。

本类中成药主要具有清热、泻火、凉血、解毒之功，兼有利水、通便、消肿等作用，适用于温、热、火邪，以及外邪入里化热等引发的病证。

分类：按其功效与适用范围，本类中成药又可分为清热泻火解毒剂、解毒消癥剂等类。其中：

清热泻火解毒剂　主要具有泻火、清热、凉血、解毒的作用，主治火热毒邪壅盛所致的里热证。如火热内盛，充斥三焦，常累及多个脏腑，症见烦躁、口疮、发热、目赤肿痛、牙龈肿痛、便秘、咽喉肿痛、淋涩、各种急性出血等。又如外感热毒、温毒所致的疮疡疔毒、瘟疫等，症见身热、口舌生疮、胸膈烦热、吐衄、发斑、便秘、尿赤、疔毒痈疮，脉数、舌红、苔黄等。再如脏腑火热病证，因热在脏腑的不同而表现不同，或热在肺，症见咳嗽、喘促、发热、痰黄黏稠、脉滑数、舌红苔黄；或热在胃，症见口舌生疮、胃脘痛、便秘、反酸，舌红、苔黄腻、脉滑数；或热在肝胆，症见身目俱黄、发热、胁肋胀痛、脘腹胀闷、口干而苦，脉弦数、舌边尖红、苔腻等。

解毒消癥剂　主要具有解毒消肿、散瘀止痛的作用，主治热毒瘀血壅结所致的痈疽疔毒、瘰疬、流注、癌肿等。

使用注意：临证须根据各类及各成药的功效与主治，辨证合理选用。本类中成药大多苦寒清泄，有伤阳败胃之弊，故阳虚有寒或脾胃虚寒者慎用。

一、清热泻火解毒剂

表 2-22-34　龙胆泻肝丸（颗粒、口服液）

要　点	内　容
药物组成	龙胆、黄芩、栀子（炒）、车前子（盐炒）、泽泻、木通、当归（酒制）、地黄、柴胡、甘草（炙）
功　能	清肝胆，利湿热
主　治	肝胆湿热所致的头晕目赤、耳鸣耳聋、耳肿疼痛、胁痛口苦、尿赤涩痛、湿热带下
方义简释	方中龙胆大苦大寒，清泄而燥，沉降下行，既善清肝胆实火，又善除肝胆及膀胱湿热，切中病机，故为君药 黄芩苦寒清泄而燥，善泻火解毒、清热燥湿；炒栀子苦寒清利，屈曲下降，善清热泻火、凉血解毒、利尿。二药相合，以增君药之功，故为臣药 盐车前子滑利甘寒清化，善清热利水而通淋；泽泻甘寒渗利清泄，善渗湿利水泄热；木通苦寒通利清降，善利尿通淋；酒当归甘能润补，辛温行散，善补血活血、止痛润肠；地黄质润甘滋，苦寒清泄，善清热凉血、益阴润肠；柴胡苦泄辛散，芳香疏散能升，微寒能清，善和解退热，疏肝解郁，升举清阳。六药相合，既清热利湿，导湿热下行而从小便出，又养血滋阴润肠，以防苦燥伤阴生热；还舒畅肝胆之气，以利于肝之调达功能复常，故为佐药 炙甘草甘和缓，平偏温，既和中缓急，又调和诸药，故为使药
用法用量	口服。丸剂：水丸一次 3 ～ 6g，大蜜丸一次 1 ～ 2 丸，小蜜丸一次 6 ～ 12g（30 ～ 60 丸），一日 2 次。颗粒剂：一次 4 ～ 8g，温开水冲化，一日 2 次。口服液：一次 10ml，一日 3 次

（续表 2-22-34）

要　点	内　容
注意事项	孕妇、脾胃虚寒及体弱年老者慎用。服药期间，忌辛辣、油腻食物。对于体质壮实者，不可久用，应中病即止。高血压头痛剧烈，服药后不见减轻，伴有神志不清、呕吐，或口眼㖞斜、瞳仁大小不等的高血压危象者，应立即停用，同时采取相应急救措施以其治疗急性结膜炎时，可与外滴眼药配合使用；治疗化脓性中耳炎时，服药期间宜配合清洗耳道；治疗阴道炎时，亦可使用清洗剂冲洗阴道

表 2-22-35　黄连上清丸（颗粒，胶囊，片）

要　点	内　容
药物组成	黄连、黄芩、黄柏（酒炒）、石膏、栀子（姜制）、大黄（酒制）、连翘、菊花、荆芥穗、白芷、蔓荆子（炒）、川芎、防风、薄荷、旋覆花、桔梗、甘草
功　能	散风清热，泻火止痛
主　治	风热上攻、肺胃热盛所致的头晕目眩、暴发火眼、牙齿疼痛、口舌生疮、咽喉肿痛、耳痛耳鸣、大便秘结、小便短赤
用法用量	口服。丸剂：水丸或水蜜丸一次 3 ～ 6g，小蜜丸一次 6 ～ 12g（30 ～ 60 丸），大蜜丸一次 1 ～ 2 丸，一日 2 次。颗粒剂：一次 1 袋，一日 2 次。胶囊剂：一次 2 粒，1 日 2 次。片剂：一次 6 片，一日 2 次
注意事项	脾胃虚寒者禁用。对本品及所含成分过敏者禁用。过敏体质者、孕妇、老人、儿童、阴虚火旺者慎用。服药期间，忌食辛辣、油腻食物

表 2-22-36　一清颗粒（胶囊）

要　点	内　容
功　能	清热泻火解毒，化瘀凉血止血
主　治	火毒血热所致的身热烦躁、目赤口疮、咽喉及牙龈肿痛、大便秘结、吐血、咳血、衄血、痔血；咽炎、扁桃体炎、牙龈炎见上述证候者
用法用量	口服，颗粒剂：开水冲服。一次 1 袋，一日 3 ～ 4 次。胶囊剂：一次 2 粒，一日 3 次
注意事项	阴虚火旺、体弱年迈者慎用。中病即止，不可过量、久用。出现腹泻时可酌情减量。出血量多者，应采取综合急救措施。服药期间，忌食辛辣油腻之品，并戒烟酒

表 2-22-37　黛蛤散

要　点	内　容
功　能	清肝利肺，降逆除烦
主　治	肝火犯肺所致的头晕耳鸣、咳嗽吐衄、痰多黄稠、咽膈不利、口渴心烦
用法用量	口服。一次 6g，一日 1 次，随处方入煎剂
注意事项	孕妇及阳气虚弱者慎用。服药期间，忌食辛辣、生冷、油腻食物

表 2-22-38　牛黄上清丸（片、胶囊）

要　点	内　容
功　能	清热泻火，散风止痛
主　治	热毒内盛、风火上攻所致的头痛眩晕、目赤耳鸣、咽喉肿痛、口舌生疮、牙龈肿痛、大便燥结
用法用量	口服。胶囊剂：一次 3 粒，一日 2 次。片剂：一次 4 片，一日 2 次。丸剂：水丸一次 3g，小蜜丸一次 6g，水蜜丸一次 4g，大蜜丸一次 1 丸，一日 2 次
注意事项	阴虚火旺所致的眩晕、牙痛、头痛、咽痛忌服。孕妇、哺乳期妇女慎用。脾胃虚寒者慎服。不可过量或久用

表 2-22-39　清胃黄连丸（片）

要　点	内　容
功　能	清胃泻火，解毒消肿
主　治	肺胃火盛所致的口舌生疮，齿龈、咽喉肿痛
用法用量	口服。丸剂：大蜜丸一次 1 ～ 2 丸，一日 2 次；水丸一次 9g，一日 2 次。片剂：一次 8 片或 4 片，一日 2 次
注意事项	孕妇、体弱、年迈及阴虚火旺者慎用。不可过量使用或久用

表 2-22-40　牛黄解毒丸（片、胶囊、软胶囊）

要　点	内　容
功　能	清热解毒
主　治	火热内盛所致的咽喉肿痛、牙龈肿痛、口舌生疮、目赤肿痛
用法用量	口服。胶囊剂：一次 2 粒（规格 1），或一次 3 粒（规格 2）。片剂：小片一次 3 片，大片一次 2 片，一日 2 ～ 3 次。丸剂：水蜜丸一次 2g，大蜜丸一次 1 丸，一日 2 ～ 3 次。软胶囊剂：一次 4 粒，一日 2 ～ 3 次
注意事项	孕妇禁用。虚火上炎所致的口疮、牙痛、喉痹慎服。脾胃虚弱者慎用。因其含有雄黄，故不宜过量、久服

表 2-22-41　牛黄至宝丸

要　点	内　容
功　能	清热解毒，泻火通便
主　治	胃肠积热所致的头痛眩晕、目赤耳鸣、口燥咽干、大便燥结
用法用量	口服。一次 1 ～ 2 丸，一日 2 次
注意事项	孕妇禁用。冷秘者慎用。不宜久服。服药期间，忌食辛辣香燥刺激性食物

表 2-22-42　新雪颗粒

要　点	内　容
功　能	清热解毒
主　治	外感热病，热毒壅盛证，症见高热、烦躁；扁桃体炎、上呼吸道感染、气管炎、感冒见上述证候者
用法用量	口服。一次 1 袋（瓶），一日 2 次
注意事项	孕妇禁用。外感风寒证慎用

表 2-22-43　芩连片

要　点	内　容
功　能	清热解毒，消肿止痛
主　治	脏腑蕴热，头痛目赤，口鼻生疮，热痢腹痛，湿热带下，疮疖肿痛
用法用量	口服。一次 4 片，一日 2 ～ 3 次
注意事项	孕妇、中焦虚寒、阴虚及素体虚弱者慎用

表 2-22-44　导赤丸

要　点	内　容
药物组成	黄连、栀子（姜炒）、黄芩、连翘、木通、大黄、玄参、赤芍、滑石、天花粉
功　能	清热泻火，利尿通便
主　治	火热内盛所致的口舌生疮、咽喉疼痛、心胸烦热、小便短赤、大便秘结
用法用量	口服。水蜜丸一次 2g，大蜜丸一次 1 丸，一日 2 次；周岁以内小儿酌减
注意事项	孕妇禁用。脾虚便溏及体弱年迈者慎用。服药期间，忌食辛辣、油腻食物。治疗口腔炎、口腔溃疡时，可配合使用外用药

表 2-22-45　板蓝根颗粒（茶、糖浆）

要　点	内　容
功　能	清热解毒，凉血利咽
主　治	肺胃热盛所致的咽喉肿痛、口咽干燥、腮部肿胀；急性扁桃体炎、腮腺炎见上述证候者
用法用量	口服。颗粒剂：开水冲服，一次 5 ～ 10g（5g 装、10g 装），或一次 1 ～ 2 袋（3g 装、1g 装），一日 3 ～ 4 次。茶剂：开水冲服，一次 1 块，一日 3 次。糖浆剂：一次 15ml，一日 3 次
注意事项	阴虚火旺者、素体脾胃虚弱者及老年人慎用。服药期间，忌食辛辣、油腻食物

表 2-22-46　清热解毒口服液（片）

要　点	内　容
功　能	清热解毒

（续表 2-22-46）

要　点	内　容
主　治	热毒壅盛所致的发热面赤、烦躁口渴、咽喉肿痛；流感、上呼吸道感染见上述证候者
用法用量	口服。口服液：一次 10 ～ 20ml，一日 3 次，儿童酌减；或遵医嘱。片剂：一次 4 片，一日 3 次，儿童酌减
注意事项	风寒感冒者慎用。服药期间，饮食宜清淡，忌辛辣食物；忌烟酒

二、解毒消癥剂

表 2-22-47　抗癌平丸

要　点	内　容
功　能	清热解毒，散瘀止痛
主　治	热毒瘀血壅滞所致的胃癌、食道癌、贲门癌、直肠癌等消化道肿瘤
用法用量	口服。一次 0.5 ～ 1g，一日 3 次。饭后半小时服，或遵医嘱
注意事项	孕妇禁用。脾胃虚寒者慎用。服药期间忌食辛辣、油腻、生冷食物。因其含有毒的蟾酥等，故不可过量、久服

表 2-22-48　西黄丸

要　点	内　容
功　能	清热解毒，消肿散结
主　治	热毒壅结所致的痈疽疔毒、瘰疬、流注、癌肿
用法用量	口服。一次 3g，一日 2 次
注意事项	孕妇禁用。脾胃虚寒者慎用。服药期间，忌食辛辣刺激食物

第六节　温里剂

含义：凡以温里祛寒，治疗寒邪所致的各种里寒病症为主要作用的中药制剂，称为温里剂。

本类中成药主要具有温里祛寒之功，兼有回阳等作用，适用于里寒证，如脾胃虚寒，或寒凝气滞，或亡阳欲脱等病证。

分类：按其功效与适用范围，本类中成药又可分为温中散寒剂、回阳救逆剂等。其中：

温中散寒剂　主要具有健脾益气、温中散寒、温中和胃、温胃理气等作用，主治脾胃虚寒所致的呕吐、腹痛，症见肢体倦怠、脘胀冷痛、手足不温，或下利、腹痛、恶心呕吐，舌苔白滑、脉沉迟或沉细等。亦用于寒凝气滞所致的胃脘胀满、吐酸，以及湿阻气滞、中阳不足所致的痞满、胃痛等。

回阳救逆剂　主要具有回阳救逆等作用，主治阳气衰微、阴寒内盛所致的厥脱，症见四肢厥逆、精神萎靡、冷汗淋漓、畏寒蜷卧、下利清谷、脉微细或脉微欲绝等。

使用注意：临证须根据各类及各成药的功效与主治，辨证合理选用。

本类中成药大多辛温燥热，易耗阴动火，故实热证、阴虚火旺者、精血亏虚者忌用。

一、温中散寒剂

表 2-22-49　理中丸

要　点	内　容
药物组成	炮姜、党参、土白术、甘草（炙）
功　能	温中散寒，健胃
主　治	脾胃虚寒，呕吐泄泻，胸满腹痛，消化不良
方义简释	方中炮姜苦辛温散，微涩兼收，入脾、胃经，既善温中祛寒以治本，又能止泻、止痛以治标，故为君药 党参甘补而平，不燥不腻，善补气健脾，培补后天之本，以助君药振奋脾阳而祛寒健胃，故为臣药 土炒白术甘补渗利，苦温而燥，善益气健脾、燥湿利水，可助君臣药燥脾湿、复脾运、升清阳、降浊阴，故为佐药 炙甘草甘补和缓，平而偏温，善补脾益气、缓急止痛，兼调和诸药，故为使药 全方配伍，辛热祛寒，甘温补中，共奏温中祛寒、健胃之功，故治脾胃虚寒所致的呕吐泄泻、胸满腹痛、消化不良
用法用量	口服。大蜜丸：一次 1 丸，一日 2 次，小儿酌减。浓缩丸：一次 8 丸，一日 3 次
注意事项	湿热中阻所致的胃痛、呕吐、泄泻者忌用。忌食生冷油腻，不宜消化食物

表 2-22-50　小建中合剂

要　点	内　容
药物组成	饴糖、桂枝、白芍、生姜、大枣、甘草（炙）
功　能	温中补虚，缓急止痛
主　治	脾胃虚寒所致的脘腹疼痛、喜温喜按、嘈杂吞酸、食少；胃及十二指肠溃疡见上述证候者
方义简释	方中饴糖温补甘缓，质润不燥，既善温中补虚、润燥，又可缓急止痛，故为君药 桂枝辛散温通，甘温助阳，善温阳散寒，合饴糖辛甘化阳以建中阳之气；白芍甘补酸敛，苦微寒兼清泄，善养血敛阴，既合饴糖酸甘化阴以助阴血之虚，又协桂枝调和营卫。两药相合，助君药调和阴阳，故为臣药 生姜辛微温而发散，善温中散寒，佐桂枝以温中；大枣甘温补缓，善补中益气，佐白芍以养血。两药相合，辛甘健脾益胃，升腾中焦生发之气，故为佐药 炙甘草甘补和缓，平而偏温，既补中益气，以助饴、桂益气温中，又能和缓，合饴、芍则益脾养肝、缓急止痛；还兼调和诸药，故为使药 全方配伍，辛甘化阳，酸甘化阴，共奏温中补虚、缓急止痛之功，故治脾胃虚寒所致的脘腹疼痛、喜温喜按、嘈杂吞酸、食少；以及胃及十二指肠溃疡见上述证候者
用法用量	口服。一次 20 ～ 30ml，一日 3 次，用时摇匀
注意事项	阴虚内热胃痛者忌用

表 2-22-51　良附丸

要　点	内　容
功　能	温胃理气
主　治	寒凝气滞，脘痛吐酸，胸腹胀满
用法用量	口服。一次 3 ～ 6g，一日 2 次
注意事项	胃热及湿热中阻胃痛者慎用

表 2-22-52　香砂养胃颗粒（丸）

要　点	内　容
功　能	温中和胃
主　治	胃阳不足、湿阻气滞所致的胃痛、痞满，症见胃痛隐隐、脘闷不舒、呕吐酸水、嘈杂不适、不思饮食、四肢倦怠
用法用量	口服。颗粒剂：开水冲化，一次 5g，一日 2 次。丸剂：一次 9g，一日 2 次
注意事项	胃阴不足或湿热中阻所致的痞满、胃痛、呕吐者忌用。忌食生冷、油腻及酸性食物

表 2-22-53　附子理中丸

要　点	内　容
功　能	温中健脾
主　治	脾胃虚寒所致的脘腹冷痛、呕吐泄泻、手足不温
用法用量	口服。水蜜丸一次 6g，大蜜丸一次 1 丸，一日 2 ～ 3 次
注意事项	所含附子有毒，故不宜过量服用与久服，孕妇慎用。湿热泄泻者忌用

表 2-22-54　香砂平胃丸（颗粒）

要　点	内　容
功　能	理气化湿，和胃止痛
主　治	湿浊中阻、脾胃不和所致的胃脘疼痛、胸膈满闷、恶心呕吐、纳呆食少
用法用量	口服。丸剂：一次 6g，一日 1 ～ 2 次。颗粒剂：开水冲服，一次 10g，一日 2 次
注意事项	脾胃阴虚者忌用。服药期间，饮食宜清淡，忌生冷、油腻、煎炸食物和海鲜发物

二、回阳救逆剂

表 2-22-55　四逆汤

要　点	内　容
药物组成	淡附片、干姜、甘草（炙）
功　能	温中祛寒，回阳救逆
主　治	阳虚欲脱，冷汗自出，四肢厥逆，下利清谷，脉微欲绝

第二十二章

（续表 2-22-55）

要　点	内　容
方义简释	方中淡附片辛热纯阳，有毒力猛，走而不守，通行十二经脉，迅达内外，善回阳救逆、破阴逐寒，故为君药 干姜辛热温散，守而不走，善温中散寒、回阳通脉，以助淡附片回阳救逆之功，故为臣药 炙甘草甘补和缓，平而偏温，既善益气安中，又解附片之毒，还缓附、姜之峻，且寓护阴之意，故为佐使药 全方配伍，辛热峻补，共奏温中祛寒、回阳救逆之功，故善治阳气衰微、阴寒内盛所致的阳虚欲脱、冷汗自出、四肢厥逆、下利清谷、脉微欲绝等
用法用量	口服。一次 10 ～ 20ml，一日 3 次，或遵医嘱
注意事项	所含附子有毒，故不宜过量服用、久服，孕妇禁用。湿热、阴虚、实热所致的腹痛、泄泻者忌用。冠心病、心绞痛病情急重者应配合抢救措施。不宜单独用于休克，应结合其他抢救措施

第七节　祛痰剂

含义：凡以消痰化饮，治疗痰湿或痰饮所致的各种病症为主要作用的中药制剂，称为祛痰剂。

本类中成药主要具有祛痰之功，兼有燥湿、清热、息风、散结等作用，适用于痰湿、痰热、风痰等引发的病证。

分类：按其功效与适用范围，本类中成药又可分为燥湿化痰剂、清热化痰剂、化痰息风剂、化痰散结剂四类。其中：

燥湿化痰剂　主要具有祛湿化痰、行气健脾等作用，主治痰浊阻肺所致的咳嗽，症见咳嗽、痰多易咯、黏稠色白、胸脘满闷，舌苔白腻、脉滑。

清热化痰剂　主要具有清泻肺热、化痰止咳的作用，主治痰热阻肺所致的咳嗽，症见咳嗽、痰稠色黄、咯之不爽、胸膈痞闷、咽干口渴，舌苔黄腻、脉滑数。

化痰息风剂　主要具有平肝息风、化痰的作用，主治肝风内动、风痰上扰所致的眩晕头痛，甚者昏厥不语或发癫痫，舌苔白腻、脉弦滑。

化痰散结剂　主要具有化痰软坚散结等作用，主治痰火互结所致的瘰疬、瘿瘤。

使用注意：临证须根据各类及各成药的功效与主治，辨证合理选用。

本类中成药使用时应区分痰饮性质，有咳血倾向者慎用辛燥的祛痰剂；有高血压、心脏病者宜慎用含有麻黄的祛痰剂。

一、燥湿化痰剂

表 2-22-56　二陈丸

要　点	内　容
药物组成	半夏（制）、陈皮、茯苓、甘草

（续表 2-22-56）

要　点	内　容
功　能	燥湿化痰，理气和胃
主　治	痰湿停滞导致的咳嗽痰多、胸脘胀闷、恶心呕吐
方义简释	方中制半夏辛散温燥，有毒而力较强，善温化燥散中焦寒湿痰饮。寒湿去则脾胃升降调顺，津液四布，痰无由生，肺复宣肃。如此则咳嗽痰多、恶心呕吐可愈。故为君药 陈皮辛香行散，苦燥温化，善理气健脾、燥湿化痰，助君药燥化痰湿、理气和胃，故为臣药 茯苓甘淡渗利兼补，性平不偏，善健脾渗湿，既助君臣药利湿化痰，又能健脾，使生痰无源，故为佐药 甘草甘补和缓，平而偏凉，既润肺和中，又调和诸药，故为使药 全方配伍，温燥兼淡渗辛散，共奏燥湿化痰、理气和胃之功，故善治痰湿停滞所致的咳嗽痰多、胸脘胀闷、恶心呕吐
用法用量	口服。一次 9 ～ 15g，一日 2 次
注意事项	本品辛香温燥易伤阴津，故不宜长期服用。肺阴虚所致的燥咳、咳血忌用。服药期间，忌食辛辣、生冷、油腻食物

表 2-22-57　橘贝半夏颗粒

要　点	内　容
功　能	化痰止咳，宽中下气
主　治	痰气阻肺，咳嗽痰多、胸闷气急
用法用量	口服。一次 3 ～ 6g，一日 2 次
注意事项	本品含有麻黄，故孕妇及心脏病患者、高血压病患者慎用。服药期间，饮食宜清淡，忌食生冷、辛辣、燥热食物，忌烟酒

二、清热化痰剂

表 2-22-58　礞石滚痰丸

要　点	内　容
药物组成	金礞石（煅）、黄芩、熟大黄、沉香
功　能	逐痰降火
主　治	痰火扰心所致的癫狂惊悸，或喘咳痰稠、大便秘结
方义简释	方中煅金礞石甘咸软化，性平偏凉，质重坠降，善下气逐痰，能攻逐陈积伏匿之顽痰、老痰，故为君药 黄芩苦泄寒清，善清上焦之火；熟大黄苦寒沉降，清泄通利，善泻下攻积、清热泻火。两药相合，清上导下，以除痰热生成之源，故为臣药 沉香辛香行散温通，味苦质重下行，既降气止痛、调达气机，又防君臣药寒凉太过，故为佐药 全方配伍，苦寒降泄，共奏逐痰降火之功，故善治痰火扰心所致的癫狂惊悸或喘咳痰稠、大便秘结

（续表 2-22-58）

要　点	内　容
用法用量	口服。一次 6 ～ 12g，一日 1 次
注意事项	孕妇忌服。非痰热实证、体虚及小儿虚寒成惊者慎用。癫狂重症者，需在专业医生指导下配合其他治疗方法。服药期间，忌食油腻、辛辣食物。药性峻猛，易耗损气血，须病除即止，切勿过量服用、久用

表 2-22-59　清气化痰丸

要　点	内　容
药物组成	胆南星、黄芩（酒制）、瓜蒌仁霜、苦杏仁、陈皮、枳实、茯苓、半夏（制）
功　能	清肺化痰
主　治	痰热阻肺所致的咳嗽痰多、痰黄黏稠、胸腹满闷
用法用量	口服。一次 6 ～ 9g，一日 2 次，小儿酌减
注意事项	孕妇、风寒咳嗽、痰湿阻肺者慎用。服药期间，忌食生冷、辛辣、燥热食物，忌烟酒

表 2-22-60　复方鲜竹沥液

要　点	内　容
功　能	清热化痰，止咳
主　治	痰热咳嗽，痰黄黏稠
用法用量	口服。一次 20ml，一日 2 ～ 3 次
注意事项	孕妇、寒嗽及脾虚便溏者慎用。服药期间，忌烟、酒，忌食辛辣刺激和油腻食物

三、化痰息风剂

表 2-22-61　半夏天麻丸

要　点	内　容
药物组成	法半夏、天麻、人参、黄芪（炙）、白术（炒）、苍术（米泔炙）、陈皮、茯苓、泽泻、六神曲（麸炒）、麦芽（炒）、黄柏
功　能	健脾祛湿，化痰息风
主　治	脾虚湿盛、痰浊内阻所致的眩晕、头痛、如蒙如裹、胸脘满闷
用法用量	口服。一次 6g，一日 2 ～ 3 次
注意事项	孕妇禁用。肝肾阴虚、肝阳上亢所致的头痛、眩晕慎用。平素大便干燥者慎用。服药期间，忌食生冷、油腻及海鲜类食物

四、化痰散结剂

表 2-22-62　消瘿丸

要　点	内　容
功　能	散结消瘿

（续表 2-22-62）

要　点	内　容
主　治	痰火郁结所致的瘿瘤初起；单纯型地方性甲状腺肿见上述证候者
用法用量	口服。一次 1 丸，一日 3 次，饭前服用，小儿酌减
注意事项	孕妇慎用。服药期间，忌食生冷、辛辣食物

第八节　止咳平喘剂

含义：凡以制止咳嗽、平定气喘，治疗肺失宣肃、肺气上逆所致的各种咳嗽气喘病症为主要作用的中药制剂，称为止咳平喘剂。

本类中成药主要具有止咳平喘、理气化痰之功，兼有散寒、清热、润燥、解表、补益、纳气等作用，适用于风寒、肺热、燥邪、痰湿、肺虚、肾不纳气等引发的咳喘病证。

分类：按其功效与适用范围，本类中成药又可分为散寒止咳剂、清肺止咳剂、润肺止咳剂、发表化饮平喘剂、泄热平喘剂、化痰平喘剂、补肺平喘剂、纳气平喘剂等八类。其中：

散寒止咳剂　主要具有温肺散寒、止咳化痰等作用，主治风寒束肺、肺失宣降所致的咳嗽，症见咳嗽、身重、鼻塞、咳痰清稀量多、气急、胸膈满闷等。

清肺止咳剂　主要具有清泻肺热、止咳化痰等作用，主治痰热阻肺所致的咳嗽，症见咳嗽、痰多黄稠、胸闷等。

润肺止咳剂　主要具有润肺、止咳等作用，主治燥邪犯肺或阴虚生燥所致的咳嗽，症见咳嗽、痰少、不易咯出或痰中带血、胸闷等。

发表化饮平喘剂　主要具有解表化饮、止咳平喘等作用，主治外感表邪、痰饮阻肺所致的咳嗽、喘证，症见恶寒发热、喘咳痰稀等。

泄热平喘剂　主要具有清肺泄热、降逆平喘等作用，主治肺热喘息，症见发热、咳嗽、气喘、咯痰黄稠等。

化痰平喘剂　主要具有化痰、平喘等作用，主治痰浊阻肺所致的喘促，症见喘促、痰涎壅盛、气逆、胸闷等。

补肺平喘剂　主要具有补益肺气、敛肺平喘等作用，主治肺虚所致的喘促，症见喘促、气短、语声低微、自汗、神疲乏力等。

纳气平喘剂　主要具有补肾纳气、固本平喘等作用，主治肾不纳气所致的喘促，症见喘促日久、气短、动则喘甚、呼多吸少、喘声低弱、气不得续、汗出肢冷、浮肿等。

使用注意：本类中成药所治的咳嗽、喘促，有表里虚实之分，阴阳寒热之别，在肺在肾之异，治当区别对待，合理选用。

一、散寒止咳剂

表 2-22-63　通宣理肺丸（胶囊、口服液、片、颗粒、膏）

要　点	内　容
功　能	解表散寒，宣肺止咳

（续表 2-22-63）

要　点	内　容
主　治	风寒束表、肺气不宣所致的感冒咳嗽，症见发热、恶寒、咳嗽、鼻塞流涕、头痛、无汗、肢体酸痛
用法用量	口服。丸剂：水蜜丸一次 7g，大蜜丸一次 2 丸，一日 2 ～ 3 次。胶囊剂：一次 2 粒，一日 2 ～ 3 次。口服液：一次 20ml，一日 2 ～ 3 次。片剂：一次 4 片，一日 2 ～ 3 次。颗粒剂：开水冲化，一次 1 袋，一日 2 次。膏剂：一次 15g，一日 2 次
注意事项	孕妇、风热或痰热咳嗽、阴虚干咳者慎用。服药期间，忌烟、酒及辛辣食物。因其含有麻黄，故心脏病、高血压病患者慎用

表 2-22-64　杏苏止咳颗粒（糖浆、口服液）

要　点	内　容
药物组成	苦杏仁、前胡、紫苏叶、桔梗、陈皮、甘草
功　能	宣肺散寒，止咳祛痰
主　治	风寒感冒咳嗽、气逆
用法用量	口服。颗粒剂：开水冲化，一次 12g，一日 3 次，小儿酌减。糖浆剂：10 ～ 15ml，一日 3 次，小儿酌减。口服液：一次 10ml，一日 3 次
注意事项	风热、燥热及阴虚干咳者慎用。服药期间，宜食清淡易消化食物，忌食辛辣食物

二、清肺止咳剂

表 2-22-65　清肺抑火丸

要　点	内　容
药物组成	黄芩、栀子、黄柏、浙贝母、桔梗、前胡、苦参、知母、天花粉、大黄
功　能	清肺止咳，化痰通便
主　治	痰热阻肺所致的咳嗽、痰黄黏稠、口干咽痛、大便干燥
用法用量	口服。水丸一次 6g，大蜜丸一次 1 丸，一日 2 ～ 3 次
注意事项	孕妇、风寒咳嗽、脾胃虚弱者慎用。服药期间，忌食生冷、辛辣、燥热食物，忌烟酒

表 2-22-66　蛇胆川贝散（胶囊、软胶囊）

要　点	内　容
功　能	清肺，止咳，祛痰
主　治	肺热咳嗽，痰多
用法用量	口服。散剂：一次 0.3 ～ 0.6g，一日 2 ～ 3 次。胶囊剂：一次 1 ～ 2 粒，一日 2 ～ 3 次。软胶囊剂：一次 2 ～ 4 粒，一日 2 ～ 3 次
注意事项	孕妇、痰湿犯肺或久咳不止者慎用。服药期间，忌食辛辣、油腻食物，忌吸烟、饮酒

表 2-22-67　橘红丸（片、颗粒、胶囊）

要　点	内　容
功　能	清肺，化痰，止咳
主　治	痰热咳嗽，痰多，色黄黏稠，胸闷口干
用法用量	口服。丸剂：水蜜丸一次 7.2g，小蜜丸一次 12g，大蜜丸一次 2 丸（每丸重 6g）或 4 丸（每丸重 3g），一日 2 次。片剂：一次 6 片，一日 2 次。颗粒剂：一次 11g，开水冲化，一日 2 次。胶囊剂：一次 5 粒，一日 2 次
注意事项	孕妇、气虚咳喘及阴虚燥咳者慎用。服药期间，忌食辛辣、油腻食物

表 2-22-68　急支糖浆

要　点	内　容
功　能	清热化痰，宣肺止咳
主　治	外感风热所致的咳嗽，症见发热、恶寒、胸膈满闷、咳嗽咽痛；急性支气管炎、慢性支气管炎急性发作见上述证候者
用法用量	口服。一次 20 ～ 30ml，一日 3 ～ 4 次。儿童一岁以内一次 5ml，一岁至三岁一次 7ml，三岁至七岁一次 10ml，七岁以上一次 15ml，一日 3 ～ 4 次
注意事项	孕妇及寒证者慎用。因其含麻黄，故运动员、心脏病患者、高血压病患者慎用。服药期间，忌食辛辣、生冷、油腻食物，忌吸烟饮酒

表 2-22-69　强力枇杷露（胶囊）

要　点	内　容
功　能	清热化痰，敛肺止咳
主　治	痰热伤肺所致的咳嗽经久不愈、痰少而黄或干咳无痰；急、慢性支气管炎见上述证候者
用法用量	口服。露剂：一次 15ml，一日 3 次，小儿酌减。胶囊剂：口服，一次 2 粒，一日 2 次
注意事项	因其含有毒的罂粟壳，故不可过量服用或久用。孕妇、哺乳期妇女及儿童慎用强力枇杷露，禁用强力枇杷胶囊。外感咳嗽及痰浊壅盛者慎用。服药期间，忌食辛辣厚味食物

表 2-22-70　川贝止咳露

要　点	内　容
功　能	止嗽祛痰
主　治	风热咳嗽，痰多上气或燥咳
用法用量	口服。一次 15ml，一日 3 次，小儿减半
注意事项	风寒咳嗽者慎用。服药期间，忌烟、酒及辛辣食物

三、润肺止咳剂

表 2-22-71　养阴清肺膏（糖浆、口服液、丸）

要　点	内　容
药物组成	地黄、玄参、麦冬、白芍、牡丹皮、川贝母、薄荷、甘草
功　能	养阴润燥，清肺利咽
主　治	阴虚燥咳，咽喉干痛，干咳少痰，或痰中带血
方义简释	方中地黄质润甘滋，苦寒清泄，善养阴生津、清热凉血，滋养少阴本质之不足，《本草经疏》云其："乃补肾家之要药，益阴血之上品"，故为君药 麦冬质润甘补，微苦微寒清泄，既养肺阴，又清肺热；玄参苦泄甘润寒清，咸软入肾走血，善滋阴润燥、清热凉血、解毒散结而利咽；白芍甘补酸敛，苦微寒兼清泄，善敛阴泄热；甘草善补中益气，与白芍相配，能酸甘化阴，助君药以生阴液，并能清解。四药相合，助君药养阴清肺的同时又能凉血利咽，故共为臣药 牡丹皮苦泄辛散，微寒能清，善凉血清热、活血止痛；川贝母甘润辛散，苦微寒清泄，善清热润肺、化痰止咳、散结消肿。两药相合，既助君臣药清肺利咽，又凉血活血止痛，故为佐药 薄荷辛香疏散，凉清上浮，既清利头目与咽喉，又载药上行，故为使药 全方配伍，甘寒养润清泄，共奏养阴润燥、清肺利咽之功，故善治阴虚肺燥所致的咳嗽、咽痛，症见咽喉干痛、干咳少痰或痰中带血
用法用量	口服。煎膏剂：一次 10 ～ 20ml，一日 2 ～ 3 次。糖浆剂：一次 20ml，一日 2 次。口服液：一次 10ml，一日 2 ～ 3 次。丸剂：水蜜丸一次 6g，大蜜丸一次 1 丸，一日 2 次
注意事项	脾虚便溏、痰多湿盛咳嗽者慎用。孕妇慎用。服药期间，忌食辛辣、生冷、油腻食物

表 2-22-72　二母宁嗽丸

要　点	内　容
药物组成	知母、川贝母、石膏、栀子（炒）、黄芩、瓜蒌子（炒）、桑白皮（蜜炙）、茯苓、陈皮、枳实（麸炒）、五味子（蒸）、甘草（炙）
功　能	清肺润燥，化痰止咳
主　治	燥热蕴肺所致的咳嗽，症见痰黄而黏不易咳出、胸闷气促、久咳不止、声哑喉痛
用法用量	口服。大蜜丸一次 1 丸，水蜜丸一次 6g，一日 2 次
注意事项	风寒咳嗽者慎用。服药期间，忌食辛辣以及牛肉、羊肉、鱼等食物

表 2-22-73　蜜炼川贝枇杷膏

要　点	内　容
功　能	清热润肺，化痰止咳
主　治	肺燥咳嗽，痰黄而黏，胸闷，咽喉疼痛或痒，声音嘶哑
用法用量	口服，一次 15ml，一日 3 次，小儿酌减
注意事项	外感风寒咳嗽者慎用。服药期间，忌食辛辣食物

四、发表化饮平喘剂

表 2-22-74 小青龙胶囊（合剂、颗粒、糖浆）

要 点	内 容
药物组成	麻黄、桂枝、干姜、细辛、五味子、白芍、法半夏、甘草（炙）
功 能	解表化饮，止咳平喘
主 治	风寒水饮，恶寒发热、无汗、喘咳痰稀
方义简释	方中麻黄辛散温通，微苦略降，善发汗解表、宣肺止咳平喘；桂枝辛散温通，甘温助阳，善发表散寒、温阳化饮。两药相合，善解表散寒化饮、宣肺止咳平喘，共为君药 细辛芳香气浓，辛温走窜，善解表散寒、温肺化饮；干姜辛热温散，善散寒、温肺化饮。两药相合，助君药解表散寒、温化痰饮，故为臣药 肺气逆甚，纯用辛温发散之品，恐耗伤肺气，须防温燥伤津，所以用五味子酸敛质润温补，以滋肾敛肺止咳；白芍甘补酸敛，苦微寒兼清泄，善敛阴养血。又投以辛温的法半夏，其辛散温燥，有毒而力较强，功善和胃降逆、燥湿化痰，以助君臣药化寒饮。故此三药共为佐药 炙甘草甘补和缓，平而偏温，既益气和中，又调和诸药，故为使药 全方配伍，主辛散温化，兼酸甘收敛，共奏解表化饮、止咳平喘之功，故善治风寒水饮所致的恶寒发热、无汗、喘咳痰稀
用法用量	口服。胶囊剂：一次 2 ～ 4 粒，一日 3 次。合剂：一次 10 ～ 20ml，一日 3 次，用时摇匀。颗粒剂：开水冲化，无蔗糖者一次 6g，含蔗糖者一次 13g，一日 3 次。糖浆剂：一次 15 ～ 20ml，一日 3 次
注意事项	孕妇、内热咳喘及虚喘者慎用。因其含麻黄，故高血压、青光眼者慎用。服药期间，忌食辛辣、生冷、油腻食物

表 2-22-75 桂龙咳喘宁胶囊

要 点	内 容
功 能	止咳化痰，降气平喘
主 治	外感风寒，痰湿内阻引起的咳嗽、气喘、痰涎壅盛；急、慢性支气管炎见上述证候者
用法用量	口服。一次 3 粒，一日 3 次
注意事项	孕妇、外感风热者慎用。服药期间，戒烟忌酒，忌食油腻、生冷食物

五、泄热平喘剂

表 2-22-76 止嗽定喘口服液

要 点	内 容
药物组成	麻黄、石膏、苦杏仁、甘草
功 能	辛凉宣泄，清肺平喘
主 治	表寒里热，身热口渴，咳嗽痰盛，喘促气逆，胸膈满闷；急性支气管炎见上述证候者

（续表 2-22-76）

要　点	内　容
用法用量	口服。一次 10ml，一日 2 ～ 3 次，儿童酌减
注意事项	孕妇、阴虚久咳者慎用。服药期间，忌食辛辣、油腻食物。因其含麻黄，故青光眼、高血压病、心脏病患者慎用

六、化痰平喘剂

表 2-22-77　降气定喘丸

要　点	内　容
功　能	降气定喘，祛痰止咳
主　治	痰浊阻肺所致的咳嗽痰多，气逆喘促；慢性支气管炎、支气管哮喘见上述证候者
用法用量	口服。一次 7g，一日 2 次
注意事项	孕妇禁用。虚喘、年老体弱者慎用。因其含麻黄，故高血压病、心脏病、青光眼患者慎用。服药期间，忌食辛辣、生冷、油腻食物

表 2-22-78　蠲哮片

要　点	内　容
功　能	泻肺除壅，涤痰祛瘀，利气平喘
主　治	支气管哮喘急性发作期痰瘀伏肺证，症见气粗痰涌、痰鸣如吼、咳呛阵作、痰黄稠厚
用法用量	口服。一次 8 片，一日 3 次，饭后服用。7 日为一个疗程
注意事项	孕妇及久病体虚、脾胃虚弱便溏者禁用。服药后如出现大便稀溏、轻度腹痛，属正常现象，可继续用药或减少用量。服药期间忌食辛辣、生冷、油腻食物

七、补肺平喘剂

表 2-22-79　人参保肺丸

要　点	内　容
功　能	益气补肺，止嗽定喘
主　治	肺气亏虚，肺失宣降所致的虚劳久嗽、气短喘促
用法用量	口服。一次 2 丸，一日 2 ～ 3 次
注意事项	外感或实热咳嗽慎用。因其含罂粟壳与麻黄，故不宜过量服用、久用，高血压病、心脏病、青光眼患者需慎用

八、纳气平喘剂

表 2-22-80　苏子降气丸

要　点	内　容
药物组成	紫苏子（炒）、半夏（姜制）、厚朴、前胡、陈皮、沉香、当归、甘草

（续表 2-22-80）

要　点	内　容
功　能	降气化痰，温肾纳气
主　治	上盛下虚、气逆痰壅所致的咳嗽喘息、胸膈满闷
方义简释	方中炒紫苏子辛温润降，善降气化痰、止咳平喘，故为君药 姜半夏辛散温燥，有毒而力较强，善降逆止呕、燥湿化痰；厚朴苦燥泄降，辛散温通，善宽胸除满、下气平喘；前胡苦泄辛散，微寒能清，善化痰降气，并兼宣肺；陈皮辛香行散，苦燥温化，善化痰理气。四药相合，除了助君药降气化痰，还能止咳平喘，故为臣药 沉香辛香行散温通，味苦质重下行。善行气降逆、温肾纳气；当归甘能补润，辛温行散，善养血补肝而温养下虚，《本经》云其“主咳逆上气”。二药相合，除了助君臣药降气化痰止咳，还能温肾纳气平喘，故为佐药 甘草甘补和缓，平而偏凉，既益气润肺止咳，又调和诸药，故为使药 全方配伍，上下兼顾而以治上为主，共奏降气化痰、温肾纳气之功，故善治上盛下虚、气逆痰壅所致的咳嗽喘息、胸膈满闷
用法用量	口服。一次 6g，一日 1 ～ 2 次
注意事项	阴虚、舌红无苔者忌服。外感痰热咳喘及孕妇慎用。服药期间，忌食生冷、油腻食物，忌烟酒

表 2-22-81　七味都气丸

要　点	内　容
药物组成	熟地黄、五味子（醋制）、山茱萸（制）、山药、茯苓、泽泻、牡丹皮
功　能	补肾纳气，涩精止遗
主　治	肾不纳气所致的喘促、胸闷、久咳、气短、咽干、遗精、盗汗、小便频数
用法用量	口服，一次 9g，一日 2 次
注意事项	外感咳喘者忌用。服药期间，宜食清淡易消化食物，忌食辛辣食物

表 2-22-82　固本咳喘片

要　点	内　容
功　能	益气固表，健脾补肾
主　治	脾虚痰盛、肾气不固所致的咳嗽、痰多、喘息气促、动则喘剧；慢性支气管炎、肺气肿、支气管哮喘见上述证候者
用法用量	口服。一次 3 片，一日 3 次
注意事项	外感咳嗽者慎用。慢性支气管炎和支气管哮喘急性发作期慎用。服药期间，忌食辛辣食物

表 2-22-83　蛤蚧定喘丸

要　点	内　容
功　能	滋阴清肺，止咳平喘

（续表 2-22-83）

要 点	内 容
主 治	肺肾两虚、阴虚肺热所致的虚劳久咳、年老哮喘、气短烦热、胸满郁闷、自汗盗汗
用法用量	口服。水蜜丸一次 5 ～ 6g，小蜜丸一次 9g，大蜜丸一次 1 丸，一日 2 次
注意事项	孕妇及咳嗽新发者慎用。服药期间忌食辛辣、生冷、油腻食物。本品含麻黄，故高血压病、心脏病、青光眼患者慎用

第九节 开窍剂

含义：凡以开窍醒神，治疗神昏窍闭为主要作用的中药制剂，称为开窍剂。

本类中成药主要具有开窍醒神之功，兼有镇惊、止痉、行气、止痛、辟秽等作用，适用于热入心包、热入营血、痰迷清窍等引发的神志不清的病证。

分类：按其功效与适用范围，本类中成药又可分为凉开、温开两类。其中：

凉开剂　主要具有清热开窍等作用，主治温热邪毒内陷心包、痰热蒙蔽心窍所致的热闭证，症见高热烦躁、神昏谵语，甚或惊厥等。

温开剂　主要具有温通开窍等作用，主治寒湿痰浊之邪或秽浊之气蒙蔽心窍所致的寒闭证，症见猝然昏倒、牙关紧闭、神昏不语、苔白脉迟等。

使用注意：本类中成药大多辛香，只宜暂用，不宜久服。临床多用于急救、中病即止。

一、凉开剂

表 2-22-84　安宫牛黄丸（胶囊、散）

要 点	内 容
药物组成	牛黄、麝香或人工麝香、水牛角浓缩粉、黄连、黄芩、栀子、冰片、郁金、朱砂、珍珠、雄黄
功 能	清热解毒，镇惊开窍
主 治	热病，邪入心包，高热惊厥，神昏谵语；中风昏迷及脑炎、脑膜炎、中毒性脑病、脑出血、败血症见上述证候者
用法用量	口服。丸剂：一次 2 丸（1.5g/ 丸）或 1 丸（3g/ 丸），一日 1 次。小儿三岁以内一次 1/2 丸（1.5g/ 丸）或 1/4 丸（3g/ 丸），四岁至六岁一次 1 丸（1.5g/ 丸）或 1/2 丸（3g/ 丸），一日 1 次，或遵医嘱。胶囊剂：一次 4 粒，一日 1 次。小儿三岁以内一次 1 粒，四岁至六岁一次 2 粒，一日 1 次，或遵医嘱。散剂：一次 1.6g，一日 1 次。小儿三岁以内一次 0.4g，四岁至六岁一次 0.8g，一日 1 次，或遵医嘱
注意事项	孕妇慎用。寒闭神昏者不宜使用。因其含有毒的朱砂、雄黄，故不宜过量或久服，肝肾功能不全者慎用。服药期间，忌食辛辣食物。在治疗过程中如出现肢寒畏冷、面色苍白、冷汗不止、脉微欲绝，由闭证变为脱证者应立即停药。高热神昏、中风昏迷等口服本品困难者，当鼻饲给药

表 2-22-85　紫雪散

要　点	内　容
功　能	清热开窍，止痉安神
主　治	热入心包、热动肝风证，症见高热烦躁、神昏谵语、惊风抽搐、斑疹吐衄、尿赤便秘
用法用量	口服。散剂：一次 1.5 ～ 3g，一日 2 次。周岁小儿一次 0.3g，五岁以内小儿每增一岁递增 0.3g，一日 1 次，五岁以上小儿酌情服用
注意事项	孕妇禁用。虚风内动者不宜使用。因其含有毒的朱砂，故不宜过量使用或久服，肝肾功能不全者慎用。高热神昏口服本品困难者，可鼻饲给药，并采用综合疗法

表 2-22-86　局方至宝散（丸）

要　点	内　容
功　能	清热解毒，开窍镇惊
主　治	热病属热入心包、热盛动风证，症见高热惊厥、烦躁不安、神昏谵语及小儿急热惊风
用法用量	口服。散剂：一次 2g，一日 1 次。小儿三岁以内一次 0.5g，四岁至六岁一次 1g，或遵医嘱。丸剂：一次 1 丸，一日 1 次。小儿遵医嘱
注意事项	孕妇禁用。寒闭神昏者不宜使用。服药期间忌食辛辣食物。因其含有毒的朱砂、雄黄，故不宜过量服用或久服，肝肾功能不全者慎用。在治疗过程中如出现肢寒畏冷，面色苍白，冷汗不止，脉微欲绝，由闭证变为脱证时，应立即停药。高热神昏、小儿急惊风等口服本品困难者，可鼻饲给药

表 2-22-87　万氏牛黄清心丸

要　点	内　容
功　能	清热解毒，镇惊安神
主　治	热入心包、热盛动风证，症见高热烦躁、神昏谵语及小儿高热惊厥
用法用量	口服。一次 2 丸（每丸重 1.5g），或一次 1 丸（每丸重 3g），一日 2 ～ 3 次
注意事项	孕妇慎用。虚风内动、脱证神昏者不宜使用。外感热病表证未解时慎用。因其含朱砂，故不宜过量或长期服用。肝肾功能不全或造血系统疾病患者慎用。高热急症者，应采取综合治疗

表 2-22-88　清开灵口服液（胶囊、软胶囊、颗粒、滴丸、片、泡腾片）

要　点	内　容
功　能	清热解毒，镇静安神
主　治	外感风热时毒、火毒内盛所致的高热不退、烦躁不安、咽喉肿痛、苔黄、舌质红绛、脉数；上呼吸道感染、急性化脓性扁桃体炎、病毒性感冒、急性咽炎、急性气管炎、高热等病症属上述证候者

（续表 2-22-88）

要　点	内　容
用法用量	口服。口服液：一次 20 ～ 30ml，一日 2 次，儿童酌减。胶囊剂：一次 2 ～ 4 粒，一日 3 次，儿童酌减或遵医嘱。颗粒剂：一次 3 ～ 6g，一日 2 ～ 3 次，儿童酌减或遵医嘱。片剂：一次 1 ～ 2 片，一日 3 次，儿童酌减或遵医嘱。软胶囊：一次 1 ～ 2 粒（每粒装 0.4g），或一次 2 ～ 4 粒（每粒装 0.2g），一日 3 次，儿童酌减或遵医嘱。滴丸：一次 10 ～ 20g，口服或舌下含服，一日 2 ～ 3 次，儿童酌减或遵医嘱。泡腾片：热水中泡腾溶解后服，一次 2 ～ 4 片，一日 3 次，儿童酌减或遵医嘱
注意事项	孕妇禁用。对本品及所含成分过敏者禁用。过敏体质者慎用。风寒感冒患者不适用。久病体虚患者如出现腹泻时慎用。脾虚便溏者应在医师指导下服用。服药期间，忌食辛辣、生冷、油腻食物，不宜同时服用滋补性中药

二、温开剂

表 2-22-89　苏合香丸

要　点	内　容
药物组成	苏合香、安息香、人工麝香、冰片、沉香、檀香、木香、香附、乳香（制）、丁香、荜茇、白术、诃子肉、朱砂、水牛角浓缩粉
功　能	芳香开窍，行气止痛
主　治	痰迷心窍所致的痰厥昏迷、中风偏瘫、肢体不利，以及中暑、心胃气痛
用法用量	口服。一次 1 丸，一日 1 ～ 2 次
注意事项	孕妇禁用。热病、阳闭、脱证不宜使用。中风病正气不足者慎用，或配合扶正中药服用。因其含朱砂，且易耗伤正气，故不宜过量服用或长期服用，肝肾功能不全者慎用。急性脑血管病患者服用本品，应结合其他抢救措施；对中风昏迷者宜鼻饲给药。服药期间，忌食辛辣、生冷、油腻食物

第十节　固涩剂

含义：凡以收敛固涩，治疗气、血、精、津液滑脱所致的各种病证为主要作用的中药制剂，称为固涩剂。

本类中成药主要具有收敛固涩之功，兼有补气、益肾、温肾、健脾等作用，适用于表虚卫外不固、肾气亏虚、脾肾阳虚等引发的各种病症。

分类：按其功效与适用范围，本类中成药又可分为益气固表、固脬缩尿、固精止遗、涩肠止泻四类。其中：

益气固表剂　主要具有益气、固表、止汗等作用，主治表虚卫外不固所致的自汗、气短、倦怠、乏力等。

固脬缩尿剂　主要具有补肾缩尿等作用，主治肾气不足、膀胱失约所致的小便频数或夜尿频多、腰膝酸软、乏力，或小儿遗尿等。

固精止遗剂　主要具有补肾固精等作用，主治肾虚封藏失司、精关不固所致的遗精滑泄、腰膝酸软、神疲乏力、耳鸣等。

涩肠止泻剂　主要具有温肾健脾、涩肠止泻等作用，主治泄泻日久、脾气虚弱或脾肾阳虚所致的大便滑脱不禁、腹痛喜按或冷痛、腹胀、食少、腰酸或冷等。

临证须根据各类及各成药的功效与主治，辨证合理选用。

使用注意：本类中成药大多酸敛甘补，适用于正虚无邪之滑脱，故火热、血瘀、气滞、食积、湿热等实邪患者不宜使用。

一、益气固表剂

表 2-22-90　玉屏风胶囊（颗粒、口服液）

要　点	内　容
药物组成	黄芪、白术（炒）、防风
功　能	益气，固表，止汗
主　治	表虚不固所致的自汗，症见自汗恶风、面色皖白，或体虚易感风邪者
方义简释	方中黄芪甘微温而补升，善补气固表止汗，恰中病的，故为君药 炒白术甘补渗利，苦温而燥，善健脾益气、固表止汗。与君药合用，补气固表止汗力更强。如此，使气旺表实，汗不得外泄，风邪不易内侵，故为臣药 防风辛微温发散，甘缓不峻，善祛风解表。与君臣药相伍，补敛中寓散泄；芪、术得防风，固表而不留邪；防风得芪、术，祛邪而不伤正，故为佐药 全方配伍，补中兼疏，寓散于收，共奏益气、固表、止汗之功，故善治表虚不固所致的自汗恶风、面色皖白，或体虚易感风邪者
用法用量	口服。胶囊剂：一次 2 粒，一日 3 次。颗粒剂：开水冲化，一次 1 袋，一日 3 次。口服液：一次 10ml，一日 3 次
注意事项	热病汗出、阴虚盗汗者慎用。服药期间饮食宜清淡

二、固脬缩尿剂

表 2-22-91　缩泉丸

要　点	内　容
药物组成	益智仁（盐炒）、乌药、山药
功　能	补肾缩尿
主　治	肾虚所致的小便频数、夜间遗尿
方义简释	方中益智仁辛温香燥，温补固涩，盐炒后辛燥之性减缓而温涩之能却增，善温肾阳、缩小便，治肾气虚寒之遗尿、尿频，故为君药 乌药辛温香散，善温肾气，散膀胱冷气而助气化，以增君药的温肾缩尿之功，故为臣药 山药甘补兼涩，性平不偏，善益气养阴、固精缩尿，既助君臣药之力，又制其温燥，故为佐药 全方配伍，温固而不燥热，共奏温肾祛寒、缩尿止遗之功，故善治肾虚所致的小便频数、夜间遗尿

（续表 2-22-91）

要　点	内　容
用法用量	口服。一次 3 ～ 6g，一日 3 次
注意事项	肝经湿热所致的遗尿与膀胱湿热所致的小便频数忌用。服药期间，饮食宜清淡，忌饮酒，忌食辛辣、生冷及冰镇食物

三、固精止遗剂

表 2-22-92　金锁固精丸

要　点	内　容
药物组成	沙苑子（炒）、芡实（蒸）、莲子、莲须、龙骨（煅）、牡蛎（煅）
功　能	固肾涩精
主　治	肾虚不固所致的遗精滑泄、神疲乏力、四肢酸软、腰酸耳鸣
方义简释	方中炒沙苑子甘温补涩，善补肾助阳固精，故为君药 莲子甘补涩敛，平而不偏，善补脾止泻、益肾固精；蒸芡实甘补涩敛，平而不偏，善补脾祛湿，益肾固精。二药相须为用，既益肾固精以助君药，又健脾以补虚强体，故为臣药 莲须涩能敛，平偏凉，功专固肾涩精；煅龙骨、煅牡蛎涩敛而平，均善收敛固涩而止遗滑。三药相合，可使君臣药固精之功大增，故为佐药 全方配伍，甘补涩敛，平和不峻，既补肾助阳，又固精止遗，故善治肾虚不固所致的遗精滑泄、神疲乏力、四肢酸软、腰酸耳鸣
用法用量	口服。淡盐水送服，一次 1 丸，一日 2 次
注意事项	湿热下注扰动精室所致遗精、早泄者不宜用。服药期间，不宜食辛辣、油腻食物，不宜饮酒。慎房事

四、涩肠止泻剂

表 2-22-93　四神丸（片）

要　点	内　容
药物组成	补骨脂（盐炒）、肉豆蔻（煨）、吴茱萸（制）、五味子（醋制）、大枣（去核）、生姜（未列于处方中，制法中有生姜）
功　能	温肾散寒，涩肠止泻
主　治	肾阳不足所致的泄泻，症见肠鸣腹胀、五更泄泻、食少不化、久泻不止、面黄肢冷
方义简释	方中盐炒补骨脂苦辛温燥，温补涩纳，善补肾助阳、温脾止泻，恰中病的，故为君药 煨肉豆蔻温而涩敛，辛香燥散，善温脾暖胃、涩肠止泻，可助君药温脾止泻，故为臣药 制吴茱萸辛热香散，苦降而燥，有小毒，力较强，善温中散寒、助阳止泻；醋五味子酸敛质润温补，善固肾涩肠止泻。二药相合，助君臣药温肾散寒、温脾止泻，故为佐药 大枣甘温补缓，善补脾益胃，调和药性；生姜辛微温而发散，善温中散寒开胃。二者相合，能健脾开胃，以增进药力，又调和诸药，故为佐使药

（续表 2-22-93）

要　点	内　容
方义简释	全方配伍，温补固涩，共奏温肾散寒、涩肠止泻之功，故善治肾阳不足所致的泄泻，症见肠鸣腹胀、五更泄泻、食少不化、久泻不止、面黄肢冷
用法用量	口服。丸剂：一次 9g，一日 1 ～ 2 次。片剂：一次 4 片，一日 2 次
注意事项	湿热痢疾、湿热泄泻者忌用。忌食生冷、油腻食物

表 2-22-94　固本益肠片

要　点	内　容
功　能	健脾温肾，涩肠止泻
主　治	脾肾阳虚所致的泄泻，症见腹痛绵绵、大便清稀或有黏液及黏液血便、食少腹胀、腰酸乏力、形寒肢冷、舌淡苔白、脉虚；慢性肠炎见上述证候者
用法用量	口服。一次小片 8 片，大片 4 片，一日 3 次。30 天为一个疗程，连服 2 至 3 个疗程
注意事项	湿热痢疾、泄泻者忌服。忌食生冷、辛辣、油腻食物

第十一节　补虚剂

含义：凡以补益人体气、血、阴、阳，治疗各种虚证为主要作用的中药制剂，称为补虚剂。本类中成药主要具有补虚扶弱作用，主治虚证。

分类：根据其功效与适应范围，本类中成药分为补气、助阳、养血、滋阴、补气养血、补气养阴、阴阳双补和补精养血等八类。其中：

补气剂　主要具有补益脾肺之气的作用，主治脾气虚所致的倦怠乏力、食少便溏，以及肺气虚所致的少气懒言、语声低微、动则气喘等。

助阳剂　主要具有温补肾阳的作用，主治肾阳不足所致的形寒肢冷、气怯神疲、腰酸腿软、少腹拘急、小便不利或小便频数、男子阳痿早泄、女子宫寒不孕等。

养血剂　主要具有补血的作用，主治血虚所致的面色无华、心悸失眠、眩晕、唇甲色淡，或妇女月经不调、经少色淡，甚或闭经等。

滋阴剂　主要具有滋补肝肾、益精填髓的作用，主治肝肾阴虚所致的形体消瘦、头晕耳鸣、口燥咽干、腰膝酸软、五心烦热、盗汗遗精、骨蒸潮热，以及阴虚劳嗽、干咳咳血等。

补气养血剂　主要具有补益气血的作用，主治气血两虚所致的面色无华、头晕目眩、心悸气短、语声低微等。

补气养阴剂　主要具有补气、养阴生津的作用，主治气虚阴伤所致的心悸气短、体倦乏力、咳嗽虚喘、多饮、消渴等。

阴阳双补剂　主要具有滋阴壮阳的作用，主治阴阳两虚所致的头晕目眩、畏寒肢冷、腰膝酸软、阳痿遗精、自汗盗汗、午后潮热等。

补精养血剂　主要具有滋阴填精、补血的作用，主治肝肾精血不足所致的须发早白、遗精早泄、眩晕耳鸣、腰酸背痛等。

应用补虚中成药必须辨别虚实真假，勿犯“虚虚实实”之戒。确属虚证，也要根据虚证的性质、部位和临床表现，有选择地使用。

使用注意：本类药物易碍胃、生湿，故虚而兼见气滞或湿盛者，不宜单独使用。

一、补气剂

表 2-22-95　四君子丸（合剂）

要　点	内　容
药物组成	党参、白术（炒）、茯苓、大枣、生姜、甘草（炙）
功　能	益气健脾
主　治	脾胃气虚，胃纳不佳，食少便溏
方义简释	方中党参甘补而平，不燥不腻，归脾、肺经，善补脾益气，故为君药 炒白术甘补渗利，苦温而燥，善补气健脾、燥湿止泻；茯苓甘淡渗利兼补，性平不偏，善渗湿、健脾。二者相须为用，既助君药补脾益气，又除中焦之湿而止泻，故共为臣药 大枣甘温补缓，善补中益气，养血；生姜辛微温而发散，善温中开胃。二者相合，既助君臣药补气健脾，又能开胃以促进药力，故共为佐药 炙甘草甘补和缓，平而偏温，既补中益气，又调和诸药，故为使药 全方配伍，甘补兼除湿，故善治脾胃气虚所致的胃纳不佳、食少便溏等
用法用量	口服。水丸剂：一次 3 ～ 6g，一日 3 次。合剂：一次 15 ～ 20ml，一日 3 次，用时摇匀
注意事项	阴虚或实热证慎用。服药期间，忌食辛辣、油腻、生冷食物

表 2-22-96　补中益气丸（口服液、合剂、颗粒）

要　点	内　容
药物组成	黄芪（炙）、党参、白术（炒）、甘草（炙）、当归、陈皮、升麻、柴胡、大枣、生姜
功　能	补中益气，升阳举陷
主　治	脾胃虚弱、中气下陷所致的泄泻、脱肛、阴挺，症见体倦乏力、食少腹胀、便溏久泻、肛门下坠或脱肛、子宫脱垂
方义简释	方中炙黄芪甘温补升，善补中益气、升阳举陷，故重用为君药 党参甘补而平，不燥不腻，善益气补中，兼能养血；炒白术甘补渗利，苦温而燥，善燥湿助运、补气健脾；炙甘草甘补和缓，平而偏温，既补中益气，又调和诸药。三药合用，除了能增强君药补中益气之功，还能除水湿，故为臣药 陈皮辛香行散，苦燥温化，善健脾理气开胃，以防补药停滞；当归甘能补润，辛温行散，善和血补血，以利中气化生；大枣甘温补缓，善益气补中；生姜辛微温而发散，善开胃温中。四药合用，既助君臣药补中益气，又理气健脾开胃，使诸药补而不滞，促进补力发挥，故共为佐药 柴胡苦泄辛散，芳香疏散能升，微寒能清，轻清升散；升麻辛散轻浮上行，微甘微寒清解，善升散清泄。二药合用，可助君药升举下陷之清阳，故共为使药 全方配伍，补中兼升，使中气得健、清阳得升，共奏补中益气、升阳举陷之功，故善治脾胃虚弱、中气下陷所致的泄泻、脱肛、阴挺，症见体倦乏力，食少腹胀、便溏久泻、肛门下坠或脱肛、子宫脱垂

（续表 2-22-96）

要　点	内　容
用法用量	口服。丸剂：小蜜丸一次 9g，大蜜丸一次 1 丸，水丸一次 6g，一日 2 ～ 3 次。口服液：一次 10ml，一日 2 ～ 3 次。合剂：一次 10 ～ 15ml，一日 3 次
注意事项	阴虚内热者慎用。不宜与感冒药同时使用。服药期间，忌食生冷、油腻、不易消化食物

表 2-22-97　参苓白术散（水丸、颗粒）

要　点	内　容
功　能	补脾胃，益肺气
主　治	脾胃虚弱，食少便溏，气短咳嗽，肢倦乏力
用法用量	口服。散剂：一次 6 ～ 9g，一日 2 ～ 3 次。水丸剂：一次 6g，一日 3 次。颗粒剂：一次 1 袋，一日 3 次，开水冲化
注意事项	湿热内蕴所致泄泻、厌食、水肿，以及痰火咳嗽者不宜使用。孕妇慎用。宜饭前服用。服药期间，忌食荤腥油腻等不易消化食物。忌恼怒、忧郁、劳累过度，保持心情舒畅

表 2-22-98　六君子丸

要　点	内　容
药物组成	党参、白术（麸炒）、茯苓、半夏（制）、陈皮、炙甘草
功　能	补脾益气，燥湿化痰
主　治	脾胃虚弱，食量不多，气虚痰多，腹胀便溏
用法用量	口服。一次 9g，一日 2 次
注意事项	脾胃阴虚胃痛痞满、湿热泄泻及痰热咳嗽者慎用。服药期间，忌食生冷、油腻等不易消化食物

表 2-22-99　香砂六君丸（片）

要　点	内　容
功　能	益气健脾，和胃
主　治	脾虚气滞，消化不良，嗳气食少，脘腹胀满，大便溏泄
用法用量	口服。水丸剂：一次 6 ～ 9g，一日 2 ～ 3 次。片剂：一次 4 ～ 6 片，一日 2 ～ 3 次
注意事项	阴虚内热之胃痛及湿热痞满之泄泻者慎用。服药期间，忌食生冷、油腻、不易消化及刺激性食物，戒烟酒

表 2-22-100　启脾丸（口服液）

要　点	内　容
功　能	健脾和胃
主　治	脾胃虚弱，消化不良，腹胀便溏

（续表 2-22-100）

要　点	内　容
用法用量	口服。丸剂一次 1 丸，口服液一次 10ml，一日 2 ～ 3 次；三岁以内小儿酌减
注意事项	湿热泄泻不宜使用。伴感冒发热、表证未解者慎用。服药期间，忌食生冷、油腻、不易消化食物。建立良好饮食习惯，防止偏食

表 2-22-101　薯蓣丸

要　点	内　容
功　能	调理脾胃，益气和营
主　治	气血两虚，脾肺不足所致的虚劳、胃脘痛、痹病、闭经、月经不调
用法用量	口服。一次 2 丸，一日 2 次
注意事项	服药期间，忌食生冷、油腻食物

二、助阳剂

表 2-22-102　桂附地黄丸（胶囊）

要　点	内　容
药物组成	肉桂、附子（制）、熟地黄、酒萸肉、山药、茯苓、泽泻、牡丹皮
功　能	温补肾阳
主　治	肾阳不足，腰膝酸冷，肢体浮肿，小便不利或反多，痰饮喘咳，消渴
方义简释	方中肉桂辛甘而热，温补行散，善缓补肾阳、温通经脉；制附子辛热纯阳，有毒力猛，善峻补肾阳、散寒除湿。二药相须为用，温补肾阳力更强，恰中肾阳亏虚之病的，故为君药 熟地黄质润黏腻，甘补微温，药力颇强，善滋阴填精益髓；酒萸肉酸涩收敛，甘微温而补，既温补肝肾，又收敛固涩；山药甘补兼涩，性平不偏，既养阴益气、补脾肺肾，又固精缩尿。三药相合，肝脾肾三阴并补，又配桂附以阴中求阳，收阴生阳长之效，故为臣药 茯苓甘淡渗利兼补，性平不偏，善健脾渗湿；泽泻甘寒渗利清泄，善泄热渗湿；牡丹皮苦泄辛散，微寒能清，善清泻肝火。三药相合，渗利寒清，与君药相反相成，使补而不腻滞、不温燥，故为佐药 全方配伍，补中寓泻，共奏温补肾阳之功，故善治肾阳不足所致的腰膝酸冷、肢体浮肿、小便不利或反多、痰饮喘咳及消渴等
用法用量	口服。丸剂：水蜜丸一次 6g，小蜜丸一次 9g，大蜜丸一次 1 丸，一日 2 次；浓缩丸：一次 8 丸，一日 3 次。胶囊剂：一次 7 粒，一日 2 次
注意事项	孕妇、肺热津伤、胃热炽盛、阴虚内热消渴者慎用。治疗期间宜节制房事。因其含大热有毒的附子，故中病即止，不可过量服用或久服。服药期间，忌食生冷、油腻食物

表 2-22-103　右归丸（胶囊）

要　点	内　容
药物组成	肉桂、炮附片、鹿角胶、盐杜仲、菟丝子、酒萸肉、熟地黄、枸杞子、当归、山药
功　能	温补肾阳，填精止遗
主　治	肾阳不足，命门火衰，腰膝酸冷，精神不振，怯寒畏冷，阳痿遗精，大便溏薄，尿频而清
用法用量	口服。丸剂：小蜜丸一次 9g，大蜜丸一次 1 丸，一日 3 次。胶囊：一次 4 粒，一日 3 次
注意事项	孕妇慎用。阴虚火旺、心肾不交、湿热下注而扰动精室者慎用。湿热下注所致阳痿者慎用。暑湿、湿热、食滞伤胃和肝气乘脾所致泄泻者慎用。因其含大热有毒的附子，故中病即止，不可过量服用或久服。服药期间，忌生冷饮食，慎房事

表 2-22-104　五子衍宗丸（片、口服液）

要　点	内　容
功　能	补肾益精
主　治	肾虚精亏所致的阳痿不育、遗精早泄、腰痛、尿后余沥
用法用量	口服。丸剂：水蜜丸一次 6g，小蜜丸一次 9g，大蜜丸一次 1 丸，一日 2 次。片剂：一次 6 片，一日 3 次。口服液：一次 5 ～ 10ml，一日 2 次
注意事项	感冒者慎用。服药期间，忌食生冷、辛辣食物，节制房事

表 2-22-105　济生肾气丸（片）

要　点	内　容
功　能	温肾化气，利水消肿
主　治	肾阳不足、水湿内停所致的肾虚水肿、腰膝酸重、小便不利、痰饮咳喘
用法用量	口服。丸剂：水蜜丸一次 6g，小蜜丸一次 9g，大蜜丸一次 1 丸，一日 2 ～ 3 次。片剂：一次 6 片，一日 3 次
注意事项	孕妇、湿热壅盛者、风水泛溢水肿者慎用。因其所含附子大热有毒，故不可过量服用或久服。服药期间，饮食宜清淡，宜低盐饮食。因其含钾量高，与保钾利尿药安体舒通、氨苯蝶啶合用时，应防止高血钾症。避免与磺胺类药物同时使用

表 2-22-106　青娥丸

要　点	内　容
功　能	补肾强腰
主　治	肾虚腰痛，起坐不利，膝软乏力
用法用量	口服。丸剂：水蜜丸一次 6 ～ 9g，大蜜丸一次 1 丸，一日 2 ～ 3 次
注意事项	湿热腰痛、寒湿痹阻腰痛、外伤腰痛者慎用。治疗期间宜节制房事

三、养血剂

表 2-22-107　当归补血口服液（丸、胶囊）

要　点	内　容
药物组成	黄芪、当归
功　能	补养气血
主　治	气血两虚证
方义简释	方中黄芪甘微温补升，善补气生血行滞，故重用为君药 当归甘能补润，辛温行散，善补血活血、补而不滞，为补血要药，故为臣药 全方配伍，气旺血生，共奏补养气血之功，故善治气血两虚证
用法用量	口服。口服液一次 10ml，丸剂一次 1 丸，胶囊剂每次 5 粒，一日 2 次
注意事项	感冒、阴虚火旺者慎用。服药期间，宜食清淡易消化食物，忌食辛辣、油腻、生冷食物

表 2-22-108　四物合剂

要　点	内　容
药物组成	熟地黄、当归、白芍、川芎
功　能	补血调经
主　治	血虚所致的面色萎黄、头晕眼花、心悸气短及月经不调
方义简释	方中熟地黄质润黏腻，甘补微温，药力颇强，善补血滋阴，填精益髓，乃滋阴补血之要药，故为君药 当归甘能补润，辛温行散，善补血活血、调经止痛，既助熟地补血，又行经脉之滞，故为臣药 白芍甘补酸敛，苦微寒兼清泄，善缓急止痛、养血柔肝，与熟地黄、当归同用，则和营补虚、养血滋阴之力更著；川芎辛香行散温通，善行气活血止痛，与当归同用，能调经止痛、活血行滞。故为佐药 全方配伍，补中兼行，补血不滞血，行血不动血，共奏补血调经之功，故善治血虚所致的面色萎黄、头晕眼花、心悸气短及月经不调
用法用量	口服。一次 10 ～ 15ml，一日 3 次
注意事项	阴虚发热、血崩气脱之证不宜服用

四、滋阴剂

表 2-22-109　六味地黄丸（胶囊、颗粒、口服液、片、软胶囊）

要　点	内　容
药物组成	熟地黄、酒萸肉、山药、泽泻、茯苓、牡丹皮
功　能	滋阴补肾
主　治	肾阴亏损，头晕耳鸣，腰膝酸软，骨蒸潮热，盗汗遗精，消渴

（续表 2-22-109）

要　点	内　容
方义简释	方中熟地黄质润黏腻，甘补微温，药力颇强，善滋补肾阴、填精益髓，故重用为君药 酒萸肉酸涩收敛，甘微温而补，善补益肝肾、收敛固涩；山药甘补兼涩，性平不偏，既养阴益气、补脾肺肾，又固精缩尿。两药相合，既助君药滋养肾阴，又能固精止汗，故为臣药 泽泻甘寒渗利清泄，善渗利湿浊、泄相火；茯苓甘淡渗利兼补，性平不偏，善渗利水湿、健脾；牡丹皮苦泄辛散，微寒能清，善退虚热、清泻肝火。三药相合，能渗利湿浊、清降相火、健脾，使君臣药填补真阴而不腻，清降虚火而不燥，固肾涩精而不滞，故为佐药 全方配伍，三补三泻，共奏滋阴补肾之功，故善治肾阴亏损所致的头晕耳鸣、腰膝酸软、骨蒸潮热、盗汗遗精、消渴
用法用量	口服。丸剂：水蜜丸一次 6g，小蜜丸一次 9g，大蜜丸一次 1 丸，一日 2 次；浓缩丸：一次 8 丸，一日 3 次。胶囊剂：一次 1 粒（0.3g）或一次 2 粒（0.5g），一日 2 次。颗粒剂：一次 5g，一日 2 次。口服液：一次 10ml，一日 2 次；儿童酌减或遵医嘱。片剂：一次 8 片，一日 2 次。软胶囊剂：一次 3 粒，一日 2 次
注意事项	对本品及所含成分过敏者禁用。体实、阳虚、感冒、脾虚、气滞、食少纳呆者慎用。服药期间，忌食辛辣、油腻食物

表 2-22-110　左归丸

要　点	内　容
药物组成	熟地黄、龟甲胶、鹿角胶、枸杞子、菟丝子、山茱萸、山药、牛膝
功　能	滋肾补阴
主　治	真阴不足，腰酸膝软，盗汗遗精，神疲口燥
用法用量	口服。一次 9g，一日 2 次
注意事项	肾阳亏虚、命门火衰、阳虚腰痛者慎用。外感寒湿、跌仆外伤、气滞血瘀所致的腰痛者慎用。孕妇慎用。治疗期间，不宜食用辛辣、油腻食物

表 2-22-111　大补阴丸

要　点	内　容
功　能	滋阴降火
主　治	阴虚火旺，潮热盗汗，咳嗽咳血，耳鸣遗精
用法用量	口服。水蜜丸：一次 6g，一日 2 ～ 3 次；大蜜丸：一次 1 丸，一日 2 次
注意事项	感冒、气虚发热、火热实证、脾胃虚弱、痰湿内阻、脘腹胀满、食少便溏者慎用。服药期间，忌食辛辣、油腻食物

表 2-22-112　知柏地黄丸

要　点	内　容
功　能	滋阴降火
主　治	阴虚火旺，潮热盗汗，口干咽痛，耳鸣遗精，小便短赤
用法用量	口服。水蜜丸一次 6g，小蜜丸一次 9g，大蜜丸一次 1 丸，一日 2 次。浓缩丸一次 8 丸，一日 3 次
注意事项	感冒、气虚发热、实热、脾虚便溏、气滞中满者慎用。服药期间，忌食辛辣、油腻食物

表 2-22-113　河车大造丸

要　点	内　容
功　能	滋阴清热，补肾益肺
主　治	肺肾两亏，虚劳咳嗽，骨蒸潮热，盗汗遗精，腰膝酸软
用法用量	口服。水蜜丸一次 6g，小蜜丸一次 9g，大蜜丸一次 1 丸，一日 2 次
注意事项	孕妇及气虚发热汗出者慎用。服药期间，忌食辛辣、油腻、生冷食物

表 2-22-114　麦味地黄丸（口服液）

要　点	内　容
功　能	滋肾养肺
主　治	肺肾阴亏，潮热盗汗，咽干咳血，眩晕耳鸣，腰膝酸软，消渴
用法用量	口服。丸剂：水蜜丸一次 6g，小蜜丸一次 9g，大蜜丸一次 1 丸，一日 2 次。口服液：一次 10ml，一日 2 次
注意事项	感冒患者慎用。服药期间，忌食辛辣食物

表 2-22-115　玉泉丸

要　点	内　容
功　能	清热养阴，生津止渴
主　治	阴虚内热所致的消渴，症见多饮、多食、多尿；2 型糖尿病见上述证候者
用法用量	口服。一次 6g，一日 4 次；七岁以上一次 3g，三至七岁小儿一次 2g

表 2-22-116　杞菊地黄丸（浓缩丸、片、口服液、胶囊）

要　点	内　容
功　能	滋肾养肝
主　治	肝肾阴亏，眩晕耳鸣，羞明畏光，迎风流泪，视物昏花
用法用量	口服。丸剂：水蜜丸一次 6g，小蜜丸一次 9g，大蜜丸一次 1 丸，一日 2 次。浓缩丸：一次 8 丸，一日 3 次

（续表 2-22-116）

要　点	内　容
用法用量	片剂：一次 3 ～ 4 片，一日 3 次。口服液：一次 10ml，一日 2 次。胶囊剂：一次 5 ～ 6 粒，一日 3 次
注意事项	实火亢盛所致头晕、耳鸣，以及脾虚便溏者慎用。服药期间，忌食酸冷食物

五、补气养血剂

表 2-22-117　八珍颗粒（丸）

要　点	内　容
药物组成	熟地黄、党参、当归、白芍（炒）、白术（炒）、茯苓、川芎、甘草（炙）
功　能	补气益血
主　治	气血两虚，面色萎黄，食欲不振，四肢乏力，月经过多
方义简释	方中熟地黄甘补微温，善滋阴养血，为补血要药；党参甘补而平，不燥不腻，善益气养血。二药相合，气血双补，故为君药 当归甘能补润，辛温行散，善补血活血，为补血要药；炒白芍甘补酸敛，苦微寒趋平，善养血和营；炒白术甘补渗利，苦温而燥，善益气健脾、除湿；茯苓甘淡渗利兼补，性平不偏，既利水渗湿，又能健脾。四药相合，助君药补气益血，故为臣药 川芎辛香行散温通，入气走血，能行气活血，使诸药补而不滞，故为佐药 炙甘草甘补和缓，平而偏温，既补中气，又调和诸药，故为使药 全方配伍，专于温补，共奏补气益血之功，故善治气血两虚所致的面色萎黄、食欲不振、四肢乏力、月经过多
用法用量	口服。颗粒剂：开水冲化，一次 1 袋，一日 2 次。丸剂：水蜜丸一次 6g，大蜜丸一次 1 丸，一日 2 次
注意事项	感冒及体实有热者慎用。忌食辛辣、油腻、生冷食物

表 2-22-118　人参归脾丸

要　点	内　容
药物组成	人参、黄芪（炙）、当归、龙眼肉、白术（麸炒）、茯苓、远志（去心、甘草炙）、酸枣仁（炒）、木香、甘草（炙）
功　能	益气补血，健脾宁心
主　治	心脾两虚、气血不足所致的心悸、怔忡、失眠健忘、食少体倦、面色萎黄，以及脾不统血所致的便血、崩漏、带下
方义简释	方中人参甘补微温，微苦不泄，善大补元气，补脾肺之气；炙黄芪甘温补升，善补气升阳、健脾生血。二药相须为用，既增强补气之效，又能补气以生血，故为君药 当归甘能补润，辛温行散，善补血活血，为补血要药；龙眼肉甘温润补，性不滋腻，善补益心脾气血以安神；炒白术甘补渗利，苦温而燥，善补气健脾、燥湿止泻。三药相合，助君药补血益气、健脾安神，故为臣药 茯苓甘淡渗利兼补，性平不偏，善健脾渗湿、宁心安神；制远志辛散苦泄温通，能助心阳、益心气，交通心肾而益智安神；炒酸枣仁甘补酸敛，性平不偏，善补心养

（续表 2-22-118）

要　点	内　容
方义简释	肝益胆而安神；木香辛香温通，苦燥而降，可升可降，善行气、消食、健脾。四药相合，既助君臣药之力，又可防滋补太过，使补而不滞，故为佐药 炙甘草甘补和缓，平而偏温，既益气和中，又调和诸药，故为使药 全方配伍，温补中略兼行散，共奏益气补血、健脾宁心之效，故善治心脾两虚、气血不足所致的心悸、怔忡、失眠健忘、食少体倦、面色萎黄，以及脾不统血所致的便血、崩漏、带下
用法用量	口服。大蜜丸一次 1 丸，水蜜丸一次 6g，小蜜丸一次 9g，一日 2 次。浓缩丸一次 30 丸，一日 2 次
注意事项	热邪内伏、阴虚脉数以及痰湿壅盛者慎用。服药期间，应进食营养丰富而易消化吸收的食物，饮食有节；忌食生冷食物，忌烟酒、浓茶；保持精神舒畅，劳逸适度；忌过度思虑，避免恼怒、抑郁、惊恐等不良情绪

表 2-22-119　人参养荣丸

要　点	内　容
功　能	温补气血
主　治	心脾不足，气血两亏，形瘦神疲，食少便溏，病后虚弱
用法用量	口服。水蜜丸一次 6g，大蜜丸一次 1 丸，一日 1 ～ 2 次
注意事项	阴虚、热盛者慎用；孕妇慎用；服药期间饮食宜选清淡食物

表 2-22-120　十全大补丸（口服液）

要　点	内　容
药物组成	熟地黄、党参、白术（炒）、茯苓、黄芪（炙）、当归、白芍（酒制）、肉桂、川芎、甘草（炙）
功　能	温补气血
主　治	气血两虚，面色苍白，气短心悸，头晕自汗，体倦乏力，四肢不温，月经量多
用法用量	口服。丸剂：浓缩丸一次 8 ～ 10 丸，水蜜丸一次 6g，大蜜丸一次 1 丸，小蜜丸一次 9g，一日 2 ～ 3 次。口服液：一次 1 瓶，一日 2 ～ 3 次
注意事项	体实有热者、感冒者、孕妇慎用。服药期间饮食宜选清淡易消化食物，忌食辛辣、油腻、生冷食物

表 2-22-121　健脾生血颗粒（片）

要　点	内　容
功　能	健脾和胃，养血安神
主　治	脾胃虚弱及心脾两虚所致的血虚证，症见面色萎黄或㿠白、食少纳呆、脘腹胀闷、大便不调、烦躁多汗、倦怠乏力、舌胖色淡、苔薄白、脉细弱。缺铁性贫血见上述证候者

（续表 2-22-121）

要　点	内　容
用法用量	口服。颗粒剂：饭后用开水冲化，周岁以内一次 2.5g，一岁至三岁一次 5g，三岁至五岁一次 7.5g；五岁至十二岁一次 10g；成人一次 15g；一日 3 次；或遵医嘱，4 周为一个疗程。片剂：饭后服，一岁以内一次 0.5 片，一至三岁一次 1 片，三至五岁一次 1.5 片，五至十二岁一次 2 片；成人一次 3 片；一日 3 次；或遵医嘱，四周为一个疗程
注意事项	本品含有硫酸亚铁，对胃有刺激性，故宜在饭后服用。服药期间，忌饮茶，勿与含鞣酸类药物合用；部分患儿可出现牙齿颜色变黑，停药后可逐渐消失。少数患儿服药后，可见短暂性食欲下降、恶心、呕吐、轻度腹泻，多可自行缓解。饮食宜清淡，忌食油腻、辛辣食物，要改善饮食，加强营养，合理添加蛋黄、瘦肉、肝、肾、豆类、绿色蔬菜及水果等。若以本品治疗小儿缺铁性贫血应结合病因治疗

六、补气养阴剂

表 2-22-122　生脉饮（胶囊）

要　点	内　容
药物组成	红参、麦冬、五味子
功　能	益气复脉，养阴生津
主　治	气阴两亏，心悸气短，脉微自汗
方义简释	方中红参甘补性温，微苦不泄。善补气复脉、生津止渴、安神益智，故为君药 麦冬质润甘补，微苦微寒清泄，既善清养肺胃之阴而生津止渴，又清心除烦，与红参合用，气阴双补，可促使气旺、津生、脉复，故为臣药 五味子酸敛质润温补，善滋阴益气、生津止汗、安神，故为佐药 全方配伍，补中兼敛，共奏益气复脉、养阴生津之功，故善治气阴两虚所致的心悸气短、脉微自汗
用法用量	口服。口服液：一次 10ml，一日 3 次。胶囊剂：一次 3 粒，一日 3 次
注意事项	里实证及表证未解者慎用。忌食辛辣、油腻食物。在治疗期间，心绞痛持续发作者，宜加用硝酸酯类药，若出现剧烈心绞痛、心肌梗死，见气促、汗出、面色苍白者，应及时救治

表 2-22-123　人参固本丸

要　点	内　容
功　能	滋阴益气，固本培元
主　治	阴虚气弱，虚劳咳嗽，心悸气短，骨蒸潮热，腰酸耳鸣，遗精盗汗，大便干燥
用法用量	口服。大蜜丸一次 1 丸，水蜜丸一次 6g，一日 2 次
注意事项	外感咳嗽忌用。服药期间，忌辛辣刺激、油腻食物

表 2-22-124　消渴丸

要　点	内　容
功　能	滋肾养阴，益气生津
主　治	气阴两虚所致的消渴病，症见多饮、多尿、多食、消瘦、体倦乏力、眠差、腰痛；2 型糖尿病见上述证候者
用法用量	口服。一次 5 ～ 10 丸，一日 2 ～ 3 次。饭前用温开水送下，或遵医嘱

表 2-22-125　参芪降糖胶囊（颗粒、片）

要　点	内　容
功　能	益气养阴，健脾补肾
主　治	气阴两虚所致的消渴病，症见咽干口燥、倦怠乏力、口渴多饮、多食多尿、消瘦；2 型糖尿病见上述证候者
用法用量	口服。胶囊剂：一次 3 粒，一日 3 次，1 个月为一个疗程；效果不显著或治疗前症状较重者，每次用量可达 8 粒，一日 3 次 颗粒剂：一次 1g，一日 3 次。1 个月为一个疗程；效果不显著或治疗前症状较重者，每次用量可达 3g，一日 3 次 片剂：一次 3 片，一日 3 次，1 个月为一个疗程；效果不显著或治疗前症状较重者，每次用量可达 8 片，一日 3 次
注意事项	孕妇禁用。阴阳两虚消渴者慎用。邪盛实热者慎用，待实热退后方可服用。服药期间，忌食肥甘、辛辣食物，控制饮食，注意合理的饮食结构。忌烟、酒。避免长期精神紧张，适当进行体育活动。重症病例，应合用其他降糖药物治疗，避免病情加重。治疗时，尤其是与西药降糖药联合用药时，为避免发生低血糖反应，要及时监测血糖

表 2-22-126　养胃舒胶囊（颗粒）

要　点	内　容
功　能	益气养阴，健脾和胃，行气导滞
主　治	脾胃气阴两虚所致的胃痛，症见胃脘灼热疼痛、痞胀不适、口干口苦、纳少消瘦、手足心热；慢性胃炎见上述证候者
用法用量	口服。胶囊剂：一次 3 粒，一日 2 次。颗粒剂：开水冲化，一次 10 ～ 20g，一日 2 次
注意事项	肝胃火盛之吞酸嗳腐者慎用。服药期间，饮食宜清淡，忌食辛辣刺激性食物，戒烟酒

七、阴阳双补剂

表 2-22-127　龟鹿二仙膏

要　点	内　容
药物组成	龟甲、鹿角、党参、枸杞子

（续表 2-22-127）

要　点	内　容
功　能	温肾补精、补气养血
主　治	肾虚精亏所致的腰膝酸软、遗精、阳痿
方义简释	方中鹿角咸入肾，甘温补，能温肾阳、强筋骨、益精血；龟甲甘咸滋补，质重镇潜，寒能清泄，善滋阴补肾、养血，两药相合，善温肾补阳、补精养血，故为君药 枸杞子质润甘补，平而偏温，善滋补肾肝、益精，助君药补肾益精之功，故为臣药 党参甘补而平，善益气养血，故为佐药 全方配伍，阴阳并补，气血兼顾，共奏温肾益精、补气养血之功，故善治肾虚精亏所致的腰膝酸软、遗精、阳痿
用法用量	口服。一次 15 ～ 20g，一日 3 次
注意事项	感冒及脾胃虚弱者慎用，阴虚火旺者忌用

八、补精养血剂

表 2-22-128　七宝美髯丸（颗粒、口服液）

要　点	内　容
功　能	滋补肝肾
主　治	肝肾不足所致的须发早白、遗精早泄、头眩耳鸣、腰酸背痛
用法用量	口服。丸剂：一次 1 丸，一日 2 次。颗粒剂：开水送服，一次 8g，一日 2 次。口服液：一次 10ml，一日 2 次
注意事项	孕妇、脾胃虚弱者及感冒者慎用。服药期间，忌食辛辣、油腻食物

第十二节　安神剂

含义：凡以安神定志，治疗心神不安病症为主要作用的中药制剂，称为安神剂。

本类药物以安神为主要作用，适用于心悸怔忡、烦躁不安、失眠健忘、惊狂易怒等病症。

分类：按其功效与适用范围，本类中成药又可分为补虚安神剂、解郁安神剂、清火安神剂等三类：

补虚安神剂　具有滋阴养血、安神宁志的作用，主治心肝阴血亏虚或心气不足，神志失养所致的虚烦不眠、心悸怔忡、健忘多梦等病症。

解郁安神剂　具有疏肝解郁、安神定志的作用，主治肝气郁结、扰及心神所致的失眠、心烦、焦虑、情志不舒等病症。

清火安神剂　具有清心泻火、安神定志的作用，主治因心火旺盛，心神被扰所致的心烦、失眠、心悸等病症。

临证须根据各类及各成药的功效与主治，辨证合理选用。

使用注意：安神剂中的部分中成药含有金石类药，多服易伤脾胃，对于脾胃虚弱者，更应注意中病即止。

一、补虚安神剂

表 2-22-129　天王补心丸

要　点	内　容
药物组成	地黄、天冬、麦冬、玄参、当归、丹参、酸枣仁（炒）、柏子仁、党参、五味子、茯苓、远志（制）、石菖蒲、朱砂、桔梗、甘草
功　能	滋阴养血，补心安神
主　治	心阴不足，心悸健忘，失眠多梦，大便干燥
用法用量	口服。水蜜丸一次 6g，小蜜丸一次 9g，大蜜丸一次 1 丸，一日 2 次；浓缩丸一次 8 丸，一日 3 次
注意事项	禁用：肝肾功能不全者 慎用：大便稀溏、脾胃虚寒者。因其含朱砂，故不宜过量服用或久服，不可与溴化物、碘化物同服。服药期间，不宜饮刺激性饮品，如浓茶、咖啡等

表 2-22-130　柏子养心丸（片）

要　点	内　容
功　能	补气、养血、安神
主　治	心气虚寒，心悸易惊，失眠多梦，健忘
用法用量	口服。丸剂：水蜜丸一次 6g，小蜜丸一次 9g，大蜜丸一次 1 丸，一日 2 次。片剂：一次 3 ～ 4 片，一日 2 次
注意事项	肝肾功能不全者禁用。阴虚内热及肝阳上亢者不宜服 服药期间，应劳逸适度，保持精神舒畅，不宜饮用兴奋性饮品，如咖啡、浓茶等。因其含朱砂，故不可过量服用、久用，不可与溴化物、碘化物同服

表 2-22-131　养血安神丸（片、糖浆）

要　点	内　容
功　能	滋阴养血，宁心安神
主　治	阴虚血少所致的头眩心悸、失眠健忘
用法用量	口服。丸剂：一次 6g，一日 3 次。片剂：一次 5 片，一日 3 次。糖浆剂：一次 18ml，一日 3 次；或遵医嘱
注意事项	脾胃虚弱者慎用 服药期间，不宜饮用浓茶、咖啡等兴奋性饮品，宜保持心情舒畅，劳逸适度。糖尿病患者不宜服用糖浆剂

表 2-22-132　枣仁安神液（颗粒、胶囊）

要　点	内　容
功　能	养血安神
主　治	心血不足所致的失眠、健忘、心烦、头晕；神经衰弱症见上述证候者
用法用量	口服。口服液：一次 10 ～ 20ml，一日 1 次，临睡前服。颗粒剂：开水冲化，一次 5g，临睡前服。胶囊剂：一次 5 粒，临睡前服

（续表 2-22-132）

要　点	内　容
注意事项	孕妇及胃酸过多者慎用。服药期间，不宜服用咖啡、浓茶等兴奋性饮品

二、解郁安神剂

表 2-22-133　解郁安神颗粒

要　点	内　容
功　能	疏肝解郁，安神定志
主　治	情志不畅、肝郁气滞所致的失眠、心烦、焦虑、健忘；神经官能症、更年期综合征见上述证候者
用法用量	口服。开水冲化，一次 1 袋，一日 2 次
注意事项	睡前不宜饮用咖啡、浓茶等兴奋性饮品。须保持心情舒畅

三、清火安神剂

表 2-22-134　朱砂安神丸

要　点	内　容
药物组成	朱砂、黄连、地黄、当归、甘草
功　能	清心养血，镇惊安神
主　治	心火亢盛、阴血不足证，症见心神烦乱、失眠多梦、心悸不宁、舌尖红、脉细数
用法用量	口服。丸剂：水蜜丸一次 6g，小蜜丸一次 9g，大蜜丸一次 1 丸；片剂：一次 4 ～ 5 片；一日 1 ～ 2 次
注意事项	孕妇忌服。心气不足、脾胃虚弱者忌服。因其含朱砂，故不宜过量服用或久服，以防引起中毒。不宜与碘、溴化物并用，以防产生毒副作用

第十三节　和解剂

含义：凡以和解少阳或调和肝脾为主要作用，治疗伤寒邪在少阳或肝脾不和等病证的中药制剂，称为和解剂。

本类中成药主要具有和解少阳、调和肝脾等功效，适用于少阳病的寒热往来、肝脾不调所致的胁肋胀满、食欲不振等病证。

分类：按其功效和适应范围，本类中成药可分为和解少阳、调和肝脾两类。其中：

和解少阳剂　具有和解少阳的作用，主治伤寒邪在少阳所致的往来寒热、胸胁苦满、嘿嘿不欲饮食、心烦喜呕，以及口苦、咽干、目眩、脉弦等症状。

调和肝脾剂　具有疏肝解郁、健脾、养血、调经等作用，主治肝脾不调所致的胁肋胀痛、食欲不振、月经不调等。

使用注意：临证须根据各类及各成药的功效与主治，辨证合理选用。本类成药以祛邪为主，体虚者不宜用。

一、和解少阳剂

表 2-22-135　小柴胡颗粒（片）

要　点	内　容
药物组成	柴胡、黄芩、党参、大枣、生姜、姜半夏、甘草
功　能	解表散热，疏肝和胃
主　治	外感病邪犯少阳证，症见寒热往来、胸胁苦满、食欲不振、心烦喜呕、口苦咽干
方义简释	方中柴胡苦泄辛散，芳香疏散能升，微寒能清，入肝、胆经，既善透泄少阳之邪而和解退热，又能疏泄气机，故为君药 黄芩苦寒清泄而燥，善清少阳之热。与柴胡合用，疏散与清里并用，以解表散热，故为臣药 党参甘补而平，不燥不腻，善补中益气、养血；甘草甘补和缓，平而偏凉，善补中益气；大枣甘温补缓，善补中益气、养血。三药相合，既补中益气，又养血而利于化气，以扶正祛邪。生姜辛微温而发散，善发表、温中、止呕；姜半夏辛散温燥，有毒而力较强，善燥湿化痰、消痞散结、降逆止呕。二药相合，善消痞散结、和胃降逆而止呕。此五药共为佐药 甘草还能调和诸药，故兼为使药 全方配伍，疏清为主，兼以扶正，共奏解表散热、疏肝和胃之功，故善治外感病邪犯少阳证，症见寒热往来、胸胁苦满、食欲不振、心烦喜呕、口苦咽干
用法用量	口服。颗粒剂：开水冲化，一次 1 ～ 2 袋，一日 3 次。片剂：一次 4 ～ 6 片，一日 3 次
注意事项	风寒感冒者慎用。服药期间，饮食宜清淡，忌食辛辣食物。过敏体质者慎用

二、调和肝脾剂

表 2-22-136　逍遥颗粒（丸）

要　点	内　容
药物组成	柴胡、当归、白芍、白术（炒）、茯苓、甘草（炙）、生姜（大蜜丸中无该药）、薄荷
功　能	疏肝健脾，养血调经
主　治	肝郁脾虚所致的郁闷不舒、胸胁胀痛、头晕目眩、食欲减退、月经不调
方义简释	方中柴胡苦泄辛散，芳疏性升，微寒能清，入肝、胆经，善疏肝解郁，治肝气郁滞证，故为君药 当归甘能补润，辛温行散，善补血活血、调经止痛；白芍甘补酸敛，苦微寒兼清泄，善养肝血、柔肝止痛。二药相合，既善养血柔肝以助柴胡疏肝解郁，又调经止痛，故为臣药 炒白术甘补渗利，苦温而燥，善补气健脾除湿；茯苓甘淡渗利兼补，平而不偏，善健脾利湿；炙甘草甘补和缓，平而偏凉，善补中益气；生姜辛微温而发散，善温胃和中。四药相合，善益气健脾、祛湿和中，使运化有权，以扶土抑木、滋充化源。薄荷辛香疏散，凉能清，善疏肝散热，取少许，以助柴胡疏肝散热。此五药为佐药 炙甘草除补中益气外，还能调和诸药。故兼为使药 全方配伍，肝脾并治，补疏共施，气血兼调，共奏疏肝健脾、养血调经之功，故善治肝郁脾虚所致的郁闷不舒、胸胁胀痛、头晕目眩、食欲减退、月经不调

（续表 2-22-136）

要　点	内　容
用法用量	口服。颗粒剂：开水冲化，一次 1 袋，一日 2 次。丸剂：水丸一次 6 ～ 9g，大蜜丸一次 1 丸，一日 2 次
注意事项	肝肾阴虚所致的胁肋胀痛、咽干口燥、舌红少津者慎用。忌辛辣生冷食物，饮食宜清淡

表 2-22-137　加味逍遥丸（口服液）

要　点	内　容
功　能	疏肝清热，健脾养血
主　治	肝郁血虚，肝脾不和，两胁胀痛，头晕目眩，倦怠食少，月经不调，脐腹胀痛
用法用量	口服。丸剂：一次 6g，一日 2 次。口服液：一次 10ml，一日 2 次
注意事项	脾胃虚寒、脘腹冷痛、大便溏薄者慎用。服药期间，忌食生冷、油腻食物，并注意调节情志，切忌气恼劳碌

第十四节　理气剂

含义：凡以行气、降气，治疗气滞或气逆所致的多种病症为主要作用的中药制剂，称为理气剂。

本类中成药主要具有行气、降气之功，适用于肝气郁结、脾胃气滞、肝气犯胃、胃气上逆、肺气上逆等引发的病证。其中，用治肺气上逆所致病症的中药制剂在止咳平喘剂中论述。

分类：按其功效与适用范围，本类中成药又可分为理气疏肝剂和理气和中剂两类。其中：

理气疏肝剂　主要具有行气、疏肝解郁、止痛的作用，主治肝气郁滞证，症见情志抑郁、善太息、胸闷、胁肋胀痛、月经不调、痛经等。

理气和中剂　主要具有行气、健脾消食的作用，主治脾胃气滞证，症见脘腹胀满、嗳气吞酸、恶心、呕吐、饮食不消等。

使用注意：临证须根据各类及各成药的功效与主治，辨证合理选用。本类中成药多属芳香辛燥之品，故不宜过服久服。气滞兼阴虚或阴虚火旺者及孕妇不宜使用。

一、理气疏肝剂

表 2-22-138　四逆散

要　点	内　容
药物组成	柴胡、白芍、枳壳（麸炒）、甘草
功　能	透解郁热，疏肝理脾
主　治	肝气郁结、肝脾不和所致的胁痛、痢疾，症见脘腹胁痛、热厥手足不温、泻痢下重
方义简释	方中柴胡辛散苦泄微寒，善疏肝解郁、透热外出，故为君药 白芍酸甘微寒，善养血敛阴、柔肝止痛，助君药疏肝解郁，故为臣药 麸炒枳壳苦降辛散性平，善理气宽中、行滞消积、健脾开胃，以助君臣药疏肝理脾，故为佐药

（续表 2-22-138）

要　点	内　容
方义简释	甘草甘补和缓，平而偏凉，既益脾和中清火，又合白芍而缓急止痛，还调和诸药，故为使药 全方配伍，辛散苦泄，甘缓柔肝，共奏透解郁热、疏肝理脾之功，故善治肝气郁结、肝脾不和所致的胁痛、痢疾，症见脘腹胁痛、热厥手足不温、泻痢下重
用法用量	口服。一次 9g，一日 2 次，开水冲泡或煎汤
注意事项	孕妇、肝阴亏虚胁痛、寒厥所致四肢不温者慎用。服药期间，忌恼怒劳累，保持心情舒畅

表 2-22-139　左金丸（胶囊）

要　点	内　容
药物组成	黄连、吴茱萸
功　能	泻火，疏肝，和胃，止痛
主　治	肝火犯胃，脘胁疼痛，口苦嘈杂，呕吐酸水，不喜热饮
方义简释	方中黄连苦寒清泄而燥，清泻肝胃之火，肝火得清，自不横逆犯胃，恰中病的，故为君药 吴茱萸辛热香散，苦降而燥，善疏肝下气、燥湿制酸、止痛止呕。少量投用，既助黄连和胃止痛，又制其寒遏之弊，故为佐药 全方配伍，苦泄辛散，寒多热少，共奏泻火、疏肝、和胃、止痛之功，故善治肝火犯胃所致的脘胁疼痛、口苦嘈杂、呕吐酸水、不喜热饮
用法用量	口服。丸剂：一次 3 ～ 6g，一日 2 次。胶囊剂：一次 2 ～ 4 粒，一日 2 次。饭后服用，15 日为一个疗程
注意事项	脾胃虚寒胃痛及肝阴不足胁痛者慎用。服药期间，应保持心情舒畅

表 2-22-140　柴胡舒肝丸

要　点	内　容
功　能	疏肝理气，消胀止痛
主　治	肝气不舒，症见胸胁痞闷、食滞不消、呕吐酸水
用法用量	口服。小蜜丸一次 10g，大蜜丸一次 1 丸，一日 2 次
注意事项	肝胆湿热、脾胃虚弱证者慎用。服药期间，忌郁闷、恼怒，应保持心情舒畅

表 2-22-141　气滞胃痛颗粒（片）

要　点	内　容
功　能	疏肝理气，和胃止痛
主　治	肝郁气滞，胸痞胀满，胃脘疼痛
用法用量	口服。颗粒剂：开水冲服。一次 5g，一日 3 次。片剂：一次 3 片（薄膜衣片）或 6 片（糖衣片），一日 3 次
注意事项	肝胃郁火、胃阴不足所致胃痛者及孕妇慎用

表 2-22-142　胃苏颗粒

要　点	内　容
功　能	理气消胀，和胃止痛
主　治	气滞型胃脘痛，症见胃脘胀痛、窜及两胁、得嗳气或矢气则舒、情绪郁怒则加重、胸闷食少、排便不畅、舌苔薄白、脉弦；慢性胃炎及消化性溃疡见上述证候者
用法用量	口服。一次 1 袋，一日 3 次，开水冲服。15 天为一个疗程，可服 1 ～ 3 疗程或遵医嘱
注意事项	孕妇及脾胃阴虚或肝胃郁火胃痛者慎用

二、理气和中剂

表 2-22-143　木香顺气丸（颗粒）

要　点	内　容
功　能	行气化湿，健脾和胃
主　治	湿阻中焦、脾胃不和所致的湿滞脾胃证，症见胸膈痞闷、脘腹胀痛、呕吐恶心、嗳气纳呆
用法用量	口服。丸剂：一次 6 ～ 9g，一日 2 ～ 3 次。颗粒剂：开水冲服。一次 15g，一日 2 次。3 天为一个疗程，或遵医嘱
注意事项	孕妇及肝胃郁火胃痛、痞满者慎用

表 2-22-144　越鞠丸

要　点	内　容
药物组成	香附（醋制）、川芎、栀子（炒）、苍术（炒）、六神曲（炒）
功　能	理气解郁，宽中除满
主　治	瘀热痰湿内生所致的脾胃气郁，症见胸脘痞闷、腹中胀满、嗳气吞酸、饮食停滞
用法用量	口服。一次 6 ～ 9g，一日 2 次
注意事项	阴虚火旺者慎用。服药期间，忌忧思恼怒，避免情志刺激

第十五节　活血剂

含义：凡以活血化瘀，治疗瘀血所致的各种病症为主要作用的中药制剂，称为活血剂。

本类中成药主要具有活血化瘀之功，兼有行气、止痛、益气、养阴、化痰、息风等作用，适用于气滞、气虚、风痰兼挟等引发的瘀血病证。

分类：按其功效与适用范围，本类中成药又可分为活血化瘀剂、活血行气剂、益气活血剂、益气养阴活血剂、活血化痰息风剂等五类。其中：

活血化瘀剂　主要作用：活血化瘀。主治瘀血阻滞所致的胸痹，症见胸闷、心前区刺痛、痛有定处；或瘀血阻络所致的中风，症见头痛头晕，言语謇涩、神情呆滞、肢体疼痛、手足发凉、舌紫黯、脉结代、舌上青紫或瘀点等。

活血行气剂 主要具有活血行气止痛的作用，主治气滞血瘀所致的痛证，症见头痛、胃脘痛、胸痛、腹痛、痛经等，或伴见胀闷、胀满、胀痛等气滞症状，舌紫黯、舌上青紫或瘀点，脉紧或结代。

益气活血剂 主要作用：通络止痛、益气活血，主治气虚血瘀所致的胸痹，症见胸痛、胸闷，刺痛、痛有定处；或气虚血瘀所致的中风，症见口舌㖞斜、半身不遂、言语謇涩；伴见气短、乏力、倦怠、自汗、懒言等气虚症状，舌上青紫、舌紫黯或瘀点，脉结代或沉。

益气养阴活血剂 主要具有补气养阴、活血的作用，主治气阴两虚、瘀血阻滞所致的胸痹，症见胸部闷痛、心悸不安，或伴见神倦、气短乏力、动则加剧、失眠多梦、盗汗等，舌红少苔或有瘀斑，脉细数。

活血化痰息风剂 主要作用：化痰息风、活血，或兼益气通络作用，主治经络失养、瘀血夹风痰阻络所致卒中后遗症或恢复期，症见半身不遂、言语謇涩、口舌㖞斜、肢体麻木，舌淡或有瘀斑，脉沉或结代等。

使用注意：临证须根据各类及各成药的功效与主治，辨证合理选用。本类中成药大多辛散温通，故月经过多、有出血倾向者慎用或忌用，孕妇忌用；药力较猛的活血剂，易伤正气，不宜过量或久服。

一、活血化瘀剂

表 2-22-145 复方丹参片（丸、胶囊、滴丸）

要点	内容
功能	活血化瘀，理气止痛
主治	气滞血瘀所致的胸痹，症见胸闷、心前区刺痛；冠心病心绞痛见上述证候者
用法用量	口服。薄膜衣小片、糖衣片：一次 3 片，一日 3 次。薄膜衣大片：一次 1 片，一日 3 次。胶囊剂：一次 3 粒，一日 3 次。滴丸：口服或舌下含服，一次 10 丸，一日 3 次，4 周为一个疗程，或遵医嘱
注意事项	对本品及所含成分过敏者禁用。过敏体质者慎用。孕妇慎用。脾胃虚寒者慎用，寒凝血瘀胸痹心痛者不宜使用 服药期间，忌食生冷、辛辣、油腻食物，忌烟酒、浓茶。在治疗过程中，如心绞痛持续发作，宜加用硝酸酯类药。如果出现剧烈心肌梗死、心绞痛等，应及时送医院救治。个别人服药后胃脘不适，故宜饭后服

表 2-22-146 丹七片

要点	内容
功能	活血化瘀，通脉止痛
主治	瘀血痹阻所致的胸痹心痛、眩晕头痛、经期腹痛
用法用量	口服。一次 3 ～ 5 片，一日 3 次
注意事项	孕妇、月经期及有出血倾向者慎用 在治疗期间，心绞痛持续发作，宜加用硝酸酯类药，若出现剧烈心绞痛、心肌梗死，应及时救治

表 2-22-147　血塞通颗粒（胶囊）

要　点	内　容
功　能	活血祛瘀，通脉活络
主　治	瘀血阻络所致的中风偏瘫、肢体活动不利、口眼㖞斜、胸痹心痛、胸闷气憋；卒中后遗症及冠心病心绞痛属上述证候者
用法用量	口服。颗粒剂：开水冲服，一次 1 ～ 2 袋，一日 3 次。胶囊剂：一次 100mg，一日 3 次
注意事项	孕妇慎用。阴虚阳亢或肝阳化风者不宜单用本品。心痛剧烈及持续时间长者，应作心电图及心肌酶学检查，并采取相应的医疗措施

表 2-22-148　消栓通络胶囊（颗粒）

要　点	内　容
功　能	活血化瘀，温经通络
主　治	瘀血阻络所致的中风，症见神情呆滞、言语謇涩、手足发凉、肢体疼痛；缺血性中风及高脂血症见上述证候者
用法用量	口服。胶囊剂：一次 6 粒，一日 3 次。颗粒剂：开水冲服，一次 1 袋，一日 3 次。或遵医嘱
注意事项	孕妇、月经期及有出血倾向者慎用。阴虚内热、风火、痰热证者慎用。服药期间，忌食生冷、辛辣、动物油脂食物

表 2-22-149　逐瘀通脉胶囊

要　点	内　容
功　能	破血逐瘀，通经活络
主　治	血瘀所致的眩晕，症见头晕、头痛、耳鸣、舌质黯红、脉沉涩；高血压、脑梗死、脑动脉硬化等病见上述证候者
用法用量	口服。一次 2 粒，一日 3 次
注意事项	脑出血患者禁用。孕妇禁用。体虚、肝肾功能不全者忌用。脑梗死急性期应与一般综合治疗结合使用

二、活血行气剂

表 2-22-150　血府逐瘀口服液（胶囊、丸）

要　点	内　容
药物组成	桃仁（炒）、红花、地黄、川芎、赤芍、当归、牛膝、柴胡、桔梗、枳壳（麸炒）、甘草。（口服液与丸剂用桃仁）
功　能	活血祛瘀，行气止痛
主　治	气滞血瘀所致的胸痹、头痛日久、痛如针刺而有定处、内热烦闷、心悸失眠、急躁易怒

（续表 2-22-150）

要　点	内　容
方义简释	方中桃仁或炒桃仁，苦泄甘润，平而少偏，善破血行瘀；红花辛散温通，善活血通经、散瘀止痛。两药相须为用，活血化瘀力强，恰中病的，故为君药 地黄甘滋质润，苦寒清泄，善滋阴凉血清热，以除瘀热；川芎辛香行散温通，善行气活血、祛风止痛；赤芍苦能泄散，微寒能清，善清热凉血、散瘀止痛；当归甘能补润，辛散温通，善补血活血行瘀；牛膝苦泄降，酸入肝，甘补渗，善逐瘀通经、引血下行。五药相合，既助君药活血化瘀、止痛，又滋养阴血使活血祛瘀而不伤正，故为臣药 柴胡辛散苦泄微寒，善疏肝解郁、升举清阳；桔梗苦泄辛散而平，善宣散肺气，以利“宽中理气”，并载药上行；枳壳苦辛泄降，炒后趋平，善理气宽中。三药相合，能升降上焦之气机而宽胸行气，气行则血行，瘀散则痛止，故为佐药 甘草甘补和缓，平而偏凉，既清热、缓急止痛，又调和诸药，故为佐使药 全方配伍，苦辛泄散，共奏活血祛瘀、行气止痛之功，故善治气滞血瘀所致的胸痹、头痛日久
用法用量	口服。口服液：一次 10ml，一日 3 次；或遵医嘱。胶囊剂：一次 6 粒，一日 2 次。一个月为一个疗程。丸剂：空腹时用红糖水送服，一日 2 次
注意事项	孕妇禁用。对本品及所含成分过敏者禁用。过敏体质者慎用。脾胃虚弱者、气虚血瘀者慎用。服药期间，忌食生冷、油腻食物。治疗期间，若心绞痛持续发作，宜加用硝酸酯类药。如出现剧烈心绞痛、心肌梗死，应及时救治

表 2-22-151　元胡止痛片（颗粒、胶囊、口服液、滴丸、软胶囊）

要　点	内　容
功　能	理气，活血，止痛
主　治	气滞血瘀所致的胃痛、胁痛、头痛及痛经
用法用量	口服。片剂：一次 4 ～ 6 片，一日 3 次；或遵医嘱。胶囊剂：一次 4 ～ 6 粒（每粒装 0.25g），一次 2 ～ 3 粒（每粒装 0.45g），一日 3 次；或遵医嘱。颗粒剂：开水冲服，一次 1 袋，一日 3 次；或遵医嘱。口服液：一次 10ml，一日 3 次；或遵医嘱。滴丸剂：一次 20 ～ 30 丸，一日 3 次；或遵医嘱。软胶囊剂：一次 2 粒，一日 3 次；或遵医嘱
注意事项	孕妇及胃阴不足者慎用

表 2-22-152　速效救心丸

要　点	内　容
功　能	行气活血，祛瘀止痛。增加冠脉血流量，缓解心绞痛
主　治	气滞血瘀所致的冠心病、心绞痛
用法用量	含服。一次 4 ～ 6 粒，一日 3 次。急性发作时，一次 10 ～ 15 粒
注意事项	孕妇禁用。对本品及所含成分过敏者禁用。过敏体质者慎用。气阴两虚、心肾阴虚之胸痹心痛者，以及伴中重度心力衰竭的心肌缺血者慎用。服药期间，忌食生冷、辛辣、油腻食物，忌烟酒、浓茶。治疗期间，若心绞痛持续发作，宜加用硝酸酯类药。出现剧烈心绞痛、心肌梗死等情况，应及时救治 据报道，服用本品偶有引发口唇肿胀、口腔溃疡、全身性皮疹及急性荨麻疹的不良反应，使用时需注意

表 2-22-153　冠心苏合滴丸（丸、软胶囊、胶囊）

要　点	内　容
功　能	理气，宽胸，止痛
主　治	寒凝气滞、心脉不通所致的胸痹，症见胸闷、心前区疼痛；冠心病心绞痛见上述证候者
用法用量	口服。滴丸：含服，一次 10 ～ 15 丸，一日 3 次；或遵医嘱。丸剂：嚼碎服，一次 1 丸，一日 1 ～ 3 次；或遵医嘱。软胶囊剂：急重症时嚼碎服，一次 2 粒，一日 3 次。胶囊剂：含服或吞服。一次 2 粒，一日 1 ～ 3 次，临睡或发病时服用
注意事项	孕妇禁用。对本品及所含成分过敏者禁用。阴虚血瘀之胸痹忌用。胃弱、胃炎、食管炎、胃溃疡及肾脏疾病者慎用。阴虚火旺者慎用。有出血倾向、行经期妇女，正在进行抗凝、抗血小板治疗的患者慎用。哺乳期妇女慎用。过敏体质者慎用。不宜长期服用，因其辛香走窜，易耗气伤阴。服药期间，忌食生冷、辛辣、油腻食物，忌烟酒、浓茶。治疗期间，若心绞痛持续发作，宜加用硝酸酯类药。若出现剧烈心绞痛、心肌梗死等，应及时救治 据报道，服用本品有引起过敏性药疹和肾脏损害等不良反应，用时应注意

表 2-22-154　心可舒胶囊（片）

要　点	内　容
功　能	活血化瘀，行气止痛
主　治	气滞血瘀引起的胸闷、心悸、头晕、头痛、颈项疼痛；冠心病心绞痛、高血脂、高血压、心律失常见上述证候者
用法用量	口服。胶囊剂：一次 4 粒，一日 3 次；或遵医嘱。片剂：一次 4 片（小片）或 2 片（大片），一日 3 次，或遵医嘱
注意事项	不宜单用：气虚血瘀、痰瘀互阻之胸痹、心悸者。慎用：孕妇、出血性疾病及有出血倾向者。服药期间，忌吸烟饮酒、喝浓茶，忌食生冷、辛辣、油腻食物。治疗期间，若心绞痛持续发作，宜加用硝酸酯类药。若出现剧烈心绞痛、心肌梗死等情况，应及时救治。脑梗死发作期应及时留院观察，待病情稳定后方可用药

表 2-22-155　九气拈痛丸

要　点	内　容
功　能	理气，活血，止痛
主　治	气滞血瘀所致的胸胁胀满疼痛、痛经
用法用量	口服。一次 6 ～ 9g，一日 2 次
注意事项	孕妇禁用。胃热引起的胃痛慎用。服药期间忌食生冷、辛辣、油腻食物，戒烟酒

三、益气活血剂

表 2-22-156　麝香保心丸

要　点	内　容
功　能	芳香温通，益气强心

（续表 2-22-156）

要　点	内　容
主　治	气滞血瘀所致的胸痹，症见心前区疼痛、固定不移；心肌缺血所致的心绞痛、心肌梗死见上述证候者
用法用量	口服。一次 1 ～ 2 丸，一日 3 次，饭后服用
注意事项	孕妇禁用。对本品及所含成分过敏者禁用。过敏体质者慎用。哺乳期妇女慎用。脾胃虚弱者慎用。不宜与洋地黄类药物同用。心绞痛持续发作，服药后不能缓解时应加用硝酸甘油等药物。如出现剧烈心绞痛、心肌梗死，应及时救治

表 2-22-157　消栓胶囊（口服液、颗粒）

要　点	内　容
功　能	补气活血通络
主　治	中风气虚血瘀证，症见半身不遂、口舌㖞斜、言语謇涩、气短乏力、面色㿠白；缺血性中风见上述证候者
用法用量	口服。胶囊剂：一次 2 粒，一日 3 次，饭前半小时服用。口服液：一次 10ml，一日 3 次。颗粒剂：开水冲服，一次 1 袋，一日 3 次
注意事项	孕妇禁服。风火上扰证、中风急性期痰热证者不宜使用。慎用：阴虚阳亢证、肝阳上亢证及有出血倾向者。服药期间，忌辛辣食物，饮食宜清淡。病情急重者宜结合相应抢救治疗措施

表 2-22-158　通心络胶囊

要　点	内　容
功　能	益气活血，通络止痛
主　治	血瘀络阻证、心气虚乏所致的冠心病心绞痛，症见胸部憋闷、绞痛、刺痛、固定不移、气短乏力、心悸自汗、舌质紫黯或有瘀斑、脉结代或细涩。还可用于症见半身不遂或偏身麻木、言语不利、口舌㖞斜的气虚血瘀络阻型中风病
用法用量	口服。一次 2 ～ 4 粒，一日 3 次，4 周为一个疗程。轻度、中度心绞痛患者可一次 2 粒，一日 3 次；较重度、重度患者最好是一次 4 粒，一日 3 次，待心绞痛等症状明显减轻或消失、心电图改善后，可改为一次 2 粒，一日 3 次
注意事项	方中水蛭有小毒，全蝎、土鳖虫、蜈蚣有毒，故孕妇忌用，不宜过多服用、久服。妇女月经期、出血性疾患及阴虚火旺型中风禁用。宜饭后服用。治疗期间，如果出现心绞痛持续发作的情况，应及时就诊救治

表 2-22-159　诺迪康胶囊

要　点	内　容
功　能	益气活血，通脉止痛
主　治	气虚血瘀所致胸痹，症见胸闷、刺痛或隐痛、心悸气短、神疲乏力、少气懒言、头晕目眩；冠心病心绞痛见上述证候者
用法用量	口服。一次 1 ～ 2 粒，一日 3 次

（续表 2-22-159）

要　点	内　容
注意事项	孕妇及月经期妇女慎用。治疗期间，心绞痛持续发作，宜加用硝酸酯类药。若出现剧烈心绞痛、心肌梗死，应及时救治

四、益气养阴活血剂

表 2-22-160　稳心颗粒（片）

要　点	内　容
功　能	益气养阴，活血化瘀
主　治	气阴两虚、心脉瘀阻所致的心悸，症见心悸不宁、气短乏力、胸闷胸痛；室性早搏、房性早搏见上述证候者
用法用量	颗粒剂：开水冲服。一次 1 袋，一日 3 次，或遵医嘱。片剂：口服，一次 4 片，一日 3 次，或遵医嘱
注意事项	孕妇慎用。服药期间，忌食生冷食物，忌烟酒、浓茶。用药时应将药液充分搅匀，勿将杯底药粉丢弃。危重病人应采取综合治疗方法

表 2-22-161　参松养心胶囊

要　点	内　容
功　能	益气养阴，活血通络，清心安神
主　治	冠心病室性早搏属气阴两虚，心络瘀阻证，症见心悸不安、气短乏力、动则加剧，胸部闷痛、失眠多梦、盗汗、神倦、懒言
用法用量	口服。一次 2 ～ 4 粒，一日 3 次
注意事项	孕妇慎用。应注意配合原发性疾病的治疗。服药期间，忌食生冷、辛辣、油腻食物，忌烟酒、浓茶。治疗期间，心绞痛持续发作者应及时就诊

表 2-22-162　益心舒胶囊（颗粒、片、丸）

要　点	内　容
功　能	益气复脉，活血化瘀，养阴生津
主　治	气阴两虚，瘀血阻脉所致的胸痹，症见胸痛胸闷、心悸气短、脉结代；冠心病心绞痛见上述证候者
用法用量	口服。胶囊剂：一次 3 粒，一日 3 次。片剂：一次 2 片，一日 3 次。颗粒剂：开水冲服。一次 1 袋，一日 3 次。丸剂：一次 1 袋，一日 3 次
注意事项	孕妇及月经期妇女慎用。服药期间，忌食辛辣、油腻食物。心绞痛持续发作及严重心律失常者，应及时救治

五、活血化瘀息风剂

表 2-22-163　人参再造丸

要　点	内　容
功　能	益气养血，祛风化痰，活血通络
主　治	气虚血瘀、风痰阻络所致的中风，症见口眼㖞斜、半身不遂、手足麻木、疼痛、拘挛、言语不清
用法用量	口服。一次 1 丸，一日 2 次
注意事项	本品所含朱砂有毒，故孕妇忌用，不宜过量或长期服用。肝阳上亢、肝风内动所致的中风及风湿热痹者慎用

表 2-22-164　华佗再造丸

要　点	内　容
功　能	活血化瘀，化痰通络，行气止痛
主　治	痰瘀阻络之中风恢复期和后遗症，症见半身不遂、拘挛麻木、口眼㖞斜、言语不清
用法用量	口服。一次 4 ～ 8g，一日 2 ～ 3 次，重症一次 8 ～ 16g，或遵医嘱
注意事项	孕妇禁服。对本品及所含成分过敏者禁用。肝肾功能异常者慎用。中风痰热壅盛证，表现为面红目赤、大便秘结者不宜用。平素大便干燥者慎用。服药期间忌辛辣、生冷、油腻食物

表 2-22-165　抗栓再造丸

要　点	内　容
功　能	活血化瘀，舒筋通络，息风镇痉
主　治	瘀血阻窍、脉络失养所致的中风，症见手足麻木、步履艰难、瘫痪、口眼㖞斜、言语不清；中风恢复期及后遗症期见上述证候者
用法用量	口服。一次 3g，一日 3 次
注意事项	本品所含朱砂、土鳖虫、全蝎、水蛭等有毒，故孕妇禁用，不宜过量或久用。年老体弱、阴虚风动者慎用

第十六节　止血剂

含义：凡以止血，治疗各种出血病证为主要作用的中药制剂，称为止血剂。

本类中成药主要有止血之功，兼有清热凉血或活血化瘀作用，适用于各种原因引发的出血病证。

分类：按其功效与适用范围，本类中成药又可分为凉血止血剂与化瘀止血剂两类。其中：

凉血止血剂　主要具有凉血止血的作用，主治血热所致的便血、尿血、咳血、衄血、吐血、舌红苔黄、脉数等。

化瘀止血剂　主要具有化瘀止血的作用，主治瘀血所致的出血，症见咳血，吐血，衄血，胸腹刺痛；或便血，崩漏；或外伤出血，跌仆肿痛，血色暗红或有瘀块，舌暗红或有瘀斑，脉涩等。

使用注意：出血量多而急迫者，不宜单用中药止血剂，应采取综合急救措施。出血无瘀血者不宜使用化瘀止血药。

一、凉血止血剂

表 2-22-166　槐角丸

要　点	内　容
功　能	清肠疏风，凉血止血
主　治	血热所致的肠风便血、痔疮肿痛
用法用量	口服。水蜜丸一次 6g，小蜜丸一次 9g，大蜜丸一次 1 丸，一日 2 次
注意事项	虚寒性便血者、体弱年迈者慎用。服药期间，忌食辛辣油腻食物。若痔疮便血、肿痛严重或便血呈喷射状者，应及时采取综合急救措施

二、化瘀止血剂

表 2-22-167　三七片

要　点	内　容
功　能	散瘀止血，消肿止痛
主　治	出血兼瘀血证，症见咳血、吐血、衄血、便血、崩漏、外伤出血、胸腹刺痛、跌仆肿痛
用法用量	口服。小片：一次 4 ～ 12 片；大片：一次 2 ～ 6 片，一日 3 次
注意事项	孕妇忌用。服药期间，忌食生冷、油腻、辛辣食物。出血量大者应立即采取综合急救措施。用本品治疗软组织损伤时，可配合外用正红花油等活血之品，以增疗效

表 2-22-168　止血定痛片

要　点	内　容
功　能	散瘀，止血，止痛
主　治	十二指肠溃疡疼痛、出血，胃酸过多
用法用量	口服。一次 6 片，一日 3 次
注意事项	孕妇慎用。服药期间，忌食生冷、油腻、辛辣食物。出血量大者应采取相应的急救措施

第十七节　消导剂

含义：凡以消食健脾或化积导滞，治疗食积停滞证为主要作用的中药制剂，称为消导剂。

本类中成药具有消食健脾或化积导滞作用，主要适用于饮食停滞所致的脘腹胀满、嗳气吞酸、恶心呕吐、大便失常、消化不良等。

分类：按其功效与适用范围，本类中成药又可分为消积导滞剂和健脾消食剂两类。其中：

消积导滞剂　主要具有消食、化积、和胃的作用，主治饮食积滞所致的胸脘痞闷、嗳腐吞酸、恶食、呕逆、腹痛、泄泻等。

健脾消食剂　主要具有健脾、和胃、消食化积的作用，主治脾虚食滞所致的脘腹痞满、不思饮食、面黄、体瘦、倦怠乏力、大便溏薄等。

使用注意：临证须根据各类及各成药的功效与主治，辨证合理选用。本类部分中成药有一定的致泻作用，不宜长期使用；食欲不振属体虚无实者不宜使用；服药期间忌食生冷、辛辣、油腻及不易消化的食物。对脾胃素虚或积滞日久者，应攻补兼施，以免耗伤正气。

一、消积导滞剂

表 2-22-169　保和丸

要　点	内　容
药物组成	焦山楂、六神曲（炒）、莱菔子（炒）、麦芽（炒）、半夏（制）、陈皮、茯苓、连翘
功　能	消食，导滞，和胃
主　治	食积停滞，脘腹胀满，嗳腐吞酸，不欲饮食
方义简释	方中焦山楂酸甘开胃，微温行散，焦味健胃，能消一切饮食积滞，尤善消肉食油腻之积，故为君药 炒六神曲甘能益中，辛温发散，焦味健胃，主消食积，兼行气滞，善消谷积；炒莱菔子辛消散，甘益中，平不偏，能升能降，善下气消食除胀，药力颇强；炒麦芽甘益中，平不偏，芽生发，焦味健胃，主健胃消食，兼疏肝，尤善消米面薯芋类食积。三药相配，既助君药消积导滞，又能除胀理气和胃，故为臣药 制半夏辛散温燥，善降逆止呕、燥湿；陈皮辛香行散，苦燥温化，善行气和胃、燥湿健脾；茯苓甘淡渗兼补，性平不偏，善健脾利湿止泻；连翘苦能泄散，微寒能清，质轻上浮，善清热解毒散结，《药笼本草》云其治胃热呕吐。四药合用，既理气和中、祛湿健脾，以助君臣药之药力，又去积滞之热、止呕，故为佐药 全方配伍，消散健运，共奏消食、导滞、和胃之功，故善治食积停滞所致的脘腹胀满、嗳腐吞酸、不欲饮食
用法用量	口服。水丸：一次 6 ～ 9g，一日 2 次；小儿酌减。大蜜丸：一次 1 ～ 2 丸，一日 2 次；小儿酌减
注意事项	服药期间，宜进清淡易消化饮食，忌暴饮暴食及油腻食物

表 2-22-170　枳实导滞丸

要　点	内　容
药物组成	枳实（炒）、大黄、六神曲（炒）、黄芩、黄连（姜汁炒）、茯苓、白术（炒）、泽泻
功　能	消积导滞，清利湿热

（续表 2-22-170）

要　点	内　容
主　治	饮食积滞、湿热内阻所致的脘腹胀痛、不思饮食、大便秘结、痢疾里急后重
用法用量	口服。一次 6 ～ 9g，一日 2 次
注意事项	虚寒痢疾者慎用。孕妇慎用。久病正虚、年老体弱慎用。饮食宜清淡，忌食辛辣刺激性食物，忌暴饮暴食及偏食

表 2-22-171　六味安消散（胶囊）

要　点	内　容
功　能	和胃健脾，消积导滞，活血止痛
主　治	脾胃不和、积滞内停所致的胃痛胀满、消化不良、便秘、痛经
用法用量	口服。散剂：一次 1.5 ～ 3g，一日 2 ～ 3 次。胶囊剂：一次 3 ～ 6 粒，一日 2 ～ 3 次
注意事项	对本品过敏者忌服。脾胃虚寒的胃痛、便秘及热结血瘀痛经者慎用。孕妇忌用。服药期间，饮食宜清淡，忌食辛辣刺激性食物，戒烟酒

二、健脾消食剂

表 2-22-172　开胃健脾丸

要　点	内　容
功　能	健脾和胃
主　治	脾胃虚弱、中气不和所致的泄泻、痞满，症见食欲不振、嗳气吞酸、腹胀泄泻；消化不良见上述证候者
用法用量	口服。一次 6 ～ 9g，一日 2 次
注意事项	湿热痞满、泄泻者不宜使用。忌食生冷、油腻、不易消化食物

第十八节　治风剂

含义：凡以疏散外风或平息内风，治疗外风、内风所致的病症为主要作用的中药制剂，称为治风剂。

本类中成药主要具有疏散外风、平息内风的作用，适用于外风、内风所致病证。

分类：按其功效与适用范围，本类中成药又可分为疏散外风剂和平肝息风剂两类。其中：

疏散外风剂　主要具有疏风、止痛、除湿、止痒的作用，主治外感风邪所致的头痛、眩晕、面瘫等，症见头痛、恶风、皮肤瘙痒、肢体麻木、关节屈伸不利、酸痛麻木，或口眼㖞斜等。

平肝息风剂　主要具有平抑肝阳、息风止痉、滋补肝肾、清热泻火、补血的作用。主治脑动脉硬化、缺血性脑中风、血管神经性头痛、原发性高血压、神经衰弱等，症见震颤、眩晕、言语謇涩、四肢抽搐、半身不遂等。

使用注意：本类中成药应严格区分外风和内风，合理选用祛风制剂。针对内风，要在明确病因病机的基础上选用本类制剂。

一、疏散外风剂

表 2-22-173　川芎茶调散（丸、颗粒、口服液、袋泡剂、片）

要　点	内　容
药物组成	川芎、羌活、白芷、荆芥、薄荷、防风、细辛、甘草
功　能	疏风止痛
主　治	外感风邪所致的头痛，或有恶寒、发热、鼻塞
方义简释	方中川芎辛温行散，辛香温通，上行头颠，善祛风止痛、活血行气，为治头痛之要药，故为君药 羌活辛散苦燥，温通升散，气雄而烈，善散寒湿、祛风邪，治太阳头痛；白芷辛散温燥，芳香开窍，善通窍止痛、祛风散寒，治阳明头痛。二药相合，祛风散寒、除湿止痛力强，可增君药之力，故为臣药 荆芥辛微温发散，善散风止痛；防风辛微温发散，甘缓不峻，善祛风胜湿止痛；薄荷辛凉疏散，善散风热清利头目而止痛；细辛芳香气烈，辛温走窜，善散寒祛风、通窍止痛，治少阴头痛。四药相合，既散风止痛，以助君臣药之力，又能解表，治各部位头痛 更以清茶调服，其苦甘而凉，既清头目，又佐制各药之辛温燥散，故为佐药 甘草甘补和缓，平而偏凉，既清热，又调和诸药，故为使药 全方配伍，辛散升浮，共奏疏风止痛之功，故善治外感风邪之头痛，或兼恶寒、发热、鼻塞
用法用量	口服。散剂：饭后清茶冲服，一次 3 ～ 6g，一日 2 次。丸剂：饭后清茶送服，一次 3 ～ 6g，一日 2 次 颗粒剂：饭后用温开水或浓茶冲服，一次 1 袋，一日 2 次；儿童酌减。口服液：一次 10ml，一日 3 次。袋泡剂：开水冲服，一次 2 袋，一日 2 ～ 3 次 片剂：饭后清茶送服，一次 4 ～ 6 片，一日 3 次
注意事项	久病气虚者、血虚者、肝肾不足者、肝阳上亢头痛者、孕妇慎用。服药期间，忌食辛辣、油腻食物

表 2-22-174　芎菊上清丸（片）

要　点	内　容
功　能	清热解表，散风止痛
主　治	外感风邪引起的恶风身热、偏正头痛、鼻流清涕、牙疼喉痛
用法用量	口服。丸剂：一次 6g，一日 2 次。片剂：一次 4 片，一日 2 次
注意事项	肝火上攻、风阳上扰头痛者慎用。服药期间，忌食辛辣、油腻食物

表 2-22-175 正天丸（胶囊）

要 点	内 容
功 能	疏风活血，养血平肝，通络止痛
主 治	外感风邪、瘀血阻络、血虚失养、肝阳上亢引起的偏头痛、紧张性头痛、神经性头痛、颈椎病型头痛、经前头痛
用法用量	口服。丸剂：一次 6g，一日 2 ～ 3 次，15 天为一个疗程。胶囊剂：一次 2 粒，一日 3 次，2 周为一个疗程
注意事项	禁用：婴幼儿、哺乳期妇女、肾功能不全者及对本品过敏者。慎用：孕妇，高血压、心脏病患者及过敏体质者。不宜过量或长期服用。服药期间，忌吸烟饮酒及食辛辣、油腻食物。宜饭后服用

二、平肝息风剂

表 2-22-176 天麻钩藤颗粒

要 点	内 容
药物组成	天麻、钩藤、石决明、栀子、黄芩、牛膝、杜仲（盐炒）、益母草、桑寄生、首乌藤、茯苓
功 能	平肝息风，清热安神
主 治	肝阳上亢所致的头痛、眩晕、耳鸣、眼花、震颤、失眠；高血压病见上述证候者
用法用量	口服。一次 1 袋，开水冲服。一日 3 次。或遵医嘱
注意事项	血虚头痛者、阴虚动风者忌用。服药期间，饮食宜清淡，戒恼怒，节房事

表 2-22-177 脑立清丸（胶囊）

要 点	内 容
功 能	平肝潜阳，醒脑安神
主 治	肝阳上亢所致的头晕目眩、耳鸣口苦、心烦难寐；高血压见上述证候者
用法用量	口服。丸剂：一次 10 丸，一日 2 次。胶囊剂：一次 3 粒，一日 2 次
注意事项	孕妇忌用。肾精亏虚所致的头晕、耳鸣，以及体弱者、虚寒者慎用。服药期间，忌食寒凉、油腻食物

表 2-22-178 松龄血脉康胶囊

要 点	内 容
功 能	平肝潜阳，镇心安神
主 治	肝阳上亢所致的头痛、眩晕、急躁易怒、心悸、失眠；高血压及原发性高脂血症见上述证候者
用法用量	口服。一次 3 粒，一日 3 次，或遵医嘱
注意事项	气血不足证者慎用。服药期间忌食辛辣、油腻食物。戒烟酒

第十九节 祛湿剂

含义：凡以祛除水湿，治疗水湿所致的各种病症为主要作用的中药制剂，称为祛湿剂。

本类中成药主要具有祛除水湿之功，兼有清热、利胆、止泻、温阳等作用，适用于水湿、痰湿、湿浊、湿热等引发的病证。

分类：按其功效与适用范围，本类中成药又可分为清利消肿剂、利尿通淋剂、清利肝胆剂、清热燥湿止泻剂、温化水湿剂等五类。其中：

清利消肿剂 主要具有清热、利水湿、消肿等作用，主治水湿内蕴化热所致的水肿，症见浮肿、腰痛、尿频、尿血、小便不利、舌红、苔黄腻、脉滑数等。

利尿通淋剂 主要具有清热通淋、利尿排石等作用，主治水湿内蕴、化热下注所致的淋浊、癃闭，症见尿频、尿急、尿道涩痛、尿血、腰痛、小便点滴不畅、色黄赤，舌红苔黄腻、脉滑数等。

清利肝胆剂 主要具有利胆、清肝、排石、退黄等作用，主治肝胆湿热所致的黄疸、胁痛，症见胁肋胀痛、脘腹痞胀、口苦胸闷、呕恶纳呆、小便黄赤、大便黏腻不爽或秘结，或又见发热、身目俱黄，脉滑数、舌红、苔黄腻等。

清热燥湿止泻剂 主要具有清热燥湿、止泻止痢等作用，主治大肠湿热所致的泄泻、痢疾，症见腹泻、腹痛、里急后重、便利脓血，或泄泻、暴注下迫、腹痛、便下酸腐灼肛，舌红、苔黄腻、脉滑数等。

温化水湿剂 主要具有温阳化气、利水消肿等作用，主治阳虚水湿不化所致的水肿、癃闭，症见畏寒肢冷，或腰痛、浮肿、夜尿频多，或尿频、尿急、尿少、小便点滴不畅、舌淡红、苔白、脉沉滑等。

使用注意：临证须根据各类及各成药的功效与主治，辨证合理选用。本类中成药大多苦寒清燥或清利，有伤阳、伤津之弊，故阳虚有寒或阴虚津亏者慎用。而温化水湿剂则温燥渗利，有伤阴助热之弊，故水肿有热或阴虚有热者忌用。

一、清利消肿剂

表 2-22-179 肾炎四味片

要点	内容
功能	清热利尿，补气健脾
主治	湿热内蕴兼气虚所致的水肿，症见浮肿、腰痛、乏力、小便不利；慢性肾炎见上述证候者
用法用量	口服。小片、糖衣片一次 8 片，大片一次 4 片，一日 3 次
注意事项	孕妇禁用。脾肾阳虚或风水水肿者慎用。服药期间，宜低盐、低脂饮食，忌食辛辣食物

表 2-22-180 肾炎康复片

要点	内容
功能	益气养阴，健脾补肾，清解余毒

（续表 2-22-180）

要　点	内　容
主　治	气阴两虚，脾肾不足，水湿内停所致的体虚浮肿，症见神疲乏力、腰膝酸软、面目四肢浮肿、头晕耳鸣；慢性肾炎、蛋白尿、血尿见上述证候者
用法用量	口服。一次 8 片，一日 3 次。小儿酌减或遵医嘱
注意事项	孕妇禁用。急性肾炎所致的水肿不宜使用。服药期间，宜低盐饮食，忌烟酒及辛辣油腻食物，禁房事

二、利尿通淋剂

表 2-22-181　八正合剂

要　点	内　容
药物组成	川木通、车前子（炒）、瞿麦、萹蓄、滑石、灯心草、栀子、大黄、甘草
功　能	清热，利尿，通淋
主　治	湿热下注所致的淋证，症见小便短赤、淋沥涩痛、口燥咽干等
方义简释	方中川木通淡渗寒清，微苦能泄，善清心火、利湿热、通经脉而利尿通淋；炒车前子甘寒质滑清利，善清热利尿通淋。两药相须为用，清热利尿通淋力强，故为君药 萹蓄苦泄降燥，微寒能清，善清热利尿通淋；瞿麦苦寒泄降清利，善利尿通淋；滑石甘寒滑利清解，善清热利尿通淋。三药相须为用，清利通淋之力强，以助君药，故为臣药 大黄苦寒沉降，清泄通利，既泻热通肠、化瘀止痛，又兼利小便；栀子苦寒降泄清利，既清热泻火凉血，又利尿滑肠；灯心草甘淡渗利，微寒能清，善清热利尿通淋。三药相合，既助君臣药利尿通淋，又通便化瘀止痛，故为佐药 甘草甘补和缓，平而偏凉，既和药缓急，又清热解毒，故为使药 全方配伍，苦寒清泄通利，共奏清热、利尿、通淋之功，故善治湿热下注所致的热淋涩痛等
用法用量	口服。一次 15 ～ 20ml，一日 3 次，用时摇匀
注意事项	孕妇禁用。淋证属脾肾两虚或肝郁气滞者慎用。双肾结石或者结石直径≥ 1.5cm，或结石嵌顿时间长者不宜使用。服药期间，忌烟酒、油腻食物，多饮水，避免劳累。儿童、老年人及久病体虚者慎用。不可过量或久服，中病即止

表 2-22-182　癃闭舒胶囊

要　点	内　容
功　能	益肾活血，清热通淋
主　治	肾气不足、湿热瘀阻所致的癃闭，症见腰膝酸软、尿频、尿急、尿痛、尿线细，伴小腹拘急疼痛；前列腺增生症见上述证候者
用法用量	口服。每粒装 0.3g 者，一次 3 粒；每粒装 0.45g 者，一次 2 粒，一日 2 次
注意事项	孕妇、出血者、有肝肾功能损害者禁用。对本品及所含成分过敏者禁用。肺热壅盛、肝郁气滞、脾虚气陷所致的癃闭慎用。服药期间，忌食辛辣、生冷、油腻食物，忌饮酒。有慢性肝脏疾病者慎用。服用本品如出现尿黄及目黄、皮肤黄染或肝生化指标异常，应立即停药，并及时就医。长期用药应监测肝生化指标

表 2-22-183　三金片（颗粒、胶囊）

要　点	内　容
功　能	清热解毒，利湿通淋，益肾
主　治	下焦湿热所致的热淋，症见小便短赤、淋沥涩痛、尿急频数；急性肾盂肾炎、慢性肾盂肾炎、膀胱炎、尿路感染见上述证候者；慢性非细菌性前列腺炎肾虚湿热下注证
用法用量	口服。片剂：慢性非细菌性前列腺炎，大片一次 3 片，一日 3 次，疗程为 4 周；其他适应证：小片一次 5 片，大片一次 3 片，一日 3 ～ 4 次。颗粒剂：开水冲服，一次 14g，一日 3 ～ 4 次。胶囊剂：一次 2 粒，一日 3 ～ 4 次
注意事项	淋证属肝郁气滞或脾肾两虚者慎用。服药期间，忌烟酒及辛辣、油腻食物，宜多饮水，避免劳累。用药期间须注意肝肾功能的监测

表 2-22-184　排石颗粒

要　点	内　容
功　能	清热利水，通淋排石
主　治	下焦湿热所致的石淋，症见腰腹疼痛、排尿不畅或伴有血尿；泌尿系统结石见上述证候者
用法用量	开水冲服。一次 1 袋，一日 3 次；或遵医嘱
注意事项	久病伤正兼见脾气亏虚或肾阴不足等证者慎用。双肾结石或结石直径≥ 1.5cm，或结石嵌顿时间长者慎用，或酌情配合其他方法治疗。治疗期间不宜食辛辣、油腻和煎炸类食物，宜多饮水、进行适当的体育运动。孕妇禁用

表 2-22-185　癃清片（胶囊）

要　点	内　容
功　能	清热解毒，凉血通淋
主　治	下焦湿热所致的热淋，症见尿急、尿频、尿痛、小腹坠胀、腰痛。亦用于慢性前列腺炎之湿热蕴结兼瘀血证，症见小便频急，尿道灼热，尿后余沥不尽，会阴少腹腰骶部不适或疼痛等
用法用量	口服。片剂：一次 6 片，一日 2 次；重症者：一次 8 片，一日 3 次。胶囊剂：一次 6 粒，一日 2 次；重症者，一次 8 粒，一日 3 次
注意事项	体虚胃寒者不宜服用。淋证属于肝郁气滞或脾肾两虚者，膀胱气化不行者不宜使用。肝郁气滞，脾虚气陷，肾阳衰惫，肾阴亏耗所致癃闭不宜使用

三、清肝利胆剂

表 2-22-186　茵栀黄口服液（胶囊）

要　点	内　容
功　能	清热解毒，利湿退黄
主　治	肝胆湿热所致的黄疸，症见面目悉黄、胸胁胀痛、恶心呕吐、小便黄赤；急、慢性肝炎见上述证候者

（续表 2-22-186）

要 点	内 容
用法用量	口服。口服液：一次 10ml，一日 3 次。胶囊：一次 2 粒（每粒装 0.33g）或 3 粒（每粒装 0.26g）
注意事项	阴黄者不宜使用。服药期间，忌饮酒，忌食辛辣、油腻食物

表 2-22-187 茵陈五苓丸

要 点	内 容
药物组成	茵陈、茯苓、白术（炒）、泽泻、猪苓、肉桂
功 能	清湿热，利小便
主 治	肝胆湿热、脾肺郁结所致的黄疸，症见身目发黄、脘腹胀满、小便不利
用法用量	口服。一次 6g，一日 2 次
注意事项	孕妇慎用。服药期间，忌饮酒，忌食辛辣、油腻食物

表 2-22-188 消炎利胆片（胶囊、颗粒）

要 点	内 容
功 能	清热，祛湿，利胆
主 治	肝胆湿热所致的胁痛、口苦；急性胆囊炎、胆管炎见上述证候者
用法用量	口服。片剂：一次 6 片（小片）或 3 片（大片），一日 3 次。胶囊剂：一次 4 粒，一日 3 次，或遵医嘱。颗粒剂：一次 1 袋，一日 3 次，温开水化服
注意事项	孕妇、脾胃虚寒者慎用。服药期间，饮食宜清淡，忌辛辣食物、戒酒。治急性胆囊炎感染时，应密切观察病情变化，发热、黄疸、上腹痛等症加重者须及时请外科诊治。不宜久服，因其所含苦木有一定毒性

四、清热燥湿止泻剂

表 2-22-189 香连丸（片）

要 点	内 容
药物组成	萸黄连、木香
功 能	清热化湿，行气止痛
主 治	大肠湿热所致的痢疾，症见大便脓血、里急后重、发热腹痛；肠炎、细菌性痢疾见上述证候者
方义简释	方中黄连苦寒清泄而燥，善清热燥湿、泻火解毒，为治湿热泻痢之要药，故为君药 木香辛散香燥，苦降温通，可升可降，善行肠胃气滞，兼燥除胃肠湿邪，以除腹痛、里急后重，故为臣药 吴茱萸辛热香散，苦降而燥，善疏肝下气、燥湿散寒，取其煎液拌炒黄连（即萸黄连），既制黄连之寒，又助君臣药燥湿，还调和肝胃，故为佐药 全方配伍，苦泄辛散，寒温并用，共奏清热化湿、行气止痛之功，故善治大肠湿热所致的泻痢，症见大便脓血、里急后重、发热腹痛等

（续表 2-22-189）

要　点	内　容
用法用量	口服。浓缩丸：一次 6 ～ 12 丸，一日 2 ～ 3 次；小儿酌减。水丸：一次 3 ～ 6g，一日 2 ～ 3 次；小儿酌减。片剂：一次 5 片（大片），一日 3 次；小儿一次 2 ～ 3 片（小片），一日 3 次
注意事项	寒湿及虚寒下痢者慎用。服药期间，忌食生冷油腻、辛辣刺激性食物

表 2-22-190　香连化滞丸

要　点	内　容
功　能	清热利湿，行血化滞
主　治	大肠湿热所致的痢疾，症见大便脓血、里急后重、发热腹痛
用法用量	口服。一次 2 丸，一日 2 次
注意事项	孕妇忌服。寒湿或虚寒下痢者慎用。服药期间，忌食生冷油腻、辛辣刺激性食物

五、温化水湿剂

表 2-22-191　五苓散（片）

要　点	内　容
功　能	温阳化气，利湿行水
主　治	阳不化气、水湿内停所致的水肿，症见小便不利、水肿腹胀、呕逆泄泻、渴不思饮
用法用量	口服。散剂：一次 6 ～ 9g，一日 2 次。片剂：一次 4 ～ 5 片，一日 3 次
注意事项	孕妇及气滞水停、湿热下注、风水泛溢所致的水肿者慎用。因湿热下注、痰热犯肺或阴虚津少所致之泄泻、喘咳、小便不利不宜使用。服药期间，不宜食辛辣、油腻和煎炸类食物

表 2-22-192　萆薢分清丸

要　点	内　容
功　能	分清化浊，温肾利湿
主　治	肾不化气、清浊不分所致的白浊、小便频数
用法用量	口服。一次 6 ～ 9g，一日 2 次
注意事项	膀胱湿热壅盛所致小便白浊及尿频、淋沥涩痛者忌用。服药期间，忌食油腻、茶、醋及辛辣刺激食物

第二十节　蠲痹剂

含义：凡以祛风除湿、通痹止痛，治疗各种痹证为主要作用的中药制剂，称为蠲痹剂。

本类中成药主要具有祛邪活络、通痹止痛作用，适用于寒湿、湿热、瘀血和正虚痹阻等引发的病证。

分类：按其功效与适用范围，本类中成药又可分为祛寒通痹剂、清热通痹剂、活血通痹剂、补虚通痹剂四类。其中：

祛寒通痹剂　主要具有除湿、祛风散寒、止痛、活血通络的作用，主治风寒湿痹阻所致的痹证，症见关节冷痛、得热痛减、遇寒痛增、关节屈伸不利、阴雨天加重、恶风寒、口淡不渴，苔白厚，舌淡红，脉沉紧或迟等。

清热通痹剂　主要具有清热燥湿、通络止痛的作用，主治湿热痹阻所致的痹证，症见关节红肿热痛、筋脉拘急、发热、汗出、口渴、溲赤、便干，舌红，苔黄腻，脉滑数等。

活血通痹剂　主要具有活血化瘀、通络止痛的作用，用于瘀血痹阻所致的痹证，症见关节刺痛、疼痛夜甚、关节屈伸不利、皮下结节，舌暗、苔白，脉迟或结代等。

补虚通痹剂　主要具有补益肝肾、强壮筋骨、祛风湿的作用，主治肝肾不足、气血两虚所致的痹证，症见肢体拘挛、手足麻木、筋骨痿软，腰膝酸痛，舌淡、苔白厚，脉沉迟弱等。

使用注意：临证须根据各类及各成药的功效与主治，辨证合理选用。本类中成药多含有川乌、草乌等毒性药物，不宜过量服用和久用。针对不同的适应证，四类蠲痹通络制剂应当辨证选用，不宜交叉使用。辛散温燥之品，易伤阴血，阴血不足者慎用。

一、祛寒通痹剂

表 2-22-193　小活络丸

要　点	内　容
药物组成	川乌（制）、草乌（制）、乳香（制）、没药（制）、胆南星、地龙
功　能	祛风散寒，化痰除湿，活血止痛
主　治	风寒湿邪痹阻、痰瘀阻络所致的痹证，症见肢体关节疼痛，或冷痛，或刺痛，或疼痛夜甚、关节屈伸不利、麻木拘挛
方义简释	方中制川乌、制草乌辛热燥散，毒大力强，善祛风除湿、散寒止痛，二者相须为用，药力更著，恰中病的，故为君药 制乳香辛散苦泄，香窜温通，善活血止痛；制没药辛散苦泄，平而不偏，善活血止痛。相须为用，活血止痛力更著，故为臣药 胆南星苦燥凉清，善清热化痰；地龙咸寒清泄，虫类走窜，善清热、通络。两药相配，既化痰通络，以增君臣药止痛之效，又清热，以佐制君臣药温燥之性，故为佐使药 全方配伍，辛散苦泄温通，共奏化痰除湿、祛风散寒、活血止痛之功，故善治痰瘀阻络、风寒湿邪痹阻所致的痹病，症见肢体关节疼痛，或刺痛，或冷痛，或疼痛夜甚、关节麻木拘挛、屈伸不利等
用法用量	口服。一次 1 丸，一日 2 次，黄酒或温开水送下
注意事项	所含制川乌、制草乌有大毒，故孕妇禁用，不可过量服用或久服。湿热瘀阻或阴虚有热者、脾胃虚弱者慎用。据报道，有服用本品引起心律失常、药疹、急性胃黏膜出血的不良反应，使用时应引起注意

表 2-22-194　木瓜丸

要　点	内　容
功　能	祛风散寒，除湿通络
主　治	风寒湿痹阻所致的痹证，症见关节疼痛、肿胀、屈伸不利、局部恶风寒、肢体麻木、腰膝酸软
用法用量	口服。一次 30 丸，一日 2 次
注意事项	所含制川乌、制草乌有大毒，故孕妇禁用，不可过量或久服。风湿热痹者慎用

表 2-22-195　风湿骨痛丸（胶囊）

要　点	内　容
功　能	温经散寒，通络止痛
主　治	寒湿痹阻经络所致的痹病，症见腰脊疼痛、四肢关节冷痛；风湿性关节炎见上述证候者
用法用量	口服。水丸：一次 10 ～ 15 粒，一日 2 次。胶囊剂：一次 2 ～ 4 粒，一日 2 次
注意事项	所含制川乌、制草乌有大毒，故孕妇禁用，不可过量服用或久服。阴虚火旺或湿热痹痛者慎用

二、清热通痹剂

表 2-22-196　四妙丸

要　点	内　容
药物组成	黄柏（盐炒）、苍术、薏苡仁、牛膝
功　能	清热利湿
主　治	湿热下注所致的痹病，症见足膝红肿、筋骨疼痛
方义简释	方中盐黄柏苦寒清燥降泄，善除下焦之湿热，故为君药 苍术苦燥温散，善燥湿除痹；薏苡仁淡渗甘补，微寒能清，善利湿清热除痹。两药相配，助君药祛除下焦湿热，故为臣药 牛膝苦泄降，酸入肝，甘补渗利，既善活血通经、通利关节、利尿，又能引药下行而直达下焦，故为佐使药 全方配伍，清利苦燥，共奏清热利湿之功，故善治湿热下注所致的痹病，症见足膝红肿、筋骨疼痛
用法用量	口服。一次 6g，一日 2 次
注意事项	风寒湿痹者、虚寒痿证者，以及孕妇慎用。服药期间，饮食宜清淡，忌饮酒，忌食鱼腥、辛辣食物

表 2-22-197　痛风定胶囊

要　点	内　容
功　能	清热祛湿，活血通络定痛

（续表 2-22-197）

要　点	内　容
主　治	湿热瘀阻所致的痹病，症见关节红肿热痛、伴有发热、汗出不解、口渴心烦、小便黄，舌红、苔黄腻、脉滑数；痛风见上述证候者
用法用量	口服。一次 4 粒，一日 3 次
注意事项	孕妇慎用。风寒湿痹者慎用。因含土茯苓，故服药后不宜立即饮茶。服药期间，宜食清淡食品，忌食肉类、鱼虾、豆类、辛辣之品，忌饮酒

三、活血通痹剂

表 2-22-198　颈复康颗粒

要　点	内　容
功　能	活血通络，散风止痛
主　治	风湿瘀阻所致的颈椎病，症见头晕、颈项僵硬、肩背酸痛、手臂麻木
用法用量	开水冲服。一次 1 ～ 2 袋。一日 2 次，饭后服
注意事项	孕妇忌服。消化道溃疡、肾性高血压患者慎服。服药期间，忌生冷、油腻食物。有高血压、心脏病、肝病、糖尿病、肾病等慢性病严重者应在医师指导下服用。如有感冒、发烧、鼻咽痛等患者，应暂停服用

四、补虚通痹剂

表 2-22-199　独活寄生合剂（丸）

要　点	内　容
药物组成	独活、桑寄生、防风、秦艽、桂枝、细辛、川牛膝、杜仲（盐炒）、当归、白芍、熟地黄、川芎、党参、茯苓、甘草。（独活寄生丸用牛膝与酒当归）
功　能	养血舒筋，祛风除湿，补益肝肾
主　治	风寒湿痹阻、肝肾两亏、气血不足所致的痹病，症见腰膝冷痛、屈伸不利
用法用量	口服。合剂：一次 15 ～ 20ml，一日 3 次。用时摇匀。丸剂：水蜜丸一次 6g，大蜜丸一次 1 丸，一日 2 次
注意事项	孕妇慎用。热痹者忌用

表 2-22-200　天麻丸（片）

要　点	内　容
功　能	祛风除湿，通络止痛，补益肝肾
主　治	风湿瘀阻、肝肾不足所致的痹病，症见肢体拘挛、手足麻木、腰腿酸痛
用法用量	口服。丸剂：水蜜丸一次 6g，大蜜丸一次 1 丸，一日 2 ～ 3 次。片剂：一次 6 片，一日 2 ～ 3 次
注意事项	所含附子有毒，故孕妇慎用。湿热痹者慎用。服药期间，忌食生冷油腻食物

表 2-22-201　仙灵骨葆胶囊

要　点	内　容
功　能	滋补肝肾，活血通络，强筋壮骨
主　治	肝肾不足，瘀血阻络所致的骨质疏松症，症见腰脊疼痛、足膝酸软、乏力
用法用量	口服。一次 3 粒，一日 2 次，4 ～ 6 周为一个疗程
注意事项	孕妇、肝功能失代偿及对本品过敏者禁用。过敏体质及湿热痹者慎用。心脏病、糖尿病、高血压、肾病、肝病等慢性病严重者慎用。感冒时不宜服用。服药期间，忌食生冷油腻食物

表 2-22-202　尪痹颗粒（片）

要　点	内　容
功　能	补肝肾，强筋骨，祛风湿，通经络
主　治	肝肾不足、风湿痹阻所致的尪痹，症见肌肉、关节疼痛、局部肿大、僵硬畸形、屈伸不利、腰膝酸软、畏寒乏力；类风湿关节炎见上述证候者
用法用量	口服。颗粒剂：开水冲服，一次 6g，一日 3 次。片剂：糖衣片一次 7 ～ 8 片，薄膜衣片一次 4 片，一日 3 次
注意事项	本品温补行散，所含附子有毒，故孕妇禁用，湿热实证者慎用。服药期间，忌食生冷食物

表 2-22-203　壮腰健肾丸（口服液）

要　点	内　容
功　能	壮腰健肾，祛风活络
主　治	肾亏腰痛，风湿骨痛，症见膝软无力、小便频数
用法用量	口服。丸剂：一次 1 丸，一日 2 ～ 3 次。口服液：一次 10ml，一日 3 次；4 周为一个疗程，或遵医嘱
注意事项	本品温补兼行散，故风湿热痹者慎用

第二十三章

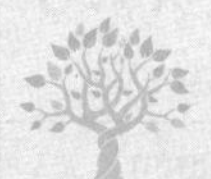

外科常用中成药

知识导图

外科常用中成药
- 治疮疡剂
- 治烧伤剂
- 治瘰核乳癖剂
- 治痔肿剂
- 治疹痒剂

第一节 治疮疡剂

含义：凡以清热解毒、消肿生肌、清热消痤为主要作用，治疗热毒疮疡或疮疡溃烂不敛、粉刺等的中药制剂，称为治疮疡剂。

本类中成药主要具有清热解毒、活血消肿、化腐解毒、拔毒生肌、清热消痤等作用，适用于热毒所致的疮疡丹毒、红肿热痛，或溃烂流脓，脓腐将尽，以及湿热瘀血所致的粉刺、酒皶等。

分类：按其功效与适应范围，所选中成药可分为解毒消肿剂、生肌敛疮剂和清热消痤剂等三类，其中：

解毒消肿剂　主要具有清热解毒、活血祛瘀、消肿止痛等作用，主治热毒蕴结肌肤，或痰瘀互结所致的疮疡，或丹毒流注、瘰疡发背等。

生肌敛疮剂　主要具有祛腐生肌、拔毒止痛等作用，主治疮疡溃烂，脓腐将尽，或腐肉未脱，脓液稠厚，久不生肌等。

清热消痤剂　主要具有活血、清热、燥湿的作用，主治湿热瘀阻所致的颜面、胸背的粉刺疙瘩，皮肤红赤发热等。

使用注意：临证须根据各类及各成药的功效与主治，辨证合理选用。

本类中成药大多苦寒清泄，阴性疮疡脓水清稀、疮面凹陷者不宜应用；脾胃虚寒者慎用。

一、解毒消肿剂

表 2-23-1　连翘败毒丸（煎膏、片）

要　点	内　容
功　能	清热解毒，消肿止痛
主　治	热毒蕴结肌肤所致的疮疡，症见局部红肿热痛、未溃破者

（续表 2-23-1）

要　点	内　容
用法用量	口服。水丸：一次 6g，一日 2 次。煎膏剂：一次 15g，一日 2 次。片剂：一次 4 片，一日 2 次
注意事项	孕妇禁用。疮疡属阴证者慎用。肝功能不良者须在医生指导下使用。用药期间，忌食辛辣、油腻食物，以及海鲜等发物

表 2-23-2　牛黄醒消丸

要　点	内　容
功　能	清热解毒，活血祛瘀，消肿止痛
主　治	热毒郁滞、痰瘀互结所致的痈疽发背、瘰疬流注、乳痈乳岩、无名肿毒
用法用量	用黄酒或温开水送服。水丸一次 3g，一日 1 ～ 2 次。患在上部，临睡前服；患在下部，空腹时服
注意事项	孕妇禁用。疮疡阴证者禁用。脾胃虚弱者、身体虚者慎用。不宜长期使用。若用药后出现皮肤过敏反应，应及时停用。用药期间，忌食辛辣、油腻食物，以及海鲜等发物

表 2-23-3　如意金黄散

要　点	内　容
功　能	清热解毒，消肿止痛
主　治	热毒瘀滞肌肤所致疮疡肿痛、丹毒流注，症见肌肤红、肿、热、痛，亦可用于跌打损伤
用法用量	外用。红肿，烦热，疼痛，用清茶调敷；漫肿无头，用醋或葱酒调敷；亦可用植物油或蜂蜜调敷。一日数次
注意事项	疮疡阴证者禁用。孕妇慎用。皮肤过敏者慎用。不可内服。用药期间，忌食辛辣、油腻食物，以及海鲜等发物

二、生肌敛疮剂

表 2-23-4　生肌玉红膏

要　点	内　容
功　能	解毒，祛腐，生肌
主　治	热毒壅盛所致的疮疡，症见疮面色鲜、脓腐将尽，或久不收口；亦用于乳痈
用法用量	外用。疮面洗清后外涂本膏，一日 1 次
注意事项	孕妇慎用。溃疡脓腐未清者慎用。不可久用。不可内服。若用药后出现皮肤过敏反应需及时停用。用药期间，忌食辛辣、油腻食物，以及海鲜等发物

表 2-23-5　紫草膏

要　点	内　容
功　能	化腐生肌，解毒止痛
主　治	热毒蕴结所致的溃疡，症见疮面疼痛、疮色鲜活、脓腐将尽
用法用量	外用。摊于纱布上贴患处，每隔 1 ～ 2 日换药一次
注意事项	孕妇慎用。若用药后出现皮肤过敏反应需及时停用。不可内服。用药期间忌食辛辣、油腻食物及海鲜等发物

表 2-23-6　拔毒生肌散

要　点	内　容
功　能	拔毒生肌
主　治	热毒内蕴所致的溃疡，症见疮面脓液稠厚、腐肉未脱、久不生肌
用法用量	外用适量。撒布疮面，或以膏药护之。每日换药 1 次
注意事项	孕妇及溃疡无脓者禁用。溃疡过大、过深者不可久用。皮肤过敏者慎用。不可久用。不可内服。用药期间忌食辛辣、油腻食物及海鲜等发物

三、清热消痤剂

表 2-23-7　当归苦参丸

要　点	内　容
功　能	活血化瘀，燥湿清热
主　治	湿热瘀阻所致的粉刺、酒皶，症见颜面、胸背粉刺疙瘩、皮肤红赤发热，或伴脓头、硬结，酒皶鼻、鼻赤
用法用量	口服。大蜜丸：一次 1 丸，一日 2 次。水丸：一次 1 瓶（6g），一日 2 次
注意事项	孕妇及哺乳期妇女慎用。脾胃虚寒者慎用。服药期间不宜同时服用热性药物，忌吸烟，忌饮酒，忌食辛辣、油腻及腥发物。切忌用手挤压患处，特别是鼻唇周围

第二节　治烧伤剂

含义：凡以清热解毒、化瘀生肌，治疗水、火、电灼烫伤为主要作用的中药制剂，称为治烧伤剂。

分类：本类中成药为外用制剂，按其功效与适用范围，又可分为清热收敛剂等若干类。其中：

清热收敛剂　主要具有清热解毒、凉血化瘀、消肿止痛、收湿生肌等作用，主治水火烫伤或电灼伤，兼治疮疡肿痛、皮肤损伤、创面溃烂等。

使用注意：临证须根据中成药的功效与主治，辨证合理选用。本类中成药为外用制剂，不可内服。

清解收敛剂

表 2-23-8　京万红软膏

要　点	内　容
功　能	活血解毒，消肿止痛，去腐生肌
主　治	轻度水、火烫伤，疮疡肿痛、创面溃烂
用法用量	外用。用生理盐水清理创面，涂敷本品，或将本品涂于消毒纱布上，敷盖创面，用消毒纱布包扎，每日换药 1 次
注意事项	烧、烫伤感染者禁用。孕妇慎用。若用药后出现皮肤过敏反应需及时停用。不可内服，不可久用。用药期间忌食辛辣、海鲜食物

第三节　治瘰核乳癖剂

含义：凡以软坚散结或清热活血，治疗瘰疬或乳癖为主要作用的中药制剂，称为治瘰核乳癖剂。

分类：按其功效与适用范围，本类中成药又可分为散结消核剂等若干类。其中：

散结消核剂　主要具有化痰软坚或软坚清热活血、温阳散结之功，适用于痰气凝滞或痰湿所致的瘰疬；痰瘀互结、脾肾阳虚所致的阴疽、瘰疬未溃，痰热互结所致的乳痈、乳癖，症见结节质地柔软，大小不一，以及产后乳房结块，疼痛红肿等证。兼治乳岩、瘿瘤等。

使用注意：临证须根据各成药的功效与主治，辨证合理使用。本类中成药均含有活血祛瘀药，故孕妇慎用。部分治瘰疬的中成药含有辛香或温通之品，故热毒炽盛者当忌用。治乳癖的中成药大多寒凉，故脾胃虚寒者当慎用。

散结消核剂

表 2-23-9　内消瘰疬丸

要　点	内　容
功　能	化痰，软坚，散结
主　治	痰湿凝滞所致的瘰疬，症见皮下结块、不热不痛
用法用量	口服。一次 9g，一日 1 ～ 2 次
注意事项	疮疡属阳证者禁用。孕妇慎用。服药期间，忌食辛辣、油腻食物，以及海鲜等发物

表 2-23-10　小金丸（胶囊、片）

要　点	内　容
功　能	散结消肿，化瘀止痛
主　治	痰气凝滞所致的瘰疬、瘿瘤、乳岩、乳癖，症见肌肤或肌肤下肿块一处或数处、推之能动，或骨及骨关节肿大、皮色不变、肿硬作痛

（续表 2-23-10）

要　点	内　容
用法用量	口服。丸剂：一次 1.2 ～ 3g，打碎后服，一日 2 次；小儿酌减。胶囊剂：一次 4 ～ 10 粒，一日 2 次；小儿酌减。片剂：一次 2 ～ 3 片，一日 2 次，小儿酌减
注意事项	孕妇、哺乳期妇女禁用。疮疡阳证者禁用。脾胃虚弱者慎用。不宜长期使用。肝、肾功能不全者慎用。服药期间，忌食辛辣、油腻食物，以及海鲜等发物

表 2-23-11　阳和解凝膏

要　点	内　容
功　能	温阳化湿，消肿散结
主　治	脾肾阳虚、痰瘀互结所致的阴疽、瘰疬未溃、寒湿痹痛
用法用量	外用。加温软化，贴于患处
注意事项	孕妇禁用。疮疡阳证者慎用。不可久用。不可内服。用药后出现皮肤过敏反应者需及时停用。忌食辛辣、油腻食物，以及海鲜等发物

表 2-23-12　乳癖消胶囊（颗粒、片）

要　点	内　容
功　能	软坚散结，活血消痈，清热解毒
主　治	痰热互结所致的乳癖、乳痈，症见乳房结节、数目不等、大小形态不一、质地柔软，或产后乳房结块、红热疼痛；乳腺增生、乳腺炎早期见上述证候者
用法用量	口服。胶囊剂：一次 5 ～ 6 粒，一日 3 次。颗粒剂：一次 8g，一日 3 次。片剂：小片一次 5 ～ 6 片，大片一次 3 片，一日 3 次
注意事项	孕妇忌用。若因服该药引起全身不适者需及时停药

第四节　治痔肿剂

含义：凡以凉血止血、消肿止痛，治疗痔疮肿痛、出血为主要作用的中药制剂，称为治痔肿剂。

分类：按其功效与适用范围，本类中成药又可分为清肠消痔剂等若干类，其中：

清肠消痔剂　主要具有清热燥湿、活血消肿或疏风凉血止血、泻热润燥之功，内服或外用，分别适用于脏腑实热、大肠火盛所致的痔疮肛瘘、肠风下血，以及湿热瘀滞所致的各类痔疮、肛裂，可见痔疮疼痛、大便出血、有下坠感等证。

使用注意：临证须根据各中成药的功效与主治，辨证合理选用。本类中成药大多性寒，易伤阳损脾，故脾胃虚寒者慎用。

清肠消痔剂

具体内容见表 2-23-13 至表 2-23-14。

表 2-23-13　地榆槐角丸

要　点	内　容
功　能	疏风凉血，泻热润燥
主　治	脏腑实热、大肠火盛所致的肠风便血、痔疮肛瘘、湿热便秘、肛门肿痛
用法用量	口服。大蜜丸一次 1 丸；水蜜丸一次 5g，一日 2 次
注意事项	孕妇忌用。脾胃虚寒者慎用。服药期间，忌食辛辣、油腻食物及海鲜等发物

表 2-23-14　马应龙麝香痔疮膏

要　点	内　容
功　能	清热燥湿，活血消肿，祛腐生肌
主　治	湿热瘀阻所致的各类痔疮、肛裂，症见大便出血，或疼痛、有下坠感；亦用于肛周湿疹
注意事项	不可内服。孕妇禁用。用药后如出现皮肤过敏反应或月经不调者需及时停用。用药期间，忌食辛辣、油腻食物及海鲜等发物

第五节　治疹痒剂

含义：凡以清热祛风，治疗皮肤疹痒为主要作用的中药制剂，称为治疹痒剂。

分类：按其功效与适用范围，本类中成药又可分为祛风止痒剂等若干类。其中：

祛风止痒剂　主要具有凉血养血、祛风止痒或清热除湿、消风止痒之功，分别用治风湿热邪蕴阻肌肤所致的风疹瘙痒，水疱、皮肤丘疹或风团；以及血热或血虚风燥之白疕瘙痒，皮疹表面覆有银白色鳞屑，瘙痒较甚等。

使用注意：临证须根据各中成药的功效与主治，辨证合理选用。本类中成药大多辛散苦燥，有伤阴耗血或损伤脾胃之弊，故阴虚血少或脾胃虚弱者慎用。

祛风止痒剂

表 2-23-15　消风止痒颗粒

要　点	内　容
功　能	清热除湿，消风止痒
主　治	风湿热邪蕴阻肌肤所致的风疹瘙痒、湿疮、小儿瘾疹，症见皮肤丘疹、抓痕、水疱、血痂，或见纺锤形或梭形水肿性风团、中央出现小水疱、瘙痒剧烈；皮肤瘙痒症、湿疹、丘疹性荨麻疹见上述证候者
用法用量	口服。周岁以内一日 15g；一岁至四岁一日 30g；五岁至九岁一日 45g；十岁至十四岁一日 60g；十五岁以上一日 90g。分 2 ～ 3 次服用；或遵医嘱
注意事项	孕妇禁用。阴虚血亏者不宜服用。服药期间，饮食宜清淡，易消化，忌辛辣、海鲜食物。若出现胃脘疼痛或腹泻时应及时停用

表 2-23-16　消银颗粒（片）

要　点	内　容
功　能	清热凉血，养血润肤，祛风止痒
主　治	血热风燥型白疕和血虚风燥型白疕，症见皮疹为点滴状、基底鲜红色、表面覆有银白色鳞屑，或皮疹表面覆有较厚的银白色鳞屑、较干燥、基底淡红色、瘙痒较甚
用法用量	口服 颗粒剂：一次 3.5g，开水冲化，一日 3 次，一个月为一个疗程 片剂：一次 5 ～ 7 片，一日 3 次，一个月为一个疗程
注意事项	孕妇禁用。脾胃虚寒者慎用。服药期间忌食辛辣、油腻食物，以及海鲜等发物。儿童用量宜减或遵医嘱

第二十四章

妇科常用中成药

知识导图

妇科常用中成药
- 调经剂、止带剂
- 产后康复剂、疗杂病剂

第一节 调经剂

含义：凡以调理月经，治疗月经不调为主要作用的中药制剂，称为调经剂。

功效：本类中成药主要有疏肝理气、活血破瘀、固崩止血、滋阴益气、温经散寒等作用。适用于阴虚内热、瘀血内停、肝郁气滞、气血两虚，以及寒凝血瘀所致的崩漏、月经不调、绝经前后诸证，亦兼治产后恶露不尽等证。

分类：按其功效与适应范围，本类中成药又可分为活血行气调经剂、补虚扶正调经剂、温经活血调经剂、固崩止血剂、安坤除烦剂等五类。其中：

活血行气调经剂 主要有通经消癥、活血化瘀、疏肝解郁、调经止痛等作用，主治瘀滞所致的闭经、癥瘕、月经不调，以及产后瘀滞腹痛等，症见月经色黑量少，或行经腹痛，有瘀块等，以及肝郁气滞兼血瘀或血虚的月经不调，痛经等证，症见经前行经腹痛，乳房胀痛，或月经量少。

补虚扶正调经剂 主要有益气养血、滋阴清热、补虚调经的作用，主治阴虚血热所致的月经先期等证，症见月经量多，经期提前，五心烦热等，以及气血两虚兼有血瘀或气滞所致的月经不调，症见经量少且淋沥不止，神疲乏力、月经延期等。

温经活血调经剂 主要有温经散寒、暖宫祛瘀的作用，主治寒凝血滞所致的月经不调、痛经等，症见行经时少腹冷痛、喜温畏寒，或少腹疼痛等。

固崩止血剂 主要有滋阴清热、凉血止血的作用，主治阴虚血热所致的月经先期、量多，以及血热崩漏等，症见月经量多，或血色鲜红等。

安坤除烦剂 主要有滋阴清热、除烦安神的作用，主治绝经前后诸证，症见烘热汗出、烦躁易怒、夜眠不安等。

使用注意：临证须根据各类及各中成药的功效与主治，辨证合理使用。本类部分中成药含活血甚则破血之品，不宜过量久服，孕妇及气虚体弱者当慎用。

一、活血行气调经剂

表 2-24-1　大黄䗪虫丸

要　点	内　容
药物组成	熟大黄、土鳖虫（炒）、水蛭（制）、虻虫（去翅足，炒）、蛴螬（炒）、干漆（煅）桃仁、地黄、白芍、黄芩、苦杏仁（炒）、甘草
功　能	活血破瘀，通经消癥
主　治	瘀血内停所致的癥瘕、闭经，症见腹部肿块、肌肤甲错、面色黯黑、潮热羸瘦、闭经不行
用法用量	口服。水蜜丸一次 3g，小蜜丸一次 3 ～ 6 丸，大蜜丸一次 1 ～ 2 丸，一日 1 ～ 2 次
注意事项	孕妇禁用。气虚血瘀、体弱年迈者慎用。体质壮实者当中病即止，不可过量、久用。服药后出现皮肤过敏者应停用。服药期间，忌食寒凉食物

表 2-24-2　益母草颗粒（膏、胶囊、片、口服液）

要　点	内　容
功　能	活血调经
主　治	血瘀所致的月经不调、产后恶露不绝，症见经水量少、淋漓不净，产后出血时间过长；产后子宫复旧不全见上述证候者
用法用量	口服。颗粒剂：一次 1 袋，开水冲化，一日 2 次。膏剂：一次 10g，一日 1 ～ 2 次。胶囊剂：一次 2 ～ 4 粒，一日 3 次。片剂：一次 3 ～ 4 片，一日 2 ～ 3 次。口服液：一次 10 ～ 20ml，一日 3 次；或遵医嘱
注意事项	孕妇禁用。月经量多或气血亏虚、肝肾不足之月经不调者慎用。不宜过量服用

表 2-24-3　妇科十味片

要　点	内　容
功　能	养血舒肝，调经止痛
主　治	血虚肝郁所致的月经不调、痛经、月经前后诸证，症见行经后错，经水量少、有血块，行经小腹疼痛，血块排出痛减，经前双乳胀痛、烦躁，食欲不振
用法用量	口服。一次 4 片，一日 3 次
注意事项	气血两虚之月经不调者慎用。服药期间慎食辛辣刺激食物

表 2-24-4　七制香附丸

要　点	内　容
功　能	舒肝理气，养血调经
主　治	气滞血虚所致的痛经、月经量少、闭经，症见胸胁胀痛、经行量少、行经小腹胀痛、经前双乳胀痛、经水数月不行
用法用量	口服。一次 6g，一日 2 次
注意事项	孕妇禁用。湿热患者慎用。服药期间忌食生冷

第二十四章

二、补虚扶正调经剂

表 2-24-5　安坤颗粒

要　点	内　容
药物组成	墨旱莲、牡丹皮、益母草、栀子、当归、白芍、女贞子、白术、茯苓
功　能	滋阴清热，养血调经
主　治	阴虚血热所致的月经先期、月经量多、经期延长，症见月经期提前、经量较多、行经天数延长、经色红质稀、腰膝酸软、五心烦热：放节育环后出血见上述证候者
用法用量	开水冲服。一次 10g，一日 2 次
注意事项	孕妇及脾胃虚寒者慎用。服药期间，忌食辛辣刺激食物

表 2-24-6　八珍益母丸（胶囊）

要　点	内　容
功　能	益气养血，活血调经
主　治	气血两虚兼有血瘀所致的月经不调，症见月经周期错后、行经量少、淋漓不净、精神不振、肢体乏力
用法用量	口服。丸剂：水蜜丸一次 6g，小蜜丸一次 9g，大蜜丸一次 1 丸，一日 2 次。胶囊剂：一次 3 粒，一日 3 次
注意事项	孕妇、月经过多者禁用。湿热所致的月经不调者慎用

表 2-24-7　乌鸡白凤丸（片）

要　点	内　容
功　能	补气养血，调经止带
主　治	气血两虚，身体瘦弱，腰膝酸软，月经不调，崩漏带下
用法用量	口服。丸剂：水蜜丸一次 6g，小蜜丸一次 9g，大蜜丸一次 1 丸，一日 2 次。片剂：一次 2 片，一日 2 次
注意事项	月经不调或崩漏属血热实证者慎用。服药后出血不减或带下量仍多者请医生诊治。服药期间慎食辛辣食物

表 2-24-8　女金丸

要　点	内　容
功　能	益气养血，理气活血，止痛
主　治	气血两虚、气滞血瘀所致的月经不调，症见月经提前、月经错后、月经量多、神疲乏力，经水淋漓不净、行经腹痛
用法用量	口服。水蜜丸一次 5g，小蜜丸一次 9g（45 粒），大蜜丸一次 1 丸，一日 2 次。治疗痛经，宜在经前 3 ～ 5 天开始服药，连服一周
注意事项	孕妇及过敏体质者慎用。感冒、湿热蕴结及阴虚火旺者不宜服用。平素月经正常突然出现月经过少或经期错后，或阴道不规则出血者应去医院就诊。服药后痛经不减轻或重度痛经者，或月经量多，服后经量不减者，应到医院请医生诊治。服药期间，忌食辛辣、生冷食物

三、温经活血调经剂

表 2-24-9 少腹逐瘀丸（颗粒、胶囊）

要 点	内 容
功 能	温经活血，散寒止痛
主 治	寒凝血瘀所致的月经后期、痛经、产后腹痛，症见行经后错、经行小腹冷痛、经血紫黯，有血块、产后小腹疼痛喜热、拒按
用法用量	口服。丸剂：一次 1 丸，一日 2 ～ 3 次，用黄酒或温开水送下。颗粒剂：一次 5g，一日 3 次，或遵医嘱。胶囊：一次 3 粒，一日 3 次
注意事项	孕妇忌服。湿热或阴虚有热者慎用。治产后腹痛应排除胚胎或胎盘组织残留。服药期间忌食寒凉食物

表 2-24-10 艾附暖宫丸

要 点	内 容
功 能	理气养血，暖宫调经
主 治	血虚气滞、下焦虚寒所致的月经不调、痛经，症见行经后错、经量少、有血块、小腹疼痛，经行小腹冷痛喜热、腰膝酸痛
用法用量	口服。小蜜丸一次 9g，大蜜丸一次 1 丸。一日 2 ～ 3 次
注意事项	孕妇禁用。热证、实热证者慎用。服药期间忌食寒凉食物

四、固崩止血剂

表 2-24-11 固经丸

要 点	内 容
药物组成	龟甲（酒制）、白芍（炒）、关黄柏（盐炒）、黄芩（酒制）、椿皮（麸炒）、香附（醋制）
功 能	滋阴清热、固经止带
主 治	阴虚血热所致的月经先期，症见经血量多、色紫黑：以及赤白带下
方义简释	①方中酒龟甲甘咸滋补，质重镇潜，寒能清泻，善滋阴退热、凉血止血；炒白芍甘补酸敛，苦微寒兼清泄，善养血敛阴、柔肝止痛；酒黄芩苦寒清泄而燥，善清热泻火、凉血止血。三药相合，善滋阴养血、凉血止血，故为君药 ②盐关黄柏苦寒清泄，燥降下行，善泻火坚阴、燥湿止带，可助君药清泻降火止血，故为臣药 ③炒椿皮苦燥寒清，涩能收敛，既燥湿止带，又收敛止血；醋香附辛香行散，微苦略降，微甘能和，性平不偏，善疏肝理气、调经止痛。二药相合，既助君臣药固经止带，又兼行散以防凉涩太过而留瘀，故为佐药 ④全方配伍，主滋阴，兼清涩，共奏滋阴清热、固经止带之功，故善治阴虚血热所致的月经先期，症见经血量多、色紫黑；以及赤白带下
用法用量	口服。一次 6g，一日 2 次
注意事项	孕妇及脾胃虚寒者慎用。实证瘀滞者不宜使用。服药期间忌食辛辣油腻之品

表 2-24-12 宫血宁胶囊

要 点	内 容
功 能	凉血止血，清热除湿，化瘀止痛
主 治	血热所致的崩漏下血、月经过多，产后或流产后宫缩不良出血及子宫功能性出血，以及慢性盆腔炎属湿热瘀结所致者，症见少腹痛、腰骶痛、带下增多
用法用量	口服。月经过多或子宫出血期：一次 1 ～ 2 粒，一日 3 次，血止停服。慢性盆腔炎：一次 2 粒，一日 3 次，四周为一个疗程
注意事项	孕妇忌服。虚证及血瘀出血、妊娠期出血者不宜使用。暴崩及脾胃虚寒者慎用。服药期间忌肥甘厚味及辛辣食物

五、安坤除烦剂

表 2-24-13 更年安片（胶囊）

要 点	内 容
功 能	滋阴清热，除烦安神
主 治	肾阴虚所致的绝经前后诸证，症见烘热出汗、眩晕耳鸣、手足心热、烦躁不安；更年期综合征见上述证候者
用法用量	口服。片剂：一次 6 片，1 日 2 ～ 3 次。胶囊：一次 3 粒，一日 3 次
注意事项	孕妇禁用。脾肾阳虚及糖尿病患者慎用。服药期间，忌食辛辣食物

表 2-24-14 坤宝丸

要 点	内 容
功 能	滋补肝肾，养血安神
主 治	肝肾阴虚所致的绝经前后诸证，症见烘热汗出、心烦易怒、少寐健忘、头晕耳鸣口渴咽干、四肢酸楚；更年期综合征见上述证候者
用法用量	口服。一次 50 粒，一日 2 次，连续服用 2 个月或遵医嘱
注意事项	孕妇禁用。脾肾阳虚者慎用。服药期间忌食辛辣食物

第二节 止带剂

含义：凡以减少或制止带下，治疗带下病为主要作用的中药制剂，称为止带剂。

本类中成药主要有健脾补肾、清热利湿、燥湿解毒等作用，适用于脾肾两虚、湿热下注，或湿热夹瘀所致的带下病，亦兼治月经不调。

分类：按其功效与适应范围，本类中成药又可分为健脾祛湿止带剂、清热祛湿止带剂两类。其中：

健脾祛湿止带剂　主要有健脾补肾、祛湿止带的作用，主治脾肾两虚所致的带下病，症见带下量多、色白清稀、腰酸乏力等。

清热祛湿止带剂　主要有清热利湿、燥湿解毒、杀虫止痒等作用，主治湿热下注或湿热瘀滞所致的带下病，症见带下色黄腥臭、外阴瘙痒等。

使用注意：本类药物有内服、外用之区别，临证须根据各类及各中成药的功效与主治，按照用药方法，辨证合理使用。本类中的外用制剂须清洁阴部，避开经期使用；内服制剂中部分清热祛湿剂所含苦寒清热药较多，应注意苦燥伤阴。

一、健脾祛湿止带剂

表 2-24-15　千金止带丸

要　点	内　容
功　能	健脾补肾，调经止带
主　治	脾肾两虚所致的月经不调、带下病，症见月经先后不定期、量多或淋漓不净、色淡无块，或带下量多、色白清稀、神疲乏力、腰膝酸软
用法用量	口服。水丸：一次 6 ～ 9g，一日 2 ～ 3 次。大蜜丸：一次 1 丸，一日 2 次
注意事项	孕妇慎用。肝郁血瘀证、湿热证、热毒证者慎用

二、清热祛湿止带剂

表 2-24-16　白带丸

要　点	内　容
功　能	清热，除湿，止带
主　治	湿热下注所致的带下病，症见带下量多、色黄、有味
用法用量	口服。一次 6g，一日 2 次
注意事项	肝肾阴虚者慎用。服药期间，饮食宜清淡，忌食辛辣食物

表 2-24-17　妇科千金片（胶囊）

要　点	内　容
功　能	清热除湿，益气化瘀
主　治	湿热瘀阻所致的带下病、腹痛，症见带下量多、色黄质稠、臭秽、小腹疼痛、腰骶酸痛、神疲乏力；慢性盆腔炎、子宫内膜炎、慢性宫颈炎见有上述证候者
用法用量	口服。片剂：一次 6 片，一日 3 次。胶囊：一次 2 片，一日 3 次，14 天为一个疗程
注意事项	气滞血瘀、寒凝血瘀者慎用。孕妇慎用。服药期间，饮食宜清淡，忌食辛辣食物。糖尿病患者慎用

表 2-24-18　妇炎平胶囊

要　点	内　容
功　能	清热解毒，燥湿止带，杀虫止痒

（续表 2-24-18）

要 点	内 容
主 治	湿热下注所致的带下病、阴痒，症见带下量多、色黄味臭、阴部瘙痒；滴虫、霉菌、细菌引起的阴道炎、外阴炎见上述证候者
用法用量	外用。睡前洗净阴部，置胶囊于阴道内，一次 2 粒，一日 1 次
注意事项	孕妇禁用。脾肾阳虚所致的带下者慎用。月经期前至经净 3 天内停用，切忌内服。用药期间，饮食宜清淡，忌食辛辣食物

表 2-24-19　花红颗粒（片、胶囊）

要 点	内 容
功 能	清热解毒，燥湿止带，祛瘀止痛
主 治	湿热瘀滞所致的带下病、月经不调，症见带下量多、色黄质稠、小腹隐痛、腰骶酸痛、经行腹痛；慢性盆腔炎、附件炎、子宫内膜炎见上述证候者
用法用量	口服。颗粒剂：一次 10g，开水冲化，一日 3 次；片剂：一次 4 ～ 5 片，一日 3 次；七日为一个疗程，必要时可连服 2 ～ 3 个疗程，每疗程之间停服三天
注意事项	孕妇禁用。气血虚弱所致的腹痛、带下者慎用。服药期间，忌食生冷、厚味及辛辣食物

表 2-24-20　消糜栓

要 点	内 容
功 能	清热解毒，燥湿杀虫，祛腐生肌
主 治	湿热下注所致的带下病，症见带下量多、色黄、质稠、腥臭、阴部瘙痒；滴虫性阴道炎、霉菌性阴道炎、非特异性阴道炎、宫颈糜烂见有上述证候者
用法用量	阴道给药。一次 1 粒，一日 1 次
注意事项	孕妇忌用。月经期前至经净 3 天内停用。饮食宜清淡，忌食辛辣食物

表 2-24-21　保妇康栓（泡沫剂）

要 点	内 容
功 能	行气破瘀，生肌止痛
主 治	湿热瘀滞所致的带下病，症见带下量多、色黄，时有阴部瘙痒；霉菌性阴道炎、老年性阴道炎、宫颈糜烂见有上述证候者
用法用量	栓剂：洗净外阴部，将栓剂塞入阴道深部，或在医生的指导下用药。每晚 1 粒 泡沫剂：为阴道用药。睡前使用，一日 1 次。使用前装上导管，振摇均匀，倒置容器，将导管轻轻插入阴道约 7cm，掀压阀门，以泡沫刚好溢出阴道口为准
注意事项	孕妇禁用。带下属脾肾阳虚者慎用。月经前至经净 3 天内停用。用药期间，饮食宜清淡。忌食辛辣食物

第三节　产后康复剂

含义：凡以产后调理或通下乳汁，治疗产后恶露不尽或乳汁不下等为主要作用的中药制剂，称为产后康复剂。

本类中成药主要有补虚活血、通络下乳等作用，适用于产后恶露不尽、淋漓腹痛，或乳少、乳汁不通等。

分类：按其功效及适应范围，本类中成药又可以分为化瘀生新剂和调理通乳剂二类。其中：

化瘀生新剂　主要有养血活血、祛瘀通经的作用，主治寒凝瘀滞或气虚血瘀所致的产后恶露不绝，或行而不畅，或淋漓不断等。

调理通乳剂　主要有下乳之功，主治产后肝郁乳汁不通，或气血亏虚所致的少乳、无乳或乳汁不通等。

使用注意：临证须根据各类及各中成药的功效与主治，辨证合理使用。本类中的化瘀生新剂大多为辛香活血之品，故血热所致的恶露不尽，或产后出血量多且不止者不宜使用。服用调理通乳剂时，应注意饮食清淡，忌食辛辣之品。

一、化瘀生新剂

表 2-24-22　生化丸

要　点	内　容
药物组成	当归、川芎、桃仁、干姜（炒炭）、甘草
功　能	养血祛瘀
主　治	产后受寒、寒凝血瘀所致的产后病，症见恶露不行或行而不畅、夹有血块、小腹冷痛
方义简释	方中当归甘温补润，辛温行散，善补血活血、祛瘀生新、调经止痛，故为君药 川芎香行散温通，入血走气，善活血祛瘀、行气止痛；桃仁苦能泄降，甘润多脂，性平不偏，善活血通经、祛瘀生新。二药相合，助君药活血祛瘀止痛，故为臣药 干姜炒炭即为炮姜，其苦涩温敛，微辛兼散，善温经散寒止痛，故为佐药 甘草甘补和缓，平而偏温，既补中缓急，又调和诸药，故为使药 全方配伍，甘补温通，共奏养血祛瘀、温经止痛之功，故善治产后受寒、寒凝瘀滞所致的产后病
用法用量	口服。一次 1 丸，一日 3 次
注意事项	产后出血量多者慎用。血热证者不宜使用

表 2-24-23　产复康颗粒

要　点	内　容
功　能	补气养血，祛瘀生新
主　治	气虚血瘀所致的产后恶露不绝，症见产后出血过多、淋漓不断、神疲乏力、腰腿酸软
用法用量	开水冲服，含蔗糖者一次 20g，无蔗糖者一次 5g，一日 3 次；5 ～ 7 日为一个疗程，产褥期可长期服用

（续表 2-24-23）

要　点	内　容
注意事项	产后大出血者禁用。血热者慎用。若阴道出血时间长或量多应进一步查找出血原因，采取其他止血方法

二、调理通乳剂

表 2-24-24　下乳涌泉散

要　点	内　容
功　能	舒肝养血，通乳
主　治	肝郁气滞所致的产后乳汁过少，症见产后乳汁不行、乳房胀硬作痛、胸闷胁胀
用法用量	水煎服。一次 1 袋，水煎 2 次，煎液混合后分 2 次服
注意事项	孕妇禁用。产后缺乳属气血虚弱者慎用。治疗期间，要注意调和情志，保持心情舒畅，以免郁怒伤肝，影响泌乳；服药期间，忌食生冷及辛辣食物

表 2-24-25　通乳颗粒

要　点	内　容
功　能	益气养血，通络下乳
主　治	产后气血亏损，乳少，无乳，乳汁不通
用法用量	口服。含蔗糖者一次 30g，无蔗糖者一次 10g，一日 3 次
注意事项	孕妇禁用。产后缺乳属肝郁气滞证者慎用。调和情志，保持心情舒畅，以免影响泌乳，服药期间，忌食生冷及辛辣食物

第四节　疗杂病剂

含义：凡具化瘀消癥等功效，以治疗妇科癥积等杂病为主要作用的中药制剂，称为妇科疗杂病剂。

分类：按其功效与适用范围，本类中成药又可分为活血消癥剂等若干类。其中：

活血消癥剂　主要具有活血散瘀、通经消癥之功，适用于瘀滞胞宫所致的癥块，以及闭经、产后恶露不尽等。

使用注意：临证须根据中成药的功效与主治，辨证合理应用。本类中成药大多为活血之品，易致堕胎，孕妇及月经量过多者禁用。

活血消癥剂

表 2-24-26　桂枝茯苓丸（胶囊）

要　点	内　容
药物组成	桂枝、桃仁、牡丹皮、赤芍、茯苓

（续表 2-24-26）

要　点	内　容
功　能	活血，化瘀，消癥
主　治	妇人素有癥块，或血瘀闭经，行经腹痛，以及产后恶露不尽等
方义简释	方中桂枝辛散温通，甘温助阳，善温经通脉、行散瘀滞，故为君药 桃仁苦能泄降，甘润多脂，性平不偏，善破血祛瘀，以消癥瘕，故为臣药 牡丹皮苦泄辛散，微寒能清，善清热凉血、活血行瘀；赤芍苦能泄散，微寒能清，善活血祛瘀、凉血清热。二药相合，既活血化瘀以消癥，以助君臣药之力，又凉血，与君臣药相合，活血消癥而不动血，凉血而不留瘀。茯苓甘淡渗利兼补，性平不偏，善健脾益气利湿，以利行消瘀肿。故此三药为佐药 全方配伍，寒温并用，消散兼清，共奏活血、化瘀、消癥之功，故善治妇人素有癥块或血瘀闭经、行经腹痛，以及产后恶露不尽等
用法用量	口服。丸剂：一次 1 丸，一日 1 ～ 2 次。胶囊剂：一次 3 粒，一日 3 次，饭后服
注意事项	孕妇忌用。素有癥瘕、妊娠后漏下不止、胎动不安者需遵医嘱，以免误用伤胎。经期及经后 3 天禁用。服药期间，忌食生冷、肥腻、辛辣食物

第二十五章

儿科常用中成药

知识导图

儿科常用中成药
- 解表剂
- 清热剂
- 止泻剂
- 消导剂
- 止咳喘剂
- 补虚剂
- 镇惊息风剂

第一节 解表剂

含义：凡以发散表邪，治疗小儿外感表证为主要作用的中药制剂，称为儿科解表剂。本类中成药主要有疏散风热、发散风寒之功，兼有泻火利咽、宣肺化痰等作用，用于外感表证。

分类：按其功效及适用范围，本类中成药又可分为疏散风热剂、发散风寒剂二类，其中：

疏散风热剂　主要有疏风清热、宣肺利咽等作用，主治小儿外感风热，症见发热头痛、咽痛咳嗽等。

发散风寒剂　主要有发散风寒、祛痰止咳等作用，主治小儿外感风寒，症见恶寒发热、鼻塞流涕、咳嗽痰多等。

使用注意：临证须根据各类药及各成药的功效与主治，辨证合理使用。本类中成药大多辛散，有伤阳耗津之弊，应中病即止。

一、疏散风热剂

表 2-25-1　小儿热速清口服液（颗粒）

要　点	内　容
功　能	清热解毒，泻火利咽
主　治	小儿外感风热所致的感冒，症见高热、头痛、咽喉肿痛、鼻塞流涕、咳嗽、大便干结
用法用量	口服。口服液：一岁以内一次 2.5 ～ 5ml，一岁至三岁 5 ～ 10ml，三岁至七岁一次 10 ～ 15ml，七岁至十二岁一次 15 ～ 20ml，一日 3 ～ 4 次
注意事项	风寒感冒者禁用。对本品及所含成分过敏者禁用。过敏体质慎用。脾虚、大便稀薄者慎用。服药期间忌食生冷、油腻、辛辣食物。病情较重或服用 24 小时后疗效不明显者，可酌情增加剂量。若高热持续不退者应去医院诊治

二、发散风寒剂

表 2-25-2　儿感清口服液

要　点	内　容
功　能	解表清热，宣肺化痰
主　治	小儿外感风寒、肺胃蕴热证，症见发热恶寒、鼻塞流涕、咳嗽有痰、咽喉肿痛、口渴
用法用量	口服。一岁至三岁，一次 10ml，一日 2 次；四岁至七岁，一次 10ml，一日 3 次；八岁至十四岁，一次 20ml，一日 3 次
注意事项	服药 3 天症状无改善或服药期间症状加重者，应及时就医。服药期间，忌食辛辣生冷油腻食物。本品如有少量沉淀，可摇匀后服用；性状发生改变时禁止使用

表 2-25-3　解肌宁嗽丸

要　点	内　容
功　能	解表宣肺，止咳化痰
主　治	外感风寒、痰浊阻肺所致的小儿感冒发热、咳嗽痰多
用法用量	口服。小儿周岁一次半丸，一岁至三岁一次一丸，一日 2 次
注意事项	痰热咳嗽者慎用。忌食辛辣、生冷、油腻食物

第二节　清热剂

含义：凡以清解里热，治疗小儿热毒炽盛病症为主要作用的中药制剂，称为儿科清热剂。

本类中成药主要具有清热解毒之功，兼有利咽、凉血、活血等作用，适用于热毒炽盛所致的小儿咽痛、口疮、疮疡等证。

分类：按其功效及适用范围，本类中成药又可分为若干类，其中：

清热解毒消肿剂　主要具有清热解毒、消肿止痛的作用，主治热毒所致的小儿咽喉肿痛，以及热毒内蕴所致的口疮肿痛、疮疡溃烂等。

使用注意：临证须根据各中成药的功效与主治，辨证合理选用。本类中成药大多为苦寒之品，易伤脾胃，故脾胃虚弱之食少便溏者慎用。不宜久服，应中病即止。

一、清热解毒消肿剂

表 2-25-4　小儿咽扁颗粒

要　点	内　容
功　能	清热利咽，解毒止痛
主　治	小儿肺卫热盛所致的喉痹、乳蛾，症见咽喉肿痛、咳嗽痰盛、口舌糜烂；急性咽炎、急性扁桃体炎见上述证候者

（续表 2-25-4）

要　点	内　容
用法用量	开水冲服。一岁至两岁一次 4g 或 2g（无蔗糖），一日 2 次；三岁至五岁一次 4g 或 2g（无蔗糖），一日 3 次；六岁至十四岁一次 8g 或 4g（无蔗糖），一日 2～3 次
注意事项	对本品及所含成分过敏者禁用。过敏体质慎用。脾虚易腹泻者慎用。虚火乳蛾、喉痹者慎用。服药期间忌食生冷、辛辣、油腻食物。服药期间症状加剧、高热不退、呼吸困难时，应及时到医院诊治

表 2-25-5　小儿化毒散（胶囊）

要　点	内　容
功　能	清热解毒，活血消肿
主　治	热毒内蕴、毒邪未尽所致的口疮肿痛、疮疡溃烂、烦躁口渴、大便秘结
用法用量	散剂：口服，一次 0.6g，一日 1～2 次，三岁以内小儿酌减；外用，敷于患处。胶囊剂：口服，一次 2 粒，一日 1～2 次，三岁以内小儿酌减；外用，去囊壳敷于患处
注意事项	肺胃阴虚所致的喉痹，以及阴虚火旺、虚火上炎所致的口疮慎用。脾胃虚弱、体弱者慎用。因其含有雄黄，故不宜过量服用或久用。服药期间，饮食宜清淡，忌用辛辣、油腻食物

第三节　止泻剂

含义：凡以制止泄泻，治疗小儿泄泻为主要作用的中药制剂，称为儿科止泻剂。

本类中成药主要具有清利湿热或健脾益气止泻之功，适用于湿热或脾虚所致的泄泻。

分类：按其功效与适用范围，本类中成药又可分为清利止泻剂和健脾止泻剂两类，其中：

清利止泻剂　主要具有清热、利湿、止泻的作用，主治湿热蕴结大肠所致的小儿泄泻，症见便稀如水，腹痛，纳呆等。

健脾止泻剂　主要具有健脾益气、养胃消食、渗湿止泻的作用，主治脾虚所致的小儿泄泻，症见大便溏泄，食少腹胀，面黄肌瘦，倦怠乏力等。

使用注意：临证须根据各类及各成药的功效与主治，辨证合理选用。本类中成药中的清利止泻剂大多为苦泄清利之品，故虚寒性腹泻不宜使用。反之，健脾止泻剂中大多为补益健脾之品，故湿热、邪实之泄泻者当慎用。

一、清利止泻剂

表 2-25-6　小儿泻速停颗粒

要　点	内　容
功　能	清热利湿，健脾止泻，缓急止痛

（续表 2-25-6）

要　点	内　容
主　治	小儿湿热蕴结大肠所致的泄泻，症见大便稀薄如水样、腹痛、纳差；小儿秋季腹泻及迁延性、慢性腹泻见上述证候者
用法用量	口服。六个月以下，一次 1.5 ～ 3g；六个月至一岁以内，一次 3 ～ 6g；一岁至三岁，一次 6 ～ 9g；三岁至七岁，一次 10 ～ 15g；七岁至十二岁，一次 15 ～ 20g，一日 3 ～ 4 次。或遵医嘱
注意事项	虚寒泄泻者不宜用。如服用 1 ～ 2 天后疗效不佳，或病情较重者，可酌情增加剂量。有脱水者可口服或静脉补液。服药期间，忌辛辣、生冷、油腻食物；腹泻病情加重时，应去医院诊治

二、健脾止泻剂

表 2-25-7　止泻灵颗粒

要　点	内　容
功　能	健脾益气，渗湿止泻
主　治	脾胃虚弱所致的泄泻、大便溏泄、饮食减少、腹胀、倦怠懒言；慢性肠炎见上述证候者
用法用量	口服。一次 12g，六岁以下儿童减半或遵医嘱，一日 3 次
注意事项	感受外邪、内伤饮食或湿热腹泻者慎用。服药期间，忌食辛辣、油腻食物。若久泻不止，伤津失水较重者，应及时送医院就诊

表 2-25-8　健脾康儿片

要　点	内　容
功　能	健脾养胃，消食止泻
主　治	脾胃气虚所致的泄泻，症见腹胀便泻、面黄肌瘦、食少倦怠、小便短少
用法用量	口服。周岁以内，一次 1 ～ 2 片，一岁至三岁，一次 2 ～ 4 片，三岁以上，一次 5 ～ 6 片，一日 2 次
注意事项	湿热泄泻者慎用。服药期间，饮食宜清淡，选择易消化食物，注意补充体液，防止脱水

第四节　消导剂

含义：凡以消积导滞，治疗小儿食积停滞病症为主要作用的中药制剂，称为儿科消导剂。

本类中成药主要具有消食化滞之功，兼有通利大便、健脾和胃等作用，适用于小儿食滞肠胃或脾运不健所致的食积证。

分类：按其功效与适用范围，本类中成药又可分为消食导滞剂和健脾消食剂两类。其中：

消食导滞剂　主要具有消食化积、通便导滞的作用，主治小儿食积停滞证，症见食少、腹胀，以及小儿食积便秘，症见厌食、腹胀、便秘等。

健脾消食剂　主要有健脾和胃、消食除积、驱虫等作用，主治小儿脾胃气虚、食积不化所致的疳积，症见乳食停滞、食欲不振、面黄肌瘦，以及小儿消化不良，虫积腹痛等。

使用注意：临证须根据各类及各中成药的功效与主治，辨证合理选用。本类中成药大多为消积、行气之品，易耗气，故脾胃虚弱或无积滞者当慎用。

一、消食导滞剂

表 2-25-9　小儿消食片

要　点	内　容
功　能	消食化滞，健脾和胃
主　治	食滞肠胃所致的积滞，症见食少、便秘、脘腹胀满、面黄肌瘦
用法用量	①口服或咀嚼。一岁至三岁一次 2 ～ 4 片，三岁至七岁一次 4 ～ 6 片，成人一次 6 ～ 8 片，一日 3 次 ②薄膜衣片：一岁至三岁一次 2 ～ 3 片，三岁至七岁一次 3 ～ 5 片，成人一次 5 ～ 6 片，一日 3 次
注意事项	脾胃虚弱，内无积滞者不宜使用。服药期间，忌辛辣、油腻之品

表 2-25-10　小儿化食丸（口服液）

要　点	内　容
功　能	消食化滞，泻火通便
主　治	食滞化热所致的积滞，症见厌食、烦躁、恶心呕吐、口渴、脘腹胀满、大便干燥
用法用量	口服。丸剂：周岁以内一次 1 丸，周岁以上一次 2 丸，一日 2 次。口服液：3 岁以上，一次 10ml，一日 2 次
注意事项	脾虚食积者慎用。服药期间不宜过食生冷、辛辣、油腻食物。中病即止，不宜长期服用

表 2-25-11　一捻金

要　点	内　容
功　能	消食导滞，祛痰通便
主　治	脾胃不和、痰食阻滞所致的积滞，症见停食停乳、腹胀便秘、痰盛喘咳
用法用量	口服。一岁以内一次 0.3g，一岁至三岁一次 0.6g，四岁至六岁一次 1g，一日 1 ～ 2 次，或遵医嘱
注意事项	脾胃虚弱，内无痰食积滞者慎用。不宜过食生冷、肥腻食物。含有朱砂，不宜久用；肝肾功能不全者慎用

二、健脾消食剂

表 2-25-12　健脾消食丸

要　点	内　容
功　能	健脾，和胃，消食，化滞

（续表 2-25-12）

要　点	内　容
主　治	脾胃气虚所致的疳证，症见小儿乳食停滞、脘腹胀满、食欲不振、面黄肌瘦、大便不调
用法用量	口服。周岁以内一次服 1/2 丸，一岁至两岁一次服 1 丸，两岁至四岁一次服 1 丸半，四岁以上一次服 2 丸，一日 2 次。或遵医嘱
注意事项	脾胃虚弱无积滞者慎用。服药期间，食用清淡易消化食物，养成良好的饮食习惯

表 2-25-13　肥儿丸

要　点	内　容
功　能	健胃消积，驱虫
主　治	小儿消化不良，虫积腹痛，面黄肌瘦，食少腹胀泄泻
用法用量	口服。一次 1 ～ 2 丸，一日 1 ～ 2 次，三岁以内小儿酌减
注意事项	脾虚气弱者慎用。本品一般服药不超过 3 日，注意饮食卫生

第五节　止咳喘剂

含义：凡以制止咳嗽喘息，治疗小儿咳喘为主要作用的中药制剂，称为儿科止咳喘剂。

本类中成药主要具有止咳平喘作用，适用于小儿咳嗽喘息病证。

分类：按其功效与适用范围，本类中成药又可分为若干类。其中：

清宣降气化痰剂　主要具有宣肺、清热、化痰、止咳的作用，主治小儿外感、痰热或痰浊所致的咳嗽，症见发热恶寒、咳嗽气喘；或咳嗽气促，痰多黏稠等。

使用注意：临证须根据各中成药的功效与主治，辨证合理选用。本类中成药大多以泻肺实、止痰嗽为主，故体虚咳喘者慎用。

清宣降气化痰剂

表 2-25-14　小儿咳喘灵颗粒（口服液）

要　点	内　容
功　能	宣肺清热，止咳祛痰，平喘
主　治	小儿外感风热所致的感冒、咳喘，症见发热、恶风、微有汗出、咳嗽咯痰、咳喘气促；上呼吸道感染、支气管炎、肺炎见上述证候者
用法用量	口服。颗粒剂：开水冲化，两岁以内一次 1g，三岁至四岁一次 1.5g，五岁至七岁一次 2g，一日 3 ～ 4 次。口服液：两岁以内一次 5ml，三岁至四岁一次 7.5ml，五岁至七岁一次 10ml，一日 3 ～ 4 次
注意事项	风寒感冒者慎用。服药期间，忌食生冷、辛辣、油腻食物，若见高热喘憋、鼻煽加剧者应及时到医院诊治

表 2-25-15 清宣止咳颗粒

要　点	内　容
功　能	疏风清热，宣肺止咳
主　治	小儿外感风热所致的咳嗽，症见咳嗽、咯痰、发热或鼻塞、流涕、微恶风寒、咽红或痛，苔薄黄等
用法用量	开水冲服。1～3 岁，每次 1/2 包；4～6 岁，每次 3/4 包；7～14 岁，每次 1 包，一日 3 次
注意事项	糖尿病患儿禁服。脾虚易腹泻者慎服。服药期间，忌食辛辣、生冷、油腻食物

表 2-25-16　鹭鸶咯丸

要　点	内　容
功　能	宣肺，化痰，止咳
主　治	痰浊阻肺所致的顿咳、咳嗽，症见咳嗽阵作、痰鸣气促、咽干声哑；百日咳见上述证候者
用法用量	口服。梨汤或温开水送服。一次 1 丸，一日 2 次
注意事项	体虚久咳者慎用。服药期间，饮食宜清淡，忌食辛辣等刺激性食物。避免接触烟尘、异味，服药后病情未有好转，出现窒息、惊厥者，应及时采取相应急救措施。因本品含细辛，故不宜长期过量服用。百日咳患儿应及时隔离治疗

表 2-25-17　儿童清肺丸（合剂）

要　点	内　容
功　能	清肺，解表，化痰，止嗽
主　治	小儿风寒外束、肺经痰热所致的面赤身热、咳嗽气促、痰多黏稠、咽痛声哑
用法用量	口服。丸剂：一次 1 丸，一日 2 次；三岁以下，一次半丸；合剂：一次 20ml，六岁以下，一次 10ml，一日 3 次
注意事项	阴虚燥咳、体弱久嗽者慎用。服药期间饮食宜清淡，忌食辛辣、生冷食物。急性支气管炎、支气管肺炎服药后发热、咳喘、痰涎壅盛不见好转，喘憋，面青唇紫者，应及时就医

表 2-25-18　小儿消积止咳口服液

要　点	内　容
功　能	清热肃肺，消积止咳
主　治	小儿饮食积滞、痰热蕴肺所致的咳嗽、夜间加重、喉间痰鸣、腹胀、口臭
用法用量	口服。周岁以内一次 5ml，一岁至两岁一次 10ml，三岁至四岁一次 15ml，五岁以上一次 20ml，一日 3 次。5 天为一个疗程
注意事项	体质虚弱、肺气不足、肺虚久咳、大便溏薄者慎用。三个月以下婴儿不宜服用。服药期间饮食宜清淡，忌食生冷、辛辣、油腻食物

第六节　补虚剂

含义：凡以扶助正气，治疗小儿虚证为主要作用的中药制剂，称为儿科补虚剂。

本类中成药主要具有补气、益阴等作用，适用于脾胃气虚所致的小儿发育迟缓证。

分类：按其功效与适用范围，本类中成药又可分为益气养阴剂等若干类。其中：

益气养阴剂　主要有益气养阴、和胃健脾、强筋健骨等作用，主治或预防小儿佝偻病、软骨病，亦治小儿多汗、夜惊、食欲不振等。

使用注意：临证须根据中成药的功效与主治，辨证合理使用。本类中成药大多为甘补之品，有滞邪之弊，故邪实或湿热证者慎用。

益气养阴剂

表 2-25-19　龙牡壮骨颗粒

要　点	内　容
功　能	强筋壮骨，和胃健脾
主　治	治疗和预防小儿佝偻病、软骨病；对小儿多汗、夜惊、食欲不振、消化不良、发育迟缓也有治疗作用
用法用量	开水冲服。两岁以下一次 5g（含蔗糖）或 3g（无蔗糖），两岁至七岁一次 7.5g（含蔗糖）或 4.5g（无蔗糖），七岁以上一次 10g（含蔗糖）或 6g（无蔗糖），一日 3 次
注意事项	实热证者慎用。服药期间忌食辛辣、油腻食物。患儿发热期间暂停服用本品，佝偻病合并手足搐搦者应配合其他治疗

第七节　镇惊息风剂

含义：凡以镇惊息风，治疗小儿惊风抽搐为主要作用的中药制剂，称为儿科镇惊息风剂。

本类中成药主要具有镇惊息风止痉等作用，适用于惊风抽搐病证。

分类：按照功效与适用范围，本类中成药又可分为治急惊剂与治慢惊剂两类。其中：

治急惊剂　主要具有清热化痰、息风镇惊、祛风止痉的作用，主治痰食或风痰所致的小儿急惊风，症见高热抽搐，或痰喘气急，或神志不清。

使用注意：临证须根据各中成药的功效与主治，辨证合理选用。本类中成药主要用于急惊风之实证，脾虚慢惊风不宜使用。

治急惊剂

表 2-25-20　琥珀抱龙丸

要　点	内　容
功　能	清热化痰、镇静安神

（续表 2-25-20）

要　点	内　容
主　治	饮食内伤所致的痰食型急惊风，症见发热抽搐、烦躁不安、痰喘气急、惊痫不安
用法用量	口服。一次 1 丸，一日 2 次；婴儿每次 1/3 丸，化服
注意事项	忌服：慢惊风以及气虚、久病者。寒痰停饮咳嗽、阴虚火旺、脾胃虚弱者慎用。外伤瘀血痼疾不宜单用本品。其含朱砂，故不宜过量或久服。服药期间，忌食辛辣刺激、油腻食物，宜清淡饮食。小儿高热惊厥、抽搐不止者，应及时送去医院抢救

表 2-25-21　牛黄抱龙丸

要　点	内　容
功　能	清热镇惊，祛风化痰
主　治	小儿风痰壅盛所致的惊风，症见高热神昏、惊风抽搐
用法用量	口服。一次 1 丸，一日 1～2 次，周岁以内小儿酌减
注意事项	慎用：阴虚火旺所致虚风内动或者慢惊风。因其含雄黄、朱砂有毒，故不宜过量服用或久服。服药期间，忌食辛辣、油腻食物，宜清淡饮食。小儿高热惊厥、抽搐不止者应及时送去医院抢救

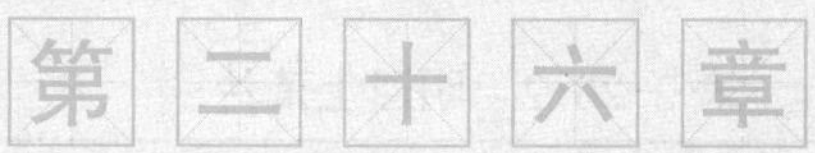

第二十六章 眼科常用中成药

知识导图

眼科常用中成药
- 清热剂
- 扶正剂

第一节 清热剂

含义：凡以清热散风或清热泻火，治疗风热或火热上攻所致的各种目疾为主要作用的中药制剂，称为眼科清热剂。

本类中成药主要具有清热散风明目或清热泻火明目之功，兼有退翳、消肿、止痛、利尿或通便等作用，适用于风热上攻、外感风热内郁化火、火热上攻等引发的眼科疾病。

分类：按其功效与适用范围，本类中成药又可分为清热散风明目剂与清热泻火明目剂等两类。其中：

清热散风明目剂　主要具有清热散风、明目退翳、止痒止泪等作用，主治风热上攻所致的胞睑红肿、白睛红赤、灼痛痒涩、羞明多泪，或眵多胶结、口干、尿黄、舌红、苔黄、脉浮数等。

清热泻火明目剂　主要具有明目退翳、清热泻火、止痒等作用，主治火热上攻所致的胞睑红肿、白睛赤肿或溢血、黑睛生星翳、沙涩灼痛、畏光流泪，或热泪成汤，或眵多清稀、尿赤、便干、口渴引饮、舌红、脉数、苔黄等。

使用注意：临证须根据各类及各成药的功效与主治，辨证合理选用。

本类中成药大多辛散苦凉清泄或苦寒清泄，有伤阳、伤津之弊，故脾胃虚寒或阴虚津亏者慎用。

一、清热散风明目剂

表 2-26-1　明目蒺藜丸

要　点	内　容
功　能	清热散风，明目退翳
主　治	上焦火盛引起的暴发火眼、云蒙障翳、羞明多眵、眼边赤烂、红肿痛痒、迎风流泪
用法用量	口服。一次 9g，一日 2 次
注意事项	阴虚火旺及年老体弱者慎用。服药期间忌食辛辣、肥甘厚味之品，禁吸烟饮酒

表 2-26-2　明目上清片

要　点	内　容
功　能	清热散风，明目止痛
主　治	外感风热所致的暴发火眼、红肿作痛、头晕目眩、眼边刺痒、大便燥结、小便赤黄
用法用量	口服。一次 4 片，一日 2 次
注意事项	孕妇慎用。脾胃虚寒者忌用。服药期间忌食辛辣燥热、油腻黏滞之物

二、清热泻火明目剂

表 2-26-3　八宝眼药散

要　点	内　容
功　能	消肿止痛，退翳明目
主　治	肝胃火盛所致的目赤肿痛、眼缘溃烂、畏光怕风、眼角涩痒
用法用量	取少许，点于眼角，一日 2 ～ 3 次。点药后，轻轻闭眼 5 分钟以上
注意事项	孕妇慎用。睑内涂用时，注意用量，过量会出现干涩刺痛等不适。忌烟酒及辛辣食物。为免药气逸散，用药后应封紧瓶口或药管。治眼睑赤烂溃疡时，需将脓痂以温开水洗净，暴露疮面后涂敷。因其所含朱砂质重沉降，在用水调滴眼时，最好摇匀后再用

表 2-26-4　黄连羊肝丸

要　点	内　容
功　能	泻火明目
主　治	肝火旺盛所致的目赤肿痛，视物昏暗，羞明流泪，胬肉攀睛
用法用量	口服。一次 1 丸，一日 1 ～ 2 次
注意事项	本品苦寒，故阴虚火旺者、体弱年迈者及脾胃虚寒者慎用，不可过量或持久服用。服药期间忌食辛辣、肥甘之物

第二节　扶正剂

含义：凡以补虚扶正，治疗正气虚弱所致的各种目疾为主要作用的中药制剂，称为眼科扶正剂。

本类中成药主要具有补虚扶正明目之功，兼有退翳、降火、活血、消肿等作用，适用于肝肾亏虚、气阴两虚（或兼血瘀）等引发的眼科疾病。

分类：按其功效与适用范围，本类中成药又可分为滋阴养肝明目剂与益气养阴化瘀明目剂两类。其中：

滋阴养肝明目剂　主要具有滋肾养肝（或滋阴降火）、明目退翳等作用，主治肝肾亏虚或阴虚火旺所致的内障目暗、视物昏花、目干目涩、腰膝酸软、口干、舌红、少苔、脉沉或细数等。

益气养阴化瘀明目剂　主要具有补气养阴、活血化瘀、明目等作用，主治气阴两虚与瘀血阻脉所致的视力下降或视觉异常、眼底瘀血征象、神疲乏力、咽干、口干等、舌红、少苔、脉沉细等。

使用注意：临证须根据各类及各成药的功效与主治，辨证合理选用。

本类中成药大多甘润滋补，有腻膈碍胃敛邪之弊，故脾胃虚弱者慎用，痰湿、食积、气滞者忌用。

一、滋阴养肝明目剂

表 2-26-5　明目地黄丸

要　点	内　容
功　能	滋肾，养肝，明目
主　治	肝肾阴虚所致的目涩畏光、视物模糊、迎风流泪
用法用量	口服。水蜜丸一次 6g，小蜜丸一次 9g，大蜜丸一次 1 丸，一日 2 次
注意事项	肝经风热、肝胆湿热、肝火上扰以及脾胃虚弱、运化失调者慎用。服药期间，不宜食油腻肥甘、辛辣燥热之物

表 2-26-6　石斛夜光颗粒（丸）

要　点	内　容
功　能	滋阴补肾，清肝明目
主　治	肝肾两亏、阴虚火旺所致的内障目暗，视物昏花
用法用量	口服。颗粒剂：一次 2.5g，一日 2 次，开水冲化。丸剂：水蜜丸一次 6g，小蜜丸一次 9g，大蜜丸一次 1 丸，一日 2 次
注意事项	孕妇慎用。肝经风热、肝火上攻实证，以及脾胃虚弱、运化失调者慎用
小　结	功能滋阴补肾、清肝明目，主治肝肾两亏、阴虚火旺所致的内障目暗、视物昏花

表 2-26-7　障眼明片

要　点	内　容
功　能	补益肝肾，退翳明目
主　治	肝肾不足所致的干涩不舒、单眼复视、腰膝酸软，或轻度视力下降；早、中期年龄相关性白内障见上述证候者
用法用量	口服。薄膜衣片：每片重 0.21g 者，一次 4 片，一日 3 次；每片重 0.42g 者，一次 2 片，一日 3 次。糖衣片：一次 4 片，一日 3 次
注意事项	脾胃虚寒者慎用。治疗过程中不宜食用辛辣烧烤、黏腻肥甘食物
小　结	功能补益肝肾、退翳明目，主治肝肾不足所致的目珠干涩不舒、单眼复视、腰膝酸软，或轻度视力下降，以及早、中期年龄相关性白内障见上述证候者

二、益气养阴化瘀明目剂

表 2-26-8　复方血栓通胶囊

要　点	内　容
功　能	活血化瘀，益气养阴
主　治	血瘀兼气阴两虚所致的视网膜静脉阻塞，症见视觉异常或视力下降、眼底瘀血征象、神疲乏力、口干、咽干等；以及血瘀兼气阴两虚的稳定型劳累性心绞痛，症见心慌、气短、胸闷痛、心悸、乏力、口干、心烦等
用法用量	口服。一次 3 粒，一日 3 次
注意事项	孕妇及痰瘀阻络、气滞血瘀者慎用。用药期间，不宜食用辛辣厚味、肥甘滋腻食物

第二十七章

耳鼻喉、口腔科常用中成药

微信扫扫，本章做题

知识导图

耳鼻喉、口腔科常用中成药
- 治耳聋耳鸣剂
- 治鼻鼽鼻渊剂
- 治咽肿声哑剂
- 治口疮剂

第一节 治耳聋耳鸣剂

含义：凡以清肝利耳或滋肾聪耳，治疗肝胆实火湿热或肝肾亏虚所致的耳聋耳鸣等为主要作用的中药制剂，称为治耳聋耳鸣剂。

本类中成药主要具有清泻肝胆实火、清利肝胆湿热、开窍或滋阴平肝等作用，适用于肝火上扰、肝胆湿热或肝肾亏虚等引发的耳聋、耳鸣等。

分类：按其功效与适用范围，所选中成药可分为清肝利耳剂与益肾聪耳剂等两类。其中：

清肝利耳剂　主要具有清泻肝胆实火、清利肝胆湿热、开窍等作用，主治肝火上扰或肝胆湿热所致的突发耳聋、耳鸣如闻潮声或如风雷声、面红目赤、急躁易怒、口苦口干、便秘尿黄、舌红、苔黄、脉弦数等。

益肾聪耳剂　主要具有滋肾平肝等作用，主治肾精亏虚所致的听力逐渐下降、耳鸣如闻蝉鸣之声、昼夜不息、夜间较重、头晕目暗、腰膝酸软、舌红、少苔、脉细弱或细数等。

使用注意：临证须根据各类及各成药的功效与主治，辨证合理选用。

本类中成药中，清肝利耳剂大多苦寒清泄清利，有伤阳败胃之弊，故脾胃虚寒或阴虚津亏者慎用。益肾聪耳剂大多滋腻碍胃，故脾胃虚弱者慎服，湿滞痰壅者不宜服。

一、清肝利耳剂

表 2-27-1　耳聋丸

要　点	内　容
功　能	清肝泻火，利湿通窍
主　治	肝胆湿热所致的头晕头痛、耳聋耳鸣、耳内流脓
用法用量	口服。小蜜丸一次 7g；大蜜丸一次 1 丸，一日 2 次
注意事项	孕妇及脾胃虚寒者慎用。服药期间，忌食辛辣油腻之物

二、益肾聪耳剂

表 2-27-2　耳聋左慈丸

要　点	内　容
功　能	滋肾平肝
主　治	肝肾阴虚所致的耳鸣耳聋、头晕目眩
用法用量	口服。水蜜丸一次 6g，小蜜丸一次 9g，大蜜丸一次 1 丸，一日 2 次
注意事项	痰瘀阻滞者慎用。服药期间，注意饮食调理，忌食或少食辛辣刺激及油腻之物

第二节　治鼻鼽鼻渊剂

含义：凡以散风寒或风热、清热解毒、宣肺、化湿、通鼻窍，治疗风寒或风热犯及鼻窍或胆腑郁热上蒸鼻窍、脾胃湿热上结鼻窍所致的鼻鼽鼻渊为主要作用的中药制剂，称为治鼻鼽鼻渊剂。

本类中成药主要具有芳香通窍、疏散风热，或利湿通窍、清泄肝胆，或疏风散寒、温补肺气，或清利湿浊、健脾益气等作用，适用于风热邪毒，袭肺犯鼻，或胆腑郁热，上犯脑窍，结于鼻窦，或脾胃湿热，蕴结鼻窦，或肺气虚弱，邪滞鼻窦，或脾虚湿盛，困结鼻窦，或兼而有之等引发的鼻鼽鼻渊等。

分类：按其功效与适用范围，所选的中成药又可分为清宣通窍剂、清化通窍剂、散风通窍剂三类。其中：

清宣通窍剂　主要具有清热散风、宣肺通窍等作用，主治风热邪毒袭肺犯鼻所致的鼻鼽鼻渊，症见鼻痒、喷嚏、鼻塞、流清涕或流浊涕、量多色黄或白、质黏、舌红、苔微黄、脉浮数等。

清化通窍剂　主要具有芳香化浊、清热通窍等作用，主治湿浊内蕴、胆经郁火所致的鼻塞、流清涕或浊涕、前额头痛、舌红、苔微黄、脉滑数等。

散风通窍剂　主要具有祛湿通窍、疏散风热或风寒，或祛风通窍、益气固表等作用，主治肺经风热、胆腑郁热所致的鼻塞、头痛、流黄涕而量多、舌红、脉数、苔微黄，或风邪外袭、肺气不足所致的鼻痒、流清涕、喷嚏、易感冒、乏力、苔白、舌淡红、脉弱寸浮等。

使用注意：临证须根据各类及各成药的功效与主治，辨证合理选用。

本类中成药中，清宣通窍剂大多苦辛性寒，有伤阳耗气之弊，故脾胃虚弱者慎用；清化通窍剂大多芳香清泄，能耗气伤胃，故气虚胃弱者慎用；散风通窍剂则应根据其各自的性能特点及注意事项谨慎选用。

一、清宣通窍剂

表 2-27-3　鼻炎康片

要　点	内　容
功　能	清热解毒，宣肺通窍，消肿止痛
主　治	风邪蕴肺所致的急、慢性鼻炎，过敏性鼻炎
用法用量	口服。一次 4 片，一日 3 次

（续表 2-27-3）

要　点	内　容
注意事项	禁用：对本品及所含成分过敏者。慎用：过敏性鼻炎属虚寒者、气滞血瘀者、肺脾气虚者、运动员、孕妇及哺乳期妇女。服药期间，忌辛辣食物并戒烟酒。因其所含苍耳子有小毒，故不宜过量服用或持久服用。含马来酸氯苯那敏，易引起嗜睡，服药期间不得从事高空作业、机械作业，以及操作精密仪器等；因其对 H_1 受体有阻断的作用，故青光眼、膀胱颈梗阻、甲状腺功能亢进、高血压和前列腺肥大者慎用

表 2-27-4　千柏鼻炎片

要　点	内　容
功　能	清热解毒，活血祛风，宣肺通窍
主　治	风热犯肺、内郁化火、凝滞气血所致的鼻塞、鼻痒气热、流涕黄稠，或持续鼻塞、嗅觉迟钝；急慢性鼻炎、急慢性鼻窦炎见上述证候者
用法用量	口服。一次 3 ～ 4 片，一日 3 次
注意事项	外感风寒、肺脾气虚者慎用。高血压、青光眼患者慎用。服药期间，忌食辛辣厚味、油腻、鱼腥发物，戒烟酒。因含千里光，故不宜过量或持久服用

二、清化通窍剂

表 2-27-5　藿胆丸（片）

要　点	内　容
功　能	芳香化浊，清热通窍
主　治	湿浊内蕴、胆经郁火所致的鼻塞、流清涕或浊涕、前额头痛
用法用量	口服。丸剂：一次 3 ～ 6g（约半瓶～ 1 瓶盖），一日 2 次。片剂：一次 3 ～ 5 片，一日 2 ～ 3 次。儿童酌减或饭后服，遵医嘱
注意事项	禁用：对本品过敏者。慎用：过敏体质者。服药期间，不宜同时服用滋补性中药。应在医师指导下服用：有肝病、高血压、糖尿病、心脏病、肾病等慢性病严重者及儿童、孕妇、哺乳期妇女、年老体弱者、脾虚便溏者。用药 3 天症状无缓解者，应去医院就诊

三、散风通窍剂

表 2-27-6　鼻渊舒胶囊（口服液）

要　点	内　容
功　能	疏风清热，祛湿通窍
主　治	鼻炎、鼻窦炎属肺经风热及胆腑郁热证者
用法用量	口服。胶囊剂：一次 3 粒，一日 3 次；7 天为一个疗程或遵医嘱。口服液：一次 10ml，一日 2 ～ 3 次；7 天为一个疗程
注意事项	孕妇、肺脾气虚或气滞血瘀者慎用。对本品过敏者忌用。服药期间，戒烟酒，忌辛辣油腻食物。所含细辛、苍耳子均有小毒，故不宜过量服用或持久服用

表 2-27-7　辛芩颗粒

要　点	内　容
功　能	益气固表，祛风通窍
主　治	肺气不足、风邪外袭所致的鼻痒、喷嚏、流清涕、易感冒；过敏性鼻炎见上述证候者
用法用量	口服。一次 1 袋，开水冲化，一日 3 次。20 天为一个疗程
注意事项	外感风热或风寒化热者慎用。服药期间，戒烟酒，忌食辛辣之物。所含细辛、苍耳子均有小毒，故不宜过量服用或持久服用

第三节　治咽肿声哑剂

含义：凡以化腐消肿、清热解毒、疏散风热、利咽开音、化痰散结，治疗风热或火毒上攻，或阴虚火旺、虚火上炎，或腐脓烂肉、火毒蕴结，或痰热结喉、风热外束所致的声音嘶哑、咽喉肿痛等为主要作用的中药制剂，称为治咽肿声哑剂。

本类中成药主要具有疏散风热、清热解毒、化腐消肿、利咽开音、化痰散结等作用，适用于风热或火毒上攻，或虚火上炎、阴虚火旺，或腐脓烂喉、火毒蕴结，或风热外束、痰热结喉所致的咽喉肿痛、声音嘶哑等。

分类：按其功效与适用范围，所选中成药又可分为清解利咽剂、滋润利咽剂、化腐利咽剂、开音利咽剂等四类。其中：

清解利咽剂　主要具有清热散风或清热解毒、消肿利咽等作用，主治风热或火毒上攻所致的咽喉肿痛、口干、尿黄、舌红、苔黄、脉数等。

滋润利咽剂　主要具有滋阴降火、润喉利咽等作用，主治阴虚火旺、虚火上炎所致的咽喉肿痛、口鼻干燥、舌红、少苔、脉细数等。

化腐利咽剂　主要具有解毒利咽、化腐敛疮等作用，主治火毒蕴结、腐脓烂喉所致的咽痛、咽部红肿、糜烂、舌红、苔黄、脉滑数等。

开音利咽剂　主要具有清热疏风、化痰散结、利咽开音等作用，主治风热外束、痰热壅结所致的咽喉肿痛、声音嘶哑、咽干灼热、咽中有痰，或寒热头痛，或便秘尿赤、舌红、苔黄、脉数等。

使用注意：临证须根据各类及各成药的功效与主治，辨证合理选用。

本类中成药中，清解利咽剂与化腐利咽剂大多苦寒清泄，有伤阳败胃之弊，故脾胃虚寒者慎用；滋润利咽剂大多甘寒滋腻，碍胃伤阳，故湿滞痰壅者不宜服用，脾胃虚弱者慎服；开音利咽剂苦泄辛散，故阴虚火旺及脾胃虚弱者慎用。个别含有毒药物，不宜过量服用或持久服用。

一、清解利咽剂

表 2-27-8　冰硼散

要　点	内　容
功　能	清热解毒，消肿止痛

（续表 2-27-8）

要　点	内　容
主　治	热毒蕴结所致的咽喉疼痛、牙龈肿痛、口舌生疮
用法用量	吹敷患处，每次少量，一日数次
注意事项	孕妇及哺乳期妇女禁用。虚火上炎者慎用。用药期间，忌食油腻食物，戒烟忌饮酒。因含朱砂（硫化汞），故不宜长期大剂量使用，以免引起汞的蓄积而中毒。据报道，因使用本品曾导致严重过敏性口腔炎 1 例、腹部剧痛 2 例，使用时应当注意

表 2-27-9　桂林西瓜霜（胶囊、含片）

要　点	内　容
功　能	清热解毒，消肿止痛
主　治	肺胃热盛、风热上攻所致的喉痹、乳蛾、口糜，症见咽喉肿痛、口舌生疮、喉核肿大，牙龈肿痛或出血；扁桃体炎、急性咽炎、慢性咽炎、口腔炎、牙龈炎、口腔溃疡见上述证候者及轻度烫伤（表皮未破）者
用法用量	散剂：外用，喷、吹或敷于患处，一次适量，一日数次；重症者兼服，一次 1 ～ 2g，一日 3 次 胶囊剂：口服，一次 2 ～ 4 粒，一日 3 次；外用，取内容物适量，敷患处，一日数次。含片：一次 2 片，一日 5 次，5 ～ 7 天为一个疗程
注意事项	禁用：孕妇及对本品过敏者。慎用：过敏体质者、老人、儿童及素体脾胃虚弱者。服药期间，忌食辛辣、油腻、鱼腥食物，戒烟酒。不宜在服药期间同时服用滋补性中药。因其含山豆根与煅硼砂，故不宜过量服用或长期服用。心脏病、高血压、糖尿病、肝病、肾病等慢性病严重者应在医师指导下服用。若外用，应首先清洁患处，再取适量药粉敷于患处。作为口腔用药时，应先漱口除去口腔食物残渣，用药后禁食 30 ～ 60 分钟

表 2-27-10　复方鱼腥草片

要　点	内　容
功　能	清热解毒
主　治	外感风热所致的急喉痹、急乳蛾，症见咽部红肿、咽痛；急性咽炎、急性扁桃体炎见上述证候者
用法用量	口服。一次 4 ～ 6 片，一日 3 次
注意事项	虚火所致的喉痹、乳蛾者慎用。服药期间，忌食辛辣、油腻、鱼腥食物，戒烟酒

表 2-27-11　六神丸

要　点	内　容
功　能	清热解毒，消肿利咽，化腐止痛
主　治	烂喉丹痧，咽喉肿痛，喉风喉痈，单双乳蛾，小儿热疖，痈疡疔疮，乳痈发背，无名肿毒

（续表 2-27-11）

要　点	内　容
用法用量	口服。一日3次，温开水吞服；一岁一次服1粒，二岁一次服2粒，三岁一次服3～4粒，四岁至八岁一次服5～6粒，九岁至十岁一次服8～9粒，成人一次服10粒。可外敷于皮肤红肿处，盛少许冷开水（或米醋）于食匙中，化散十数粒丸，搽敷四周，每日数次，常保潮湿，直至肿退为止。若红肿已将出脓或已穿烂，切勿再敷
注意事项	对本品过敏者禁用。孕妇禁用。过敏体质者、阴虚火旺者、老年人、儿童及素体脾胃虚弱者慎用。服药期间，饮食为流质或半流质。忌食辛辣、油腻、鱼腥食物，戒烟酒。因其含有毒的雄黄、蟾酥、朱砂等，故不能过量服用或持久服用。外用不可入眼，有文献报道，六神丸可引起喉头水肿及药物性肝炎等

二、滋润利咽剂

表 2-27-12　玄麦甘桔含片（颗粒）

要　点	内　容
功　能	清热滋阴，祛痰利咽
主　治	阴虚火旺，虚火上浮，口鼻干燥，咽喉肿痛
用法用量	片剂：含服，一次1～2片，一日12片，随时服用。颗粒剂：开水冲服，一次10g，一日3～4次
注意事项	喉痹、乳蛾属风热者慎用。脾虚便溏者慎用。服药期间，忌食辛辣、油腻、鱼腥之物，戒烟酒。儿童用药应遵医嘱

表 2-27-13　清音丸

要　点	内　容
功　能	清热利咽，生津润燥
主　治	肺热津亏，咽喉不利，口舌干燥，声哑失音
用法用量	口服。温开水送服或噙化。水蜜丸一次2g，大蜜丸一次1丸，一日2次
注意事项	孕妇禁用。急喉痹证属实热者慎用。服药期间，忌食辛辣油腻食物，忌烟酒

三、化腐利咽剂

表 2-27-14　锡类散

要　点	内　容
功　能	解毒化腐，敛疮
主　治	心胃火盛所致的咽喉糜烂肿痛
用法用量	每用少许，吹敷患处，一日1～2次
注意事项	孕妇、老年人、儿童、虚火上炎者及素体脾胃虚弱者慎用。服药期间，忌食辛辣油腻食物

表 2-27-15 珠黄散

要 点	内 容
功 能	清热解毒，祛腐生肌
主 治	热毒内蕴所致的咽痛、咽部红肿、糜烂、口腔溃疡久不收敛
用法用量	取药少许吹患处，一日 2 ～ 3 次
注意事项	孕妇慎用。虚火所致的喉痹、口疮慎用。素体脾胃虚弱者慎用。服药期间，忌食辛辣油腻食物

四、开音利咽剂

表 2-27-16 黄氏响声丸

要 点	内 容
功 能	疏风清热，化痰散结，利咽开音
主 治	痰热内盛、风热外束所致的急、慢性喉喑，症见声音嘶哑、咽干灼热、咽喉肿痛、咽中有痰，或便秘尿赤，或寒热头痛；急、慢性喉炎及声带息肉、声带小结初起见上述证候者
用法用量	口服。炭衣丸：一次 8 丸（每丸重 0.1g）或 6 丸（每丸重 0.133g）。糖衣丸：一次 20 粒，一日 3 次。饭后服用，儿童减半
注意事项	阴虚火旺、素体脾胃虚弱者或胃寒便溏者慎用。老年人、儿童慎用。服药期间，忌食辛辣、油腻、鱼腥食物，戒烟酒。儿童服用该药应遵医嘱

表 2-27-17 清咽滴丸

要 点	内 容
功 能	疏风清热，解毒利咽
主 治	外感风热所致的急喉痹，症见咽痛、咽干、口渴，或微恶风、发热、咽部红肿、舌边尖红、苔薄白或薄黄、脉浮数或清数；急性咽炎见上述证候者
用法用量	含服。一次 4 ～ 6 粒，一日 3 次
注意事项	孕妇慎用。虚火所致的喉痹者及素体脾胃虚弱者慎用。老年人、儿童慎服。服药期间，忌食辛辣油腻之物

第四节 治口疮剂

含义：凡以清解消肿，治疗火热内蕴或虚火上炎所致的口舌生疮等为主要作用的中药制剂，称为治口疮剂。

本类中成药主要具有清解消肿或滋阴清解之功，兼有凉血、止痛、通便等作用，适用于火热上炎或阴虚火旺等引发的口内疮疡等。

分类：按其功效与适用范围，本类中成药又可分为清解消肿剂与滋阴清解剂等两类。其中：

清解消肿剂　主要具有清热泻火、凉血解毒等作用，主治火热上炎所致的口疮溃破红肿、口臭、口渴、尿黄、便秘，舌红、苔黄，脉数等。

滋阴清解剂　主要具有滋阴清热、解毒消肿等作用，主治阴虚火热上炎所致的口疮溃烂微红、日久不愈、口干、手足心热，或便干，舌红、少苔，脉细数等。

使用注意：临证须根据各类及各成药的功效与主治，辨证合理选用。

本类中成药大多苦寒清泄或甘苦性寒清滋，有伤阳败胃之弊，故脾胃虚寒或阴虚津亏者慎用。

一、清解消肿剂

表 2-27-18　栀子金花丸

要　点	内　容
功　能	清热泻火，凉血解毒
主　治	肺胃热盛所致的口舌生疮、牙龈肿痛、目赤眩晕、咽喉肿痛、吐血衄血、大便秘结
用法用量	口服。一次 9g，一日 1 次
注意事项	孕妇慎用。阴虚火旺者忌服。哺乳期妇女慎用。年老体弱及脾虚便溏者慎用。服药期间，忌烟酒与辛辣食物

二、滋阴清解剂

表 2-27-19　口炎清颗粒

要　点	内　容
功　能	滋阴清热，解毒消肿
主　治	阴虚火旺所致的口腔炎症
用法用量	口服。一次 2 袋，一日 1 ～ 2 次
注意事项	脾虚便溏者慎服。湿热内蕴、食积内停者忌服。服药期间，忌食辛辣、酸甜、油腻之物

第二十八章 骨伤科常用中成药

接骨疗伤剂

含义：凡以接骨疗伤，治疗皮肉、筋骨、气血、脏腑经络损伤疾患为主要作用的中药制剂，称为接骨疗伤剂。

本类中成药主要具有活血化瘀、接骨续筋、消肿止痛之功，兼有通络、益气血、补肝肾等作用，适用于外伤或内伤等引发的跌打瘀肿、闪腰岔气、骨折筋伤等病证。

分类：按其功效与适用范围，本类中成药又可分为接骨续伤剂、化瘀止痛剂两类。其中：

接骨续伤剂 主要具有活血消肿、接骨续筋等作用，主治外伤所致的骨折筋伤，症见骨断裂、筋扭伤、脱臼等。

化瘀止痛剂 主要具有活血化瘀、消肿止痛的作用，主治外伤所致的跌打损伤、闪腰岔气等，症见局部瘀血、肿胀疼痛等。

使用注意：临证须根据各类及各成药的功效与主治，辨证合理选用。

本类中成药大多辛苦泄散、活血通脉，有伤津、堕胎之弊，故孕妇及月经过多者禁用，阴虚津亏者慎用。个别含有毒药物，不宜过量或久服。

一、接骨续伤剂

表 2-28-1 接骨七厘片

要 点	内 容
功 能	活血化瘀，接骨续筋
主 治	跌打损伤，闪腰岔气，骨折筋伤，瘀血肿痛
用法用量	口服。一次 5 片，一日 2 次。黄酒送下
注意事项	孕妇禁用。骨折、脱臼者应先复位后再用本品治疗。脾胃虚弱者慎用

表 2-28-2 接骨丸

要 点	内 容
功 能	活血散瘀，消肿止痛
主 治	跌打损伤，闪腰岔气，筋伤骨折，瘀血肿痛
用法用量	口服。一次 3g，一日 2 次
注意事项	本品所含马钱子粉有大毒，故应在医师指导下使用。孕妇禁用。骨折、脱臼者应先复位后再用本品治疗。切勿过量或持久服用

二、化瘀止痛剂

表 2-28-3　七厘散（胶囊）

要　点	内　容
功　能	化瘀消肿，止痛止血
主　治	跌仆损伤，血瘀疼痛，外伤出血
用法用量	散剂：口服，一次 1～1.5g，一日 1～3 次；外用，调敷患处。胶囊剂：口服，一次 2～3 粒，一日 1～3 次；外用，以内容物调敷患处
注意事项	本品应在医师指导下使用。孕妇禁用。骨折、脱臼者宜手法先复位后再用本品治疗。不宜过量或长期服用。饭后服用可减轻肠胃反应。皮肤过敏者不宜使用

表 2-28-4　云南白药（胶囊、片）

要　点	内　容
功　能	化瘀止血，活血止痛，解毒消肿
主　治	跌打损伤，瘀血肿痛，吐血，咳血，便血，痔血，崩漏下血，疮疡肿毒及软组织挫伤，闭合性骨折，支气管扩张及肺结核咳血，溃疡病出血，以及皮肤感染性疾病
用法用量	①散剂：枪伤、刀伤、跌打诸伤者，无论轻重，出血者皆用温开水送服；未流血者及瘀血肿痛者用酒送服；妇科各病证，用酒送服；但是红崩、月经过多者用温水送服。若是毒疮初起，服 0.25g，另取药粉加酒调匀，敷患处，若已化脓仅需内服。内出血的其他各病证皆可内服。口服，一次 0.25～0.5g，一日 4 次（两岁至五岁按 1/4 剂量服用，五岁至十二岁按 1/2 剂量服用）。凡遇较重的跌打损伤可先服保险子 1 粒，轻伤及其他病证则不必服用 ②胶囊剂：枪伤、刀伤、跌打诸伤，无论轻重，出血者皆用温开水送服；未流血者、瘀血肿痛者及妇科各病证用酒送服；但红崩、月经过多者用温水送服。毒疮初起，先服 1 粒，另取药粉，用酒调匀，敷患处，若已化脓仅需内服。其他内出血各病证皆可内服。口服，一次 1～2 粒，一日 4 次（两岁至五岁按 1/4 剂量服用；六岁至十二岁按 1/2 剂量服用）。凡遇较重的跌打损伤可先服保险子 1 粒，轻伤及其他病证则不必服用 片剂：枪伤、刀伤、跌打诸伤，无论轻重，出血者用温开水送服；未流血者、瘀血肿痛者及妇科各病证，用酒送服；但红崩、月经过多者用温水送服。毒疮初起，先服 1 片，另取数片碾细后用酒调匀，敷患处，若已化脓，仅需内服。其他内出血各病证皆可内服。口服，一次 1～2 片，一日 4 次（两岁至五岁按 1/4 剂量服用，六岁至十二岁按 1/2 剂量服用）
注意事项	禁用：孕妇。慎用：月经期及哺乳期妇女、运动员、过敏体质及有用本品过敏史者。服药 1 日内，忌食鱼类、蚕豆及酸冷食物。外用前必须清洁创面。如用药后出现过敏反应，应立即停用，并视症状轻重给予抗过敏治疗，若外用可先清除药物

第二十八章

表 2-28-5　跌打丸

要　点	内　容
功　能	活血散瘀，消肿止痛
主　治	跌打损伤，筋断骨折，瘀血肿痛，闪腰岔气
用法用量	口服。一次 1 丸，一日 2 次
注意事项	孕妇禁用。骨折、脱臼者宜手法先复位后，再用本品治疗。饭后服用可减轻肠胃反应，脾胃虚弱者慎用

表 2-28-6　舒筋活血片（胶囊）

要　点	内　容
功　能	舒筋活络，活血散瘀
主　治	筋骨疼痛，肢体拘挛，腰背酸痛，跌打损伤
用法用量	口服。片剂：一次 5 片，一日 3 次。胶囊剂：一次 5 粒，一日 3 次
注意事项	孕妇忌服。对本品及所含成分过敏者禁用。过敏体质者慎用。妇女月经期慎服。因所用的香加皮含强心苷而有毒，故不宜过量或持久服用，禁与含强心苷类的西药同用

表 2-28-7　活血止痛散（胶囊、片）

要　点	内　容
功　能	活血散瘀，消肿止痛
主　治	跌打损伤，瘀血肿痛
用法用量	口服。散剂：用温黄酒或温开水送服，一次 1.5g，一日 2 次。胶囊剂：用温黄酒或温开水送服，一次 4 粒，一日 2 次。片剂：用温黄酒或温开水送服，一次 3 片，一日 2 次
注意事项	孕妇禁用。宜在饭后半小时服用。脾胃虚弱者慎用。不宜大剂量使用。妇女月经期及哺乳期慎用。服药期间忌生冷、油腻食物